宁夏基层中医适宜技术

培训手册

孙向平　李长寿　主编

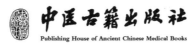

中医古籍出版社
Publishing House of Ancient Chinese Medical Books

图书在版编目（CIP）数据

宁夏基层中医适宜技术培训手册／孙向平，李长寿
主编．—北京：中医古籍出版社，2023.5
ISBN 978 - 7 - 5152 - 2510 - 4

Ⅰ.①宁…　Ⅱ.①孙…②李…　Ⅲ.①中医治疗法 -
手册　Ⅳ.①R242 - 62

中国版本图书馆 CIP 数据核字（2022）第 105667 号

宁夏基层中医适宜技术培训手册

孙向平　李长寿　主编

策划编辑　张　磊
责任编辑　于　佳
封面设计　宝蕾元
出版发行　中医古籍出版社
社　　址　北京市东城区东直门内南小街 16 号（100700）
电　　话　010 - 64089446(总编室)　010 - 64002949(发行部)
网　　址　www.zhongyiguji.com.cn
印　　刷　廊坊市靓彩印刷有限公司
开　　本　710mm × 1000mm　1/16
印　　张　22.75
字　　数　305 千字
版　　次　2023 年 5 月第 1 版　2023 年 5 月第 1 次印刷
书　　号　ISBN　978 - 7 - 5152 - 2510 - 4
定　　价　88.00 元

《宁夏基层中医适宜技术培训手册》编委会

主　编　孙向平　李长寿

副主编　潘朝云　冶尕西　罗万华

编　委（排序不分先后）

吕媛媛　高　婷　张秉楠　张晓雪

张晓晓　包　薇　马杨梅　陈夏暄

前　言

中医药文化源远流长，是人们在耕种劳作、与自然和野兽斗争过程中经过观察、总结及分析逐渐形成的。中医治疗疾病的方法分为内治法和外治法。外治法是通过对人体体表、孔窍、穴位给以不同制剂的药物或者物理治疗，以解决躯体急慢性损伤和通过调节机体功能以治疗五脏六腑疾病的方法。中医外治法的发展简史可以上溯至《黄帝内经》（以下简称《内经》）成书时期，其中记载的外治技术有砭石、九针、导引、按摩、灸、熨、渍、浴、蒸、嚏等，《伤寒论》还创用了塞鼻、灌耳、舌下含药、润导、粉身等法。清代吴师机《理瀹骈文》集中医外治技术之大成，对外治方药及理论进行了整理和探讨，为外治理论的系统化和完善化做出了贡献。

中医外治技术是在中医外治法的理论指导下形成的，具有疗效迅速、副作用少、应用方便、取材简单、容易掌握、易被患者接受等特点，在广大百姓中应用广泛。

2016年2月3日，习近平到江西考察江中药谷制造基地时指出"中医药学是中国古代科学的瑰宝，也是打开中华文明宝库的钥匙。当前，中医药振兴发展迎来天时、地利、人和的大好时机，希望广大中医药工作者增强民族自信，勇攀医学高峰，深入发掘中医药宝库中的精华，充分发挥中医药的独特优势，推进中医药现代化，推动中医药走向世界，切实把中医药这一祖先留给我们的宝贵财富继承好、发展好、利用好，在建设健康中国、实现中国梦的伟大征程中谱写新的篇章"。2020年12月6日，国务院发表的《中国的中医药》白皮书指出"把中医药发展上升为国家战略……，中医药事业进入新的历史发展时期"。

针对"十四五"期间会议提出的乡村振兴战略，发展基层中医药、为广大基层患者提供更加优质的医药服务显得尤为重要。目前，基层人员缺乏中医适宜技术的系统培训，不能有效地利用规范的中医外治技术为当地患者提供优质的中医服务。

为了中医药中尤能体现"简、便、验、廉"的中医外治技术更好地得到推广，让中医外治技术惠及更多的人群，结合宁夏中医医院多次对基层人员进行中医适宜技术培训的经验和体会，医院组织区内中医外治技术应用水平较高的专家编写本手册，力争让中医适宜技术在宁夏大地开花结果。

本书共三篇，第一篇精选与适宜技术相关的中医理论内容；第二篇选取了针刺、推拿、艾灸、拔罐、放血、刮痧、捏脊、小儿推拿、涂药、贴药、内痔硬化剂注射、保留灌肠、挂线、结扎、药浴、小夹板固定、熏洗、耳穴压贴、溻渍、烫熨，即临床常用、疗效显著的二十项中医临床常用的适宜技术，从技术渊源、适应证、禁忌证、具体操作方法、操作考核标准等方面进行讲解；第三篇将操作考核标准进行对应性汇总，可以有效地指导下级医院对相关适宜技术培训后进行操作能力考核。内容从理论、具体操作到考核方法，前后呼应、容易掌握，希望能为各类医院机构进行中医适宜技术的培训和基层人员自学提供有益的帮助。

目　录

第三篇　外治技术操作考核表

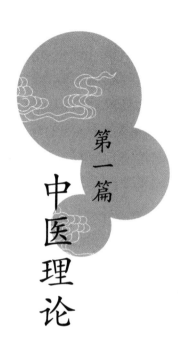

第一篇

中医理论

中医外治技术的理论基础贯穿整个中医体系，本篇将从中医基础、中医诊断、中药、方剂、推拿、针灸六个方面阐述与中医外治技术相关的理论。

第一章　中医基础理论

一、阴阳

人体气血、脏腑、经络均寓于阴阳之中，中医外科虽以治外疾为主，但仍视人体为一个整体，历来重视内外结合。因此，阴阳学说对于外科疾病的辨证论治有较大的指导意义。

《灵枢·外揣》曰："盖有诸内者，必形诸外""故远者司外揣内，近者司内揣外，是谓阴阳之极，天地之盖。"在这一思想指导下，形成了中医外科重视阴阳学说、重视内外结合的特点。顾世澄在《疡医大全·论阴阳法》中说："凡诊视痈疽施治，必须先审阴阳，乃医道之纲领，阴阳无谬，治焉有差？医道虽繁，可以一言以蔽之，曰阴阳而已。"人体气血、脏腑、经络均寓于阴阳之中，因此阴阳辨证亦是一切外科疾病辨证的总纲，正如张山雷《疡科纲要》言："疡科辨证，首重阴阳。"兹回顾阴阳学说在中医外科学的发展，探讨中医外科的阴阳观。

清代后，中医外科的阴阳观趋于完善。明清时期，中医外科在学术上形成了正宗派、心得派和全生派三大流派，虽然各派学术各有差异，但均把阴阳辨证作为重点。此外，陈士铎还清晰地论述了外科疾病中阴阳的动态虚实变化："外科治病，贵识阴阳。阴阳既明，则变阴变阳之异，何难辨别？故篇中各论，辨阴阳颇精，勿诮其言之太激也""或谓阴阳者，分于气血也。不知气血亦分阴阳之一端，而不可执之以概定阴阳也。"

二、藏象经络

中医的藏象经络理论根据现有的中医理论核心，是在整个过程中确定中心理论，人体是以五脏为中心，通过经络系统将六腑、奇恒之腑、五官九窍、四肢形体紧密联系起来的有机整体。脏腑气血的变动通过经络的通路作用显示在外，以穴位治疗后，能达到治疗疾病的目的。发挥穴位的具体治疗优势，四脉脉气相通，共同纵横贯穿于十二经之间，具有调节正经气血的作用，达到全身组织器官恢复的优势。

通过对脏腑生理的总结可以推导疾病的病机，通过对疾病病机的分析，可以指导临床的治疗，这也是藏象理论对于外治法的实际意义所在。具体论述如下。

1. 肺与大肠

《素问·灵兰秘典论》曰："肺者，相傅之官，治节出焉。" 张介宾曰："肺与心皆居膈上，位高近君，犹之宰辅，故称相傅之官。肺主气，气调则营卫脏腑无所不治，故曰治节出焉。"《灵枢·本神》曰："肺藏气，气舍魄，肺气虚则鼻塞不利，少气；实则喘喝，胸盈仰息。"《素问·灵兰秘典论》曰："饮入于胃，游溢精气，上输于脾，脾气散精，上归于肺，通调水道，下输膀胱。"肺主气，司呼吸，通调水道，外合皮毛，肺气不足可以出现气短懒言；肺失宣降，津液不布，可以出现咳嗽、咳痰；肺外合皮毛，肺气不足，卫外不固，失于温煦，可以出现形寒自汗等症。肺病可以选本脏的俞、募穴及手太阴肺经的腧穴治疗。《素问·灵兰秘典论》曰："大肠者，传道之官，变化出焉。"王冰注："传道，谓传不洁之道。变化谓变化物之形。"大肠传导功能失常可以出现腹泻或便秘，可以选本腑的俞穴、募穴及下合穴治疗。

2. 脾与胃

《素问·灵兰秘典论》曰："脾胃者，仓廪之官，五味出焉。"张介宾谓："脾主运化，胃司受纳，通主水谷，故皆为仓廪之官。五味入胃，由脾布散，故曰五味出焉。" 脾胃为气血化生之源，五脏六腑、四肢百骸皆赖气血以滋养。脾胃不足，运化失常会出现呕吐、腹胀、腹泻或体倦乏力、面色少华、便溏等症状；脾胃受邪会出现胃脘胀痛、泛吐清水或口渴引饮、喜冷畏热，甚则神昏谵语。脾胃病可选取相应的俞穴、募穴、下合穴及足太阴脾经和足阳明胃经的腧穴治疗。

3. 心与小肠

《素问·灵兰秘典论》曰："心者，君主之官，神明出焉。"张介宾曰："心为一身之君主，禀虚灵而含造化，具一理以应万机，脏腑百骸，惟所是命，聪明智慧，莫不由之，故曰神明出焉。"《灵枢·本神》曰："心藏脉，脉舍神。"心为一身之主，主血脉，司神明。心脏病变除心悸、胸闷、气短、心痛外，尚可出现神志和血脉的异常；心神被扰或心失所养可出现心烦、不寐、多梦、健忘、抑郁等神志病变。《素问·至真要大论》："诸痛痒疮，皆属于心。"心火循经上炎，灼伤血脉，可出现口糜、目赤痛、衄血等病症。心病可取心和心包的俞穴、募穴和手少阴心经的腧穴治疗。《素问·灵兰秘典论》曰："小肠者，受盛之官，化物出焉。"王冰注："承奉胃司，受盛糟粕，受已复化，传入大肠，故云受盛之官，化物出焉。"小肠主分清泌浊，寒邪犯之，可见小腹隐痛、肠鸣溏泻，小肠病可选本腑俞穴、募穴及下合穴治疗。心与小肠通过经脉的络属构成表里关系。心脉属心，下络小肠，小肠之脉属小肠，上络于心，心属里，小肠属表。二者经脉相连，故气血相通。生理情况下二者相互协调，心之气通于小肠，小肠之气亦通于心。在病理情况下则相互影响，如心火过旺时，除表现口烂、舌疮外，还有小便短赤、灼热疼痛等小肠热证的证候，此为"心移热于小肠"。若小肠实热，亦可顺经上于心，出现心烦、舌尖糜烂等症状，治疗上既要清泻心火，又要清利小肠之热，相互兼顾，才能取得良好的疗效。

4. 肾与膀胱

《素问·灵兰秘典论》曰："肾者，作强之官，伎巧出焉。"王冰注："强于作用，故曰作强。造化形容，故云伎巧。在女则当其伎巧，在男则正曰作强。"肾主一身之水而藏精气，为先天之本，生长发育之源，开窍于前后二阴。肾气不足，可以出现生长发育迟缓，生殖机能减退，肾失气化，可以出现水液代谢失常；肾气不固，可以出现二便失禁。肾病可以选本脏的俞穴、募穴及足少阴肾经的腧穴治疗。《素问·灵兰秘典论》曰："膀胱者，州都之官，津液藏焉，气化则能出矣。"王冰注："位当孤府，故谓都官。居下内空，故藏津液。若得气海之气施化，则溲便注泄；气海之气不及，则闭隐不通。故曰气化则能出矣。"膀胱气化无权可以出现小便不利或小便频数等，可以选本腑的俞穴、募穴及下合穴治疗。

5. 肝与胆

《素问·灵兰秘典论》曰："肝者，将军之官，谋虑出焉。" 张志聪集注："肝气急而志怒，故为将军之官，主春之生气，潜发而未萌，故谋虑出焉。"肝为将军之官，其性刚强，喜条达而恶抑郁，肝气郁结会出现胁肋胀痛、走窜不定、胸闷不舒、心烦易怒、食欲不振等症状。肝主生发，肝经血虚不能制阳则虚阳亢于上，或易怒，或眩晕头痛、目赤、耳鸣；肝阳暴亢，会出现突然昏倒、不省人事等；肝在体合筋，肝阴不足，筋脉失养，会出现筋脉拘挛、肌肉眴动等。肝病可以选本脏的俞穴、募穴及足厥阴肝经腧穴治疗。《素问·灵兰秘典论》曰："胆者，中正之官，决断出焉。"《灵枢·邪气藏府病形》曰："胆病者，善太息，口苦，呕宿汁，心下澹澹，恐人将捕之，嗌中吤吤然，数唾。"马莳注："胆病者，善太息，口苦，呕宿胆汁，心下澹澹然，如人将捕之，盖以胆气虚也。嗌中吤吤然有声，且数多唾，以胆之有邪也。"胆病会出现惕惊易怒、胆怯、善太息，或口苦、咽干等，胆病可选本腑足少阳胆经的俞穴、募穴及腧穴治疗。

三、外治法的治疗思想与原则

（一）天人相应，指导养生

《黄帝内经》（以下简称《内经》）中也提出了四季养形护形以养生的观点。《素问·四气调神大论》谓："广步于庭，被发缓形，以使志生。"春季运动肢体，使形体舒展有助于生发少阳之气，达到养生的目的。夏季要"夜卧早起，无厌于日……使气得泄，若所爱在外"，夏季阳盛阴衰，昼长夜短，人应多做户外活动，使气机得以开泄。秋天"使志安宁……无外其志，使肺气清"，秋季阳气始收，人也不能再像夏季一样耗散精气，应使神志安宁平静，收敛精神，使神志、精气内收。冬季"去寒就温，无泄皮肤"，应避寒而就温暖，勿使体表暴露于寒冷之中，以避寒邪，寒暑之气可伤形。

（二）因势利导

外治可因病位之不同而制定不同的治疗方法，因势利导。"其高者，因而越之；其下者，引而竭之"，张介宾注："越，发扬也。谓升散之，吐涌之，可以治其上之表里也。竭，祛除也。谓涤荡之，疏利之，可以治其下之前后也。"吴尚先《理瀹骈文》谓："矧上用嚏，下用坐。"治疗上焦之病取嚏以疗之，且认为"盖一嚏实兼汗吐二法"。治疗下焦之病用坐药之法，坐药之法治疗水肿与水泻不止。"中满者，泻之于内"，张介宾注："痞满大实坚，当泻之于内。"吴尚先谓："中用填。"以敷脐熨脐之法治疗伤寒食积等症。外治取汗以祛在表之邪。"其有邪者，渍形以为汗"，张介宾注："邪在肌表，故当渍形以为汗。渍，浸也，言令其汗出如渍也。如许胤宗用黄芪防风汤数十斛置于床下以蒸汗，张苗烧地加桃叶于上以蒸汗，或用药煎汤洗浴之，皆渍形之法也""其在皮者，汗而发之。"表证向来多用汗法。

（三）虚补实泻

在外治法中亦有虚实补泻以治疗虚实证者。虚者补其不足，"形不足者，温之以气"，形体单薄羸弱，可治以温补。清代吴尚先《理瀹骈文》有相关论述，以膏方外敷补脏腑之虚。实者泻其有余，"其实者散而泻之"。张志聪集注："阳实者宜散之，阴实者宜泻之。此言病有表里阴阳，而治之亦有法也。"

（四）扶阳

在中医外治中，扶阳理论占据至关重要的地位。阳气是人身立命之本，是生命活动的根本动力，在人的生命活动中起着至关重要的作用，故人们在养生保健、防病治病中非常重视固护与扶助阳气。将扶阳理论应用于中医外治中，能更加突出治病求本的目的。

扶阳理论学术思想源于《易经》和《内经》，发展于东汉张仲景的《伤寒杂病论》。《素问·阴阳应象大论》有"凡阴阳之要，阳密乃固""阳气者，若天与日，失其所，则折寿而不彰，故天运当与日月明"的说法。明代张景岳则提出："天之大宝，只此一丸红日，人之大宝，只此一息真阳。"将阳气的地位提至极高程度。真正创立扶阳理论是在清代末年，郑钦安在总结前人经验的基础上，认为肾气是人体阳气的根本，对各脏腑起着温煦、推动、生化的作用。他认为："天一生水，在人身为肾，一点真阳，含于二阴之中，居于至阴之地，乃人立命之根，真种子也。"

1. 纯阳生，正气存

《素问·四气调神论》中有"春夏养阳"之说，一年四季中，春夏之季的阳气，是生发之气，有利于人体养生，此时外熨头顶、肚脐、足心，有利于阳气透皮入里，进入体内充沛阳气，使得纯阳渐长，正气长存。如冬病夏治，夏季气温升高，人体内阳气上升，经络通达，气血充足，精力旺盛，寒邪蛰伏于里，此时，尤其是在三伏天，选取穴位敷贴，药物更容易从皮肤渗入穴位经络，通过穴位经络直达病处，驱寒外出，使人体阳气充沛，抗寒能力增强，经络气血贯通，扶助阳虚易感外寒的病体恢复正常，使其在寒冷季节也能抵御外寒而不发病或少发病，从而达到治病求本的目的。阳气盛，助推气血运行，表里通畅。古言"通则不痛，痛则不通"，人体中的经脉经络感受外寒或阳虚生里寒时易发生瘀阻，形成血瘀，容易导致人体肢体、内脏疾病的发生。中医外治通过针刺放血、熨灸助阳、理顺络脉、经脉通道，扶助人体阳气表里相通，达到内病外治的目的，让已通的经络更得阳气的辅助，保持良好的顺畅，更有利于人体的养生康复。

2. 阳不泄，驱寒出

人体易受寒邪，寒为阴邪，易伤阳气，外寒侵袭肌表，易遏阳气，直中脾胃则伤脾阳，直中少阴则伤心肾之阳。阳气充足，则卫气强盛，阳气行于表而固摄于内，则阳不外泄，寒邪无从外而入，里寒无从内而生。外治法中刮痧法、火熨法、浴足法、药酒温熨都有驱寒之功，起到固摄阳气、驱寒外出的作用。

3. 阳气足，除邪出

"正气存内，邪不可干"。当一个人阳气充足，则外邪不可侵扰。而人体一旦正气虚弱，外邪就易侵扰人体之表，然后由表入里，侵犯内脏，产生各种疾病。外治法中刮痧、推拿、外熨、捏脊、气功均可壮阳除邪，大有壮阳之气、扶阳之感、固阳之精的作用。

4. 护潜阳，补里虚

人体之阳重在肾阳。肾阳称为潜阳，潜阳需要爱护。肾阳是人体的根本，是生命存在的象征，也是生命存在的依据，肾阳虚衰，犹如灯盏无油，命不久矣。肾阳也犹如地球的能源一样，它一旦消耗尽了，人类在地球上就生存不下去了。通过中医外治法的温助温通固摄作用有利于补充阳气、扶助阳气、固护肾阳，有利于潜阳持久地发挥温煦之功。治疗上，《外科精要》曰："脉浮洪滑数为阳，沉缓迟涩为阴；阴则热治，阳则冷治。"证属纯阳，宜内服济阴丹，外敷抑阳散；半阴半阳，宜内服冲和汤，外敷阴阳散；证属纯阴，宜内服回阳汤，外敷抑阴散。朱丹溪亦提出痈疽"阴滞以热治之、阳滞以寒治之"。齐德之认为应根据疮肿阴虚、阳虚之不同，在辨证的基础上分别施用滋阴降火、温阳散寒之扶正祛邪诸法。

四、外治的治未病思想

"治未病"思想在《易经》一书中有所体现，然"治未病"首见于《内经》："是故圣人不治已病治未病，不治已乱治未乱，此之谓也。夫病已成而后药之，乱已成而后治之，譬犹渴而穿井，斗而铸锥，不亦晚乎？"《淮南子·说山训》中也指出："良医者，常治无病之病，故无病。圣人者，常治无患之患，故无患也。"这两段话都指出了"治未病"的重要性。"治未病"思想包括两个方面内容：一是未病先防，强调养生保健；二是既病防变，强调早期诊治。"法于阴阳，和于术数，食饮有节，不妄作劳""病虽未发，见赤色者刺之，名曰治未病""若人能养慎，不令邪风干忤经络"，药王孙思邈提出的"喜养性者，治未病之病"，朱丹溪的"未病而先治，所以明摄生之理"等，都是属于"治未病"中未病先防的内容；而"善治者治皮毛，其次治肌肤，其次治筋脉，其次治六府，其次治五藏""夫治未病者，见肝之病，知肝传脾，当先实脾""适中经络，未流传脏腑，即医治之。四肢才觉重滞，即导引、吐纳、针灸、膏摩，勿令九窍闭塞"等，都是属于"治未病"中既病防变的内容。

中医外治法就是通过各种外治的方法刺激经络、皮部等局部或全身部位，以达到疏通经络的作用，实现人体阴阳、气血的平衡，从而提高人体抗邪能力，使人体处于一个平和健康的状态。

现如今，随着生活压力越来越大，负面情绪也随之而生，严重影响正常人的睡眠、人际交往、生活工作学习状态，我们称之为亚健康状态，经常出现亚健康状态的人，称之为亚健康状态人群。对处于亚健康的人群而言，首先强调生活习惯和心理素质的改善，其次应尽可能地采用非药物的外治手段，如中药熏洗、烫疗、热敷、坐浴、针灸、推拿、气功、武术等。中医外治法以其经济简捷、方便快速、不受场地和环境的限制、疗效显著的特点而被广泛运用于亚健康的预防和治疗。

在当今日益丰富的物质条件和精神文明的社会，亚健康的提出反映了人们对健康更深刻的认识和理解，治未病思想是对亚健康具体操作的一个重要指导思想。在"治未病"思想指导下，作为一种"绿色·健康"治疗方法的中医外治法，凭借中医学独特的理论支持，在防治亚健康方面必然会发挥越来越重要的作用。

第二章 中医诊断理论

一、外科疾病的发病机理

外科疾病的发病机理主要涉及邪正盛衰、气血凝滞、经络阻塞、脏腑失和四个方面。

（一）邪正盛衰

外科疾病与其他疾病一样，自始至终都存在着邪正斗争的基本矛盾。正气旺盛，临床多为阳证、实证。全身症状有高热、烦躁、便结、溲赤、苔黄、舌红、脉实有力等；局部症状因病而异，如邪实正盛的阳证疮疡，局部高肿根束，焮热肿痛，脓出稠厚，易溃易敛。正气不足则表现为阴证、虚证。全身症状见面黄神倦或潮热盗汗、舌红或淡、脉虚无力等；局部多见患处色白、平塌或坚硬结肿、不红不热、不痛或微痛，溃后脓水清稀淋漓，久不收口，迁延难愈，或毒盛内陷脏腑而成败症。

（二）气血凝滞

气血凝滞是指气血生化不及或运行障碍而致其功能失常的病理变化。当致病因素造成局部气血凝滞之后，会导致疼痛、肿胀、结块、皮肤增厚、紫斑等。此外，气血的盛衰直接关系着外科疮疡的起发、溃破、收口等，对病程有一定的影响。如气血充足，外科疮疡不仅易于起发、溃破、收口等，也易于生肌长肉和愈合；如气虚则难于起发、破溃，血虚则难于生肌收口，气虚下陷可致脱肛，血虚不润可致皮肤干燥、脱屑、瘙痒。可见气血盛衰与疾病的治疗和预后都有着密切联系。

（三）经络阻塞

局部经络阻塞是外科疾病发病总的机理之一，同时，身体经络的局部虚弱也能成为外科疾病发病的条件。此外，患处部位所属经络与外科疾病的发生也有密切联系。如有头疽生于项的两侧，为足太阳膀胱经所属，该经为寒水之经，也为多气少血之经，所以难以起发。经络也是传导毒邪的通路，具有运行气血、联络人体内外组织器官的作用，故体表的毒邪可由外传里而内攻脏腑，脏腑内在病变也可由里达表，均通过经络的传达而形成。

（四）脏腑失和

人体是一个完整统一的有机体，外科疾病虽然绝大多数发生于体表的皮、肉、脉、筋、骨的某一部位，但与脏腑有一定的联系。

二、外科疾病的辨证

（一）阴阳辨证

阴阳是外科疾病辨证的总纲。《疡医大全》说："凡诊视痈疽，施治必须先审阴阳，乃医道之纲领。阴阳无谬，治焉有善。医道虽繁，可以一言蔽之者，曰阴阳而已。"兹将辨别阴证、阳证的要点分述如下。

1. 发病缓急

急性发作的病属阳，慢性发作的病属阴。

2. 病位深浅

病发于皮肉的属阳，发于筋骨的属阴。

3. 皮肤颜色

红活焮赤的属阳，紫暗或皮色不变的属阴。

4. 皮肤温度

灼热的属阳，不热或微热的属阴。

5. 肿形高度

肿胀形势高起的属阳，平坦下陷的属阴。

6. 肿胀范围

肿胀局限，根脚收束的属阳；肿胀范围不局限，根脚散漫的属阴。

7. 肿块硬度

肿块软硬适度，溃后渐消的属阳；坚硬如石，或柔软如棉的属阴。

8. 疼痛感觉

疼痛比较剧烈的属阳，不痛、隐痛、酸痛或抽痛的属阴。

9. 脓液稀稠

溃后脓液稠厚的属阳，稀薄或纯血水的属阴。

10. 病程长短

阳证的病程较短，阴证的病程较长。

11. 全身症状

阳证初起常伴有形寒发热，口渴，纳呆，大便秘结，小便短赤，溃后症状逐渐消失；阴证初起一般无明显症状。酿脓期常有骨蒸潮热、颧红，或面色㿠白、神疲、自汗、盗汗等症状，溃脓后更甚。

12. 预后顺逆

阳证易消，易溃，易敛，预后多顺（良好）；阴证难消，难溃，难敛，预后多逆（不良）。

（二）部位辨证

1. 上部辨证

发病部位在头面、颈项、上肢，病因多为风温、风热，发病特点是来势迅猛，多为实证、阳证。

2. 中部辨证

发病部位在胸、腹、腰、背，病因多为气郁、火郁，发病特点为与情志、脏腑功能失和有关。

3. 下部辨证

发病部位在臀、前后阴、腿、胫、足，病因多为寒湿、湿热，发病特点为缠绵难愈，重浊趋下，多累及肺、脾、肾三脏。

（三）经络辨证

依据疾病所患部位和按经络在人体的循行分布，可以推求疾病所属何经，从而根据情况，结合循经用药，提高疗效。

1. 人体各部所属经络

头顶：正中属督脉，两旁属足太阳膀胱经。

面部、乳部：总属足阳明胃经（乳房属胃经，乳外属足少阳胆经，乳头属足厥阴肝经）。

耳部前后：属足少阳胆经和手少阳三焦经。

背部：总属阳经（因背为阳，中行为督脉之所主，两旁为足太阳膀胱经）。

臀部：外侧属足三阳经，内侧属足三阴经。

腿部：外侧属足三阳经，内侧属足三阴经。

腹部：总属阴经（因腹为阴，中行为任脉之所主）。

其他：如生于目部的为肝经所主，生于耳内的为肾经所主，生于鼻内的为肺经所主，生于舌部的为心经所主，生于口唇的为脾经所主。

2. 十二经络气血的多少

手足十二经脉有气血多少之分，手阳明大肠经、足阳明胃经为多气多血之经，手太阳小肠经、足太阳膀胱经、手厥阴心包经、足厥阴肝经为多血少气之经，手少阳三焦经、足少阳胆经、手少阴心经、足少阴肾经、手太阴肺经、足太阴脾经为多气少血之经。

凡外疡发于多血少气之经，血多则凝滞必甚，气少则外发较缓，故治疗时注重破血，注重补托；发于多气少血之经，气多则结必甚，血少则收敛较难，故治疗时注重行气，注重滋养；发于多气多血之经，病多易溃易敛，实证居多，故治疗时注重行气活血。如乳痈所患部位属足阳明胃经，治宜行气通乳；瘰疬属足少阳胆经，治宜行滞滋养。

（四）局部辨证

1. 辨肿

肿是由各种致病因素引起经络阻塞、气血凝滞而形成的体表症状。

肿势的缓急、集散程度，常为判断病情虚实、轻重的依据。

（1）辨肿的外形

①局限性：红肿高突，根围收束，不甚平坦，多为实证、阳证。

②弥漫性：肿势平坦，散漫不聚，边界不清，阳证见之，为邪甚毒势不聚；阴证见之，为气血不充。

③全身性：一般来说，凡病发在皮肤浅表、肌肉之间的，肿势高突而带焮红，发病较快，并有易脓、易溃、易敛的特点。若病发在筋骨、关节之间，肿势平坦而皮色不变，发病较缓，并有难脓、难溃、难敛的特点。

（2）辨肿的成因

①火：肿而色红，皮薄光泽，焮热疼痛。

②寒：肿而不硬，皮色不泽，不红不热，常伴有酸痛。

③风：漫肿宣浮，或游走不定，不红微热，轻微疼痛。

④湿：肿而皮肉重垂胀急，深则按之如烂棉不起，浅则水亮如水疱，搔破流黄水，浸淫皮肤。

⑤痰：肿势或软如棉、馒，或硬如结核，不红不热。

⑥气：肿势皮宽内软，不红不热，常随喜怒消长。

⑦郁结：肿势坚硬如石，或边缘有棱角，形如岩突，不红不热。

⑧瘀血：肿而胀急，色初暗褐，后转青紫，逐渐变黄消退。

2. 辨痛

痛由多种因素导致气血凝滞、阻滞不通而成，是疮疡最常见的自觉症状，疼痛增剧与减轻常为病势进展与消退的标志。

（1）辨疼痛的成因

①热：皮色焮红，灼热疼痛，遇冷则痛减。

②寒：皮色不红，不热，酸痛，得温则痛缓。

③风：痛无定处，忽彼忽此，走注甚速。

④气：攻痛无常，时感抽掣，喜缓怒甚。

⑤化脓：肿势急胀，痛无止时，如有鸡啄，按之中软应指。

⑥瘀血：初起隐痛，微胀，微热，皮色暗褐，继则皮色青紫而胀痛。

（2）辨疼痛的类别

①卒痛：突然发作，疼痛急剧，多见于急性疾患。

②阵发痛：时轻时重，发作无常，忽痛忽止。

③持续痛：痛无休止，持续不减，多见于阳证未溃时。痛势缓和，持续较久，多见于阴证初起。

（3）辨疼痛的性质

①刺痛：痛如针刺，病变多在皮肤，如蛇串疮。

②灼痛：痛而有灼热感，病变多在肌肤，如疖、有头疽、颜面疔疮、丹毒等。

③裂痛：痛如撕裂，病变多在皮肉，如肛裂、手足皲裂较深者。

④钝痛：疼痛滞钝，病变多在骨与关节间，如流痰、附骨疽转入慢性阶段者。

⑤酸痛：又酸又痛，病变多在关节，如流痰。

⑥抽掣痛：除痛时有抽掣外，伴有放射痛，传导于邻近部位，如乳岩、石瘿、失荣的晚期。

⑦啄痛：痛如鸡啄，并伴有节律性疼痛，病变在肌肉，多在阳证疮疡化脓阶段，如手部疔疮、乳痈等。

3. 辨痒

痒是因风、湿、热、虫之邪客于皮肤肌表，引起皮肉间气血不和；或由于血虚风燥阻于皮肤，肤失濡养而成。

辨痒的成因：

（1）风胜：走窜无定，遍体作痒，抓破血溢，随破随收，不致化腐，多为干性。如牛皮癣、白疕、瘾疹等。

（2）湿胜：浸淫四窜，黄水淋漓，易沿表皮蚀烂，越腐越痒，多为湿性，或有传染性。如急性湿疮、脓疱疮等。

（3）热胜：皮肤瘾疹，嫩红灼热作痒，或只发于暴露部位，或遍布全身，甚则糜烂、滋水淋漓，结痂成片，常不传染。如接触性皮炎。

（4）虫淫：浸淫蔓延，黄水频流，状如虫行皮中，其痒尤甚，最易传染。如手足癣、疥疮等。

（5）血虚：皮肤变厚、干燥、脱屑、作痒，很少糜烂滋水。如慢性湿疮、白疕、牛皮癣等慢性皮肤病。

4. 辨脓

脓因皮肉之间热胜肉腐蒸酿而成，由气血所化生，是肿疡在不能消散的阶段所出现的主要症状。疮疡的出脓是正气载毒外出，所以疮疡在局部诊断时辨脓的有无至关重要。

（1）辨脓的有无

①有脓：按之灼热痛甚，指端重按一处其痛更甚，肿块已软，指起即复（即应指），脉数者，为脓已成。

②无脓：按之微热，痛势不甚，肿块仍硬，指起不复（不应指），脉不数者，为脓未成。

（2）辨脓的操作方法

①按触法：把两手食指的指端轻放于脓肿患部，相隔适当的距离，然后以一手指端稍用力反复按压，另一手指端即有一种波动的感觉，这种波动感称为应指；经多次及左右相互交替试验，若应指明显者为有脓。

②透光法：医者用左手遮着患指（趾），同时用右手把手电筒放在患指（趾）下面，对准患指（趾）照射，然后注意观察指（趾）部上面，如见深黑色的阴影为有脓。

③点压法：手指部的脓肿在脓液很少的情况下，可用点压法检查，简单易行。用大头针尾或火柴头等小的圆钝物，在感染区域轻轻点压，如测得有局限性的剧痛点，显示已有脓肿形成，而剧痛的压痛点即为脓肿部位。

④穿刺法：深部疮疡，当脓已成而脓液不多，用按触法辨脓有困难时，可采用注射器穿刺抽脓方法。这种方法不仅可以用来辨别脓的有无，而且可以用来采集脓液标本，进行培养和药物敏感实验。

⑤B超：可以比较准确地确定脓肿部位，并协助判断脓肿大小，从而引导穿刺或切开排脓。

第三章　中药理论

药物疗法，就是用药物制成不同的剂型施用于患处，使药物直达病所，从而达到治疗目的的一种治疗方法。有膏药、油膏、箍围药、掺药、草药等药物疗法。

一、膏药

膏药古代称薄贴，现称硬膏。膏药是按配方将若干药物浸于植物油中煎熬，去渣存油，加入黄丹再煎，黄丹在高温下经过物理变化凝结而成的制剂，俗称药肉；也有不用煎熬，经捣烂而成的膏药制剂，再用竹签将药肉摊在纸或布上。膏药总体的作用：因其富有黏性，敷贴患处后能固定患部，使患部减少活动；保护溃疡疮面，可以避免外来刺激和细菌感染；膏药使用前加温软化，趁热敷贴患部，使患部得到较长时间的热疗，改善局部血液循环，增加抗病能力。具体的功用，则依据所选药物的功用而各不相同，如对肿疡起到消肿定痛的作用，对溃疡起到提脓去腐、生肌收口的作用。

适用证：一切外科病初起、已成、溃后各个阶段，均可应用。

用法：由于膏药方剂的组成不同，运用的药物有温、凉之异，所以在应用时就有各种不同的适应证。如太乙膏性偏清凉，功能为消肿、清火、解毒、生肌，适用于阳证，为肿疡、溃疡通用之方。阳和解凝膏性偏温热，功能为温经和阳、祛风散寒、调气活血、化痰通络，适用于阴证疮疡未溃者。千捶膏性偏寒凉，功能为消肿、解毒、提脓、去腐、止痛，初起贴之能消，已成贴之能溃，溃后贴之能去腐，适用于痈、有头疽、疔、疖等一切阳证。咬头膏具有腐蚀性，功能为蚀破疮头，适用于肿疡脓成，不能自破以及不愿接受手术切开排脓者。

此外，膏药摊制的形式有厚薄之分，在具体运用上也各有所宜。如薄型的膏药，多适用于溃疡，宜于勤换；厚型的膏药，多适用于肿疡，宜于少换，一般5~7日调换1次。

注意：凡疮疡使用膏药，有时可能引起皮肤猩红，或起丘疹，或发生水疱，瘙痒异常，甚则溃烂等现象，这是因为皮肤过敏，形成膏药风（接触性皮炎）；或溃疡脓水过多，由于膏药不能吸收脓水，淹及疮口，浸淫皮肤，而引起湿疮。凡见此等情况，可以改用油膏或其他药物。此外，膏药不可去之过早，否则疮面不慎受伤，再次感染，复致溃腐，或使疮面形成红色瘢痕，不易消退，有损美观。

二、油膏

油膏是将药物与油类煎熬或捣匀成膏的制剂，现称软膏。目前，油膏的基质有猪脂、羊脂、松脂、麻油、黄蜡、白蜡以及凡士林等。在应用上，其优点有柔软、滑润、无板硬黏着不舒的感觉，尤其对病灶在凹陷折缝之处者，或大面积的溃疡，使用油膏更为适宜，故近代医者常习用油膏来代替膏药。

适应证：适用于肿疡、溃疡，皮肤病糜烂结痂渗液不多者，肛门病等。

用法：由于油膏方剂的组成不同，疾病的性质和发病阶段各异，具体运用时应有针对性进行选择。如金黄油膏、玉露油膏适用于阳证肿疡、肛门周围痈疽等病。冲和膏适用于半阴半阳证。回阳玉龙油膏适用于阴证。生肌玉红膏功能为活血去腐、解毒止痛、润肤生肌收口，适用于一切溃疡，腐肉未脱，新肉未生之时，或日久不能收口者。红油膏功能为防腐生肌，适用于一切溃疡。生肌白玉膏功能为润肤生肌收敛，适用于溃疡腐肉已净，疮口不敛者以及乳头皲裂、肛裂等病。疯油膏功能为润燥杀虫止痒，适用于牛皮癣、慢性湿疮、皲裂等。青黛散油膏功能为收湿止痒、清热解毒，适用于蛇串疮、急慢性湿疮等皮肤焮红痒痛、渗液不多之症。消痔膏功能为消痔退肿止痛，适用于内痔、赘皮外痔、血栓痔等出血、水肿、疼痛之症。

注意：凡皮肤湿烂，疮口腐化已尽，摊贴油膏，应薄而勤换，以免脓水浸淫皮肤，不易干燥。目前调制油膏大多用凡士林，凡士林系矿物油也可能刺激皮肤引起皮炎，如见此等现象应改用植物油或动物油；若对药物过敏者，则改用其他药。油膏用于溃疡腐肉已脱、新肉生长之时，摊贴宜薄，若过于厚涂则使肉芽生长过剩而影响疮口愈合。

三、箍围药

箍围药古称敷贴，是借药粉具有箍集围聚、收束疮毒的作用，从而使肿疡初起轻者消散；即使毒已结聚，也能促使疮形缩小，趋于局限，达到早日成脓和破溃；破溃后，余肿未消者，也可用来消肿，截其余毒。

适应证：凡外疡不论初起、成脓及溃后，肿势散漫不聚，而无集中之硬块者，都可使用本法。

用法：由于箍围药的药性有寒、热的不同，所以在应用时也应分别使用，才能收到预期效果。如金黄散、玉露散药性寒凉，功能为清热消肿、散瘀化痰，适用于红、肿、热、痛的一切阳证。金黄散对肿而有结块者，尤其对急性炎症控制后形成慢性迁移性炎症更为适宜。玉露散对焮红、灼热、漫肿无块、外阴丹毒等病效果更佳。回阳玉龙膏药性温热，功能为温经活血、散寒化痰，适用于不红不热的一切阴证。冲和膏药性平和，功能为行气疏风、活血定痛、散瘀消肿，适于疮形肿而不高，痛而不甚，微红微热，介于阴阳之间的半阴半阳证。

调制法：总的原则是将箍围药粉与各种不同的液体调剂制成糊状的制剂。调制液体多种多样，临床应根据疾病的性质与阶段不同，正确选择使用。以醋调者，取其散瘀解毒；以酒调者，取其助行药力；以葱、姜、韭、蒜捣汁调者，取其辛香散邪；以菊花汁、丝瓜叶汁、银花露调者，取其清凉解毒，而其中用丝瓜叶汁调制的玉露散治疗暑天疖肿效果较好；以鸡子清调者，取其缓和、无刺激；以油类调者，取其润泽肌肤。如上述液体取用有困难时，则可用冷茶汁加白糖少许调制。总之，阳证多用菊花汁、银花露或冷茶汁调制，半阴半阳证多用葱、姜、韭捣汁调制，或用蜂蜜调制，阴证多用醋、酒调敷。目前临床上对阳证及半阴半阳证常以凡士林调制成油膏使用。敷贴法用于外疡初起时，宜敷满整个病变部位。若毒已结聚，或溃后余肿未消，宜敷于患处四周，不要完全涂布。敷贴应超过肿势范围。

注意：凡外疡初起，肿块局限者，一般宜用消散药。阳证不能用热性药敷贴，以免助长火毒；阴证不能用寒性药敷贴，以免寒湿痰瘀凝滞不化。箍围药敷后干燥之时，宜时时用液体湿润，以免药物剥落及干板不适。

四、掺药

将各种不同的药物研成粉末，根据制方规律，并将各种不同的药物研成粉末，并按其不同的作用，配伍成方，用时掺布于膏药或油膏上，或直接掺布于病变部位，谓之掺药，古称散剂，现称粉剂。掺药的种类很多，用来治疗外科疾患，范围很广，不论溃疡和肿疡、消散、提脓、收口等均可应用，其他如皮肤病、肛门病等也同样可以施用。由于疾病的性质和阶段不同，应用时应根据具体情况选择用药，可掺布于膏药上、油膏上，或直接掺布于疮面上，或黏附在纸捻上再插入疮口内，或将药粉时时扑于病变部位，以达到消肿散毒、提脓去腐、腐蚀平胬、生肌收口、定痛止血、收涩止痒、清热解毒等目的。

掺药配制时，应研极细，研至无声为度。植物类药品，宜另研过筛；矿物类药品，宜水飞；麝香、樟脑、冰片、朱砂粉、牛黄等香料贵重药品，宜另研，再与其他药物和匀，制成散剂方可应用，否则用于肿疡药性不易渗透，用于溃疡容易引起疼痛。有香料的药粉最好用瓷瓶贮藏，塞紧瓶盖，以免香气走散。近年来经过剂型的改革，将药粉与水溶液相混合制成洗剂，将药物浸泡于乙醇溶液中制成酊剂，便于患者应用。

（一）消散药

具有渗透和消散作用，掺布于膏药或油膏上，贴于患处，可以直接发挥药力，使疮疡蕴结之毒移深居浅，肿消毒散。

适应证：适用于肿疡初起，而肿势局限于一处者。

用法：阳毒内消散、红灵丹有活血止痛、消肿化痰之功，适用于一切阳证。阴毒内消散、桂麝散、黑退消有温经活血、破坚化痰、散风逐寒之功，适用于一切阴证。

注意：若病变部肿势不局限者，选用箍围药较宜。

（二）提脓去腐药

具有提脓去腐的作用，能使疮疡内蓄之脓毒早日排出，腐肉迅速脱落。一切外疡在溃破之初，必须先用提脓去腐药。若脓水不能外出，则攻蚀越深，腐肉不去则新肉难生，不仅增加患者的痛苦，且影响疮口的愈合，甚至造成病情变化而危及生命。因此，提脓去腐是处理溃疡早期的一种基本方法。

适应证：凡溃疡初期，脓栓未溶，腐肉未脱，或脓水不净，新肉未生的阶段，均宜使用。

用法：提脓去腐的主药是升丹，升丹以其配制原料种类多少的不同，而有小升丹和大升丹之分。小升丹又称三仙丹，其配制的处方中只有水银、火硝和明矾三种原料。大升丹的配制处方除上述三种药品外，尚有皂矾、朱砂（硫化汞）、雄黄（三硫化二砷，含砷70%）及铅等。升药又可依其炼制所得成品的颜色而分为"红升"和"黄升"两种。两者的物理性质、化学成分、药理作用和临床用法等大同小异。升丹是中医外科中常用的一种药品,现代科学证明,升丹化学成分主要为汞化合物如氧化汞、硝酸汞等,红升丹中还含有氧化铅,其中汞化合物有毒,有杀菌消毒作用。药理研究证实,汞离子能和病菌呼吸酶中的硫氢基结合,使之固定而失去原有活力,终致病原菌不能呼吸趋于死亡;硝酸汞是可溶性盐类,加水分解而成酸性溶液,对人体组织有缓和的腐蚀作用,可使与药物接触的病变组织蛋白质凝固坏死,逐渐与健康组织分离而脱落,具有去腐作用。目前采用的是一种小升丹,临床使用时,若疮口大者,可掺于疮口上;疮口小者,可粘附在药线上插入;亦可掺于膏药、油膏上盖贴。若纯粹是升丹,因药性太猛,须加赋形药使用,常用的赋形药如九一丹、八二丹、七三丹、五五丹、九黄丹等。在腐肉已脱,脓水已少的情况下,更宜减少升丹含量。此外,尚有不含升丹的提脓去腐药,如黑虎丹,可用于对升丹有过敏者。

注意:升丹属有毒刺激药品,凡对升丹过敏者应禁用;对大面积疮面应慎用,以防过多的吸收而发生汞中毒。凡见不明原因的高热、乏力、口有金属味等汞中毒症状时,应立即停用。若病变在眼部、唇部附近者,应慎用,以免强烈的腐蚀有损容貌。此外,升丹放置陈久使用,可使药性缓和而减轻疼痛。升丹为汞制剂,宜用黑瓶贮藏,以免氧化变质。

(三)腐蚀药与平胬药

腐蚀药又称追蚀药,具有腐蚀组织的作用,掺布患处,能使疮疡不正常的组织腐蚀枯落。平胬药具有平复胬肉的作用,能使疮口增生的胬肉回缩。

适应证:凡肿疡在脓未溃时,或痔疮、瘰疬、赘疣、息肉等病;或溃疡破溃以后,疮口太小,引流不畅;或疮口僵硬,或胬肉突出,或腐肉不脱等妨碍收口时,均可使用。

用法:由于腐蚀平胬成方的药物组成不同,药性作用有强弱,因此在临床上需根据其适应证而分别使用。如白降丹,适用于溃疡疮口太小,脓腐难去,用桑皮纸或丝绵纸做成裹药,插入疮口,使疮口开大,脓腐易出；如肿疡脓成不能穿溃，同时素体虚弱，而不愿接受手术治疗者，也可用白降丹少许，水调和，点放疮顶，代刀破头；其他如赘疣，点之可以腐蚀枯落；另有以米糊作条，用于瘰疬，则能起攻溃拔核的作用。枯痔散一般用于痔疮，将此药涂敷于痔核表面，能使其焦枯脱落。三品一条枪插入患处，能腐蚀瘘管，也可以蚀去内痔，攻溃瘰疬。平胬丹适用于疮面胬肉突出，掺药其上，能使胬肉平复。

注意：腐蚀药一般含有汞、砒成分，因汞、砒的腐蚀力较其他药物大，应用时必须谨慎。尤其在头面、指、趾等肉薄近骨之处，不宜使用过烈的腐蚀药物。即使需要应用，必须加赋形药来减降其药力，以免伤及周围正常组织，待腐蚀目的达到，即应改用其他提脓去腐或生肌收口药。对汞、砒过敏者，则应禁用。

（四）生肌收口药

具有解毒、收涩、收敛、促进新肉生长的作用，掺布疮面能使疮口加速愈合。疮疡溃后，当脓水将尽，或腐脱新生时，若仅靠机体的修复能力来长肉收口则较为缓慢。因此，生肌收口也是处理溃疡的一种基本方法。

适应证：凡溃疡腐肉已脱、脓水将尽时，可以使用。

用法：常用的生肌收口药，如生肌散、八宝丹等，不论阴证、阳证，都可掺布于疮面上。

注意：脓毒未清、腐肉未净时，若早用生肌收口药，不仅无益，反增溃烂，延缓愈合，甚至引起迫毒内攻之变。若已成瘘管之证，即使用之，勉强收口，仍会复溃，此时需配以手术治疗，方能达到治愈目的。若溃疡肉色灰淡而少红活，新肉生长缓慢，则宜配合内服药补养和食物营养，内外兼施，以助新生。若臁疮日久难敛，则宜配以绑腿缠缚，改善局部的血液循环。

（五）止血药

具有收涩凝血的作用，掺布于出血之处，外用纱布包扎固定，可以促使创口血液凝固，达到止血的目的。

适应证：适用于溃疡或创伤出血，凡属于小络损伤而出血者，可以使用。

用法：桃花散，适用于溃疡出血。圣金刀散，适用于创伤性出血。其他如参三七粉，调成糊状涂敷局部，也有止血作用。

注意：若大出血时，必须配合手术与内治等方法急救，以免因出血不止而引起晕厥之变。

（六）清热收涩药

具有清热收涩止痒的作用，掺布于皮肤病糜烂渗液不多的皮损处，达到消肿、干燥、止痒的目的。

适应证：适用于一切皮肤病急性或亚急性皮炎而渗液不多者。

用法：常用的有青黛散，以其清热止痒的作用较强，故用于皮肤病大片潮红丘疹而无渗液者。三石散收涩生肌作用较好，故用于皮肤糜烂，稍有渗液而无红热之时，可直接布于皮损处，或先涂上一层油剂后再扑三石散，外加包扎。

注意：一般不用于表皮糜烂、渗液较多的皮损处，用后反使渗液不能流出，容易导致自身过敏性皮炎；亦不宜用于毛发生长的部位，因药粉不能直接布于皮损处，同时粉末与毛发易黏结成团。

（七）酊剂

将各种不同的药物，浸泡于乙醇溶液内，最后倾取药液，即为酊剂。

适应证：一般用于疮疡未溃及皮肤病等。

用法：红灵酒有活血、消肿、止痛之功，用于冻疮、脱疽未溃之时（如脱疽已溃，疮口上方也可使用）。10%土槿皮酊、复方土槿皮酊有杀虫、止痒之功，适用于鹅掌风、灰指甲、脚湿气等。白屑风酊有祛风、杀虫、止痒之功，适用于面游风。

注意：一般酊剂有刺激性，所以凡疮疡破溃后或皮肤病有糜烂者应禁用。同时酊剂应盛于遮光密闭容器中，充装宜满，并在凉暗处保存。

（八）洗剂

洗剂是将各种不同的方药研成细末，然后与水溶液混合在一起而成。因加入的粉剂多系不溶性，故呈混悬状，用时须加以振荡，故也称混合振荡剂或振荡洗剂。

适应证：一般用于急性、过敏性皮肤病，如酒渣鼻和粉刺等。

用法：三黄洗剂有清热止痒之功，用于一切急性皮肤病，如湿疮、接触性皮炎，皮损为潮红、肿胀、丘疹等。颠倒散洗剂有清热散瘀之功，用于酒渣鼻、粉刺。上述方剂中常可加入 1%~2% 薄荷脑或樟脑，增强止痒之功。在应用洗剂时应充分振荡，使药液和匀，以毛笔或棉签蘸之涂于皮损处，每日 3~5 次。

注意：凡皮损处糜烂渗液较多，或脓液结痂，或深在性皮肤病，均禁用。在配制洗剂时，其中药物粉末应先研细，以免刺激皮肤。

五、草药

草药药源丰富，使用方便，价格低廉，疗效较好，民间使用草药治疗外科疾病积有很多的经验。

适应证：一切外科病之肿疡具有红肿热痛的阳证，创伤浅表出血，皮肤病的止痒，毒蛇咬伤等，均可应用。

用法：蒲公英、紫花地丁、马齿苋、芙蓉花叶、野菊花叶、七叶一枝花、丝瓜叶等有清热解毒消肿之功，适用于阳证肿疡。用时将鲜草药洗净，加食盐少许，捣烂敷患处，每日调换 1~2 次。墨旱莲、白茅花、丝瓜叶等有止血之功，适用于浅表创伤之止血。用时洗净，捣烂后敷出血处加压包扎，白茅花不用捣烂可直接敷用。徐长卿、蛇床子、地肤子、泽漆、羊蹄根等有止痒作用，适用于急慢性皮肤病。用时洗净，凡无渗液者可煎汤熏洗，有渗液者捣汁或煎汤冷却后作湿敷。泽漆捣烂后加食盐少许，用纱布包后，涂擦白疕皮损处；羊蹄根用醋浸后取汁外搽治牛皮癣。半边莲捣汁内服，药渣外敷伤口周围，治毒蛇咬伤等。

　　注意：用鲜草药外敷时，必须先洗净，再用 1:5 高锰酸钾溶液浸泡后捣烂外敷，敷后应注意湿度，干后可用凉白开时时湿润，以免患部干绷不舒服。

第四章 方剂理论

方剂学是研究治法与方剂配伍规律及临床运用的一门学科。研究内容包括：在中药学基础上研究药物间配伍关系和配伍规律以及君臣佐使的地位；在辨证审因，确定治法的基础上，按照组方原则，选择恰当的药物合理配伍，酌定合适的剂量、剂型、用法；阐明方剂与病证之间治法的关系，揭示构成方剂的诸多要素与功效之间的关系。研究范围主要是以经典方剂的制方原理为主线，包括经典方剂的制方原理、治法、组方思路、方剂配伍、服用方法等方面的理论，方中药物配伍的主次关系和功效与主治病证病机相关的原理，方剂适应范围、使用要点、加减变化及剂型选择的规律等。

一、方剂学的起源与发展

先秦时期战国的《五十二病方》记载 52 类疾病、247 种药物，为现存最早记载方剂的医书。《内经》主要部分成书于战国，略晚于《五十二病方》，为现存最早中医理论著作，也是最早记载治法及组成原则的医书。

东汉末期张仲景的《伤寒杂病论》，载方 314 首，创造性地融理、法、方、药于一体，被尊为"方书之祖"。

唐代《备急千金要方》与《千金翼方》(孙思邈)，共载方 7 500 余首。《外台秘要》(王焘) 辑录唐以前的许多医药著作，编为 1 104 门，载方 6 000 有余，是重要的中医著作之一。

宋代 《太平惠民和剂局方》载方788首，是我国历史上第一部由政府颁发的成药药典，是我国第一部中成药典。

金元时期《伤寒明理论》（成无己）是我国第一部详析方剂理论的专著，开创了方论的先河。

明代 《普济方》（朱棣）载方61 739首，为我国最大的一部古方书；《医方考》（吴昆）记载了知柏地黄丸等。

清代 《医方集解》（汪昂）以治法为纲创立了方剂的综合分类法。

二、方剂的药物配伍

配伍：根据病情需要和药物性能，有选择地将两味或两味以上的药物配合在一起使用。

（一）常见形式

同类相须、异类相使、相反相成、制毒纠偏、引经报使。

（二）配伍目的

增效与减毒。

（三）方剂组成

"君臣佐使"概念最早见于《内经》。

君药：针对主病或主证起主要治疗作用的药物。特点：药味少、药量大。

臣药：针对兼病或兼证起主要治疗作用或者辅君药加强治疗作用的药物。

佐药：含义有三。

（1）佐助药：用以治疗次要兼证的药物。

（2）佐制药：消除或缓解君、臣药毒性或烈性的药物。

（3）反佐药：依病情需要选择与君药性味相反又能起相成作用的药物。

使药：含义有二。

（1）引经药：能引导方中药物的药力直达病所。

（2）调和药：能调和方中诸药的性能，协调诸药的相互作用或起到矫味作用。

（四）方剂的变化

（1）药味的增损，前提为君药不变，方法是加减方中药物。

（2）药量的加减，前提为组成方剂的药物不变，方法是增加或减少方中药物的用量。

（3）剂型的变化，前提为组成方剂的药物及其配伍用量比例不变。

（五）方剂与治法关系

治法就是指导遣药组方的原则，方剂就是体现与完成治法的主要手段。治法为辨明证候之后，在治疗原则的指导下，针对病证的病因病机所拟定的治疗方法。治法与方剂的关系：一是治法是用方或组方的依据，二是方剂是休现并验证治法的手段。

三、 八法的应用

"八法"是临床常用的治疗大法，出自清代程钟龄《医学心悟·医门八法》。

（一）汗法

通过开泄腠理，调畅营卫，宣发肺气，以促进发汗，使邪气随汗而解的一种治疗方法。适应证：表证，麻疹初起、疮疡初起、痢疾初起有寒热表证者。分类：辛温、辛凉。注意适度发汗（通身微汗出），药常不宜久煎。

（二）吐法

通过涌吐的方法，使停留在咽喉、胸膈、胃脘的痰涎、宿食或毒物从口中吐出的一类治法。注意吐法易伤胃气，故体虚气弱、妇人新产、孕妇等均应慎用。

（三）下法

通过泻下、荡涤、攻逐等，使停留于胃肠的宿食、燥屎、冷积、瘀血、结痰等从下窍而出，是祛邪除病的一类治法。适应证：邪在胃肠而致的大便不通、燥屎内结，或热结旁流以及停痰留饮、瘀血积水等形证俱实者。分类：寒下、温下、润下、逐水、攻补兼施。

（四）和法

通过和解或调和作用，使少阳之邪，或脏腑、阴阳、表里失和之证得以解除的一类治法。适应证：邪犯少阳、肝脾不和、肠寒胃热、气血营卫失和等证。

（五）温法

通过温里祛寒以治疗里寒证的一类治法。适应证：里寒证，寒邪直中于里，或阳气受损，或素体阳气虚弱，以致寒从中生。分类：温中祛寒、回阳救逆、温经散寒。

（六）清法

通过清热、泻火、解毒、凉血等以清除里热之邪的一类治法。适应证：里热证。分类：清气分热、清营凉血、清热解毒、清脏腑热、清虚热。

（七）消法

通过消食导滞和消坚散结等，消除体内因气、血、痰、水、虫、食等久积而成的有形之邪的一种治疗方法。适应证：饮食停滞、气滞血瘀、癥瘕积聚、水湿内停、痰饮不化、疳积、虫积以及疮疡痈肿等病证。

（八）补法

通过补益人体气血阴阳以主治各种虚弱证候的一类治法。适应证：气虚、血虚、阳虚、阴虚、脏腑虚弱。分类：补气、补血、气血双补、补阴、补阳、阴阳并补。

四、方剂的应用

（一）剂型

根据病情与药物的特点制成的一定形态。

常用剂型：汤剂、散剂、丸剂、膏剂、丹剂、酒剂、茶剂、露剂、锭剂、条剂、线剂、栓剂、冲片剂、胶囊剂、糖浆剂、口服剂、注射剂。

（二）特殊煎法

（1）先煎，主要为介类、金石、某些有毒药（如乌头、附子）。

（2）烊化，主要为胶质类药材。

（3）后下，主要为易挥发、芳香药材、遇热不稳定的药材。

（4）包煎，主要包括易成糊、易浑浊、含绒毛的、粉末状的药材（如细小种子）。

（5）另煎，多为贵重细料。

（6）冲服，主要为极难溶于水的药物（如珍珠、琥珀）、极易溶于水的药物（如芒硝）、贵重药材、某些芳香类药物（如麝香）。

（三）服药方法

服药是否得法，对疗效也有一定的影响。服药量一般为每日1剂，1剂100~200 mL，分2~3次服用。饭后服：对胃肠有刺激的方药。睡前服：安神药（睡前15~30 min 服）。空腹服：补益、泻下、驱虫剂。平旦服：十枣汤，鸡鸣散（治疗脚气，症见水停滞于脚，出现小腿肿胀溃烂等）。

（四）中医外治技术常用的方剂

1. 太乙膏（《外科正宗》）

【处方】 玄参、白芷、归身、肉桂、赤芍、大黄、生地黄、土木鳖各60 g，阿魏9 g，轻粉12 g，柳枝、槐枝各100段，血余炭30 g，铅丹1 200 g，乳香、没药各15 g，麻油2500 g。

【功用】 消肿清火，解毒生肌，杀虫止痒，活血止痛。适用于一切疮疡已溃或未溃者。

【主治】　湿热郁结而致气血壅滞不通未溃或已溃的痈肿疮疡、疔毒流注、疥疮、湿疹等，局部红肿热痛或瘙痒不止，或肿势高凸，中有脓头，或有波动感，伴有恶寒发热、口渴、舌白或黄、脉弦数等病证。同时，兼治溃脓后，疮面肉色灰白，流溢秽臭脓水，新肉不生，经久不愈之慢性病证。

【临床应用】　主要用于治疗急慢性皮肤化脓性感染、毛囊炎、疖、蜂窝组织炎、淋巴结炎、急性乳腺炎、多发性脓肿、湿疹、疥疮感染等多种皮肤感染性疾病。

【用法用量】　隔火炖烊，摊于纸上，随疮口大小敷贴患处。

2. 回阳玉龙膏（《外科正宗》）

【处方】　草乌（炒）90 g，胆南星（煨）30 g，干姜（煨）90 g，白芷（不见火）30 g，赤芍 30 g，肉桂（不见火）15 g。

【功用】　温经回阳，活血止痛。

【主治】　一切阴证疮疡，阴疽发背，痰湿流注，鼓椎风，伤损久痛，风湿冷痹。

【方论】　方中干姜、肉桂助脏腑阳气以祛寒；草乌、胆南星走窜发散，破恶气，祛风毒，活死肌，除骨痛，消结块；赤芍、白芷活血散滞，止痛生肌；陈酒为使，行药性，散气血。诸药合用，有回阳逐阴之功，为外科阴证常用要方。

【用法用量】　上药研末，用热酒调敷。亦可掺于膏药内贴之。

3. 冲和膏（《外科正宗》）

【处方】　紫荆皮 150 g、独活 190 g、赤芍 60 g 共切片炒黄，白芷 30 g，石菖蒲 45 g，共研极细。

【主治】　治痈疽诸发，阴阳不和，冷热相凝。

【功用】　行气疏风，活血定痛，散瘀消肿，祛寒软坚。

4. 红油膏（经验方）

【处方】　红信 250 g，棉籽油 2 500 mL，黄蜡 250~500 g。

【制备方法】 先将红信捣成细粒，与棉籽油放入大铜锅内，搁置煤球炉或炭火上，熬至红信呈枯黄色，离火待冷。除去药渣，再加温放入黄蜡（冬用 250 g，夏用 500 g）熔化，离火，调至冷成膏。

【功用】 润肤止痒。

【主治】 银屑病静止期。

【用法】 薄薄涂上一层，使用时先试涂一小片，观察有无过敏反应，如有反应即停用，大面积银屑病勿用。

【注意事项】 制药时在广场露天操作，因红信有毒，熬时有毒气，应远离。并小心麻油温度过高时易燃，严防着火。

5. 生肌白玉膏（经验方）

【处方】 尿浸石膏 90%，制炉甘石 10%。石膏必须尿浸半年（或用熟石膏），洗净。再漂净 2 个月，然后煅熟研粉，再加入制炉甘石粉和匀，以麻油少许调成药膏，再加入黄凡士林（配制此膏时用药粉与油类比例约为 7∶10）。

【功用】 生肌，收敛。

【主治】 用于溃疡腐肉已尽，疮口不敛者。

【用法用量】 将膏少许匀涂纱布上，敷贴患处，并可掺其他生肌药粉于药膏上同用，效果更佳。

6. 黄连膏（《医宗金鉴》）

【处方】 黄连 9 g，当归尾 15 g，生地黄 30 g，黄柏 9 g，姜黄 9 g。

【制法】 用香油 360 g，将药炸枯，捞去滓；下黄蜡 120 g 熔尽，用夏布将油滤净，倾入瓷碗内，以柳枝不时搅之，候凝为度。

【功用】 清火解毒。

【主治】 治肺经壅热，上攻鼻窍，聚而不散，致生鼻疮，干燥肿疼，皮肤湿疹，红肿热疮，水火烫伤，乳头碎痛。

【用法用量】 涂抹患处。

7. 生肌玉红膏（《外科正宗》）

【处方】 甘草 9 g，白芷 15 g，当归 20 g，紫草 10 g，虫白蜡 3 g，血竭 3 g，轻粉 0.1 g。

【功用】 解毒消肿，生肌止痛。

【主治】 用于疮疡肿痛，乳痈发背，溃烂流脓，浸淫黄水。 本方系解毒生肌之剂。主治痈疽疮疡、发背等。用于患处红肿溃烂，或流脓流水，久不收口；生于背部，初起形如粟米、痛麻痒，继之红肿化脓，溃破腐肉不去者；乳房肿胀疼痛，皮肤红，乳汁排泄不畅，恶寒发热，或破溃不敛、流黄稠脓；初起散在红斑或水疱，如绿豆大小，继变为脓疱，溃后糜烂流黄水者。西医诊断为蜂窝组织炎、痈、急性乳腺炎、脓疱疮可用本剂。

【用法用量】 软膏剂。外用，疮面清洗后外涂本膏，每日 1 次。外用药，勿入口。忌辛辣刺激食物。

【用法详解】 本方为解毒生肌之剂。药理作用主要有抗炎，缓解炎性充血和渗出，提高局部免疫力，促进伤口愈合等。临床多用于：①痈疽。症见患处红肿溃烂，或流脓流水，久不收口，舌质红，苔黄，脉弦数。②发背。症见多生于背部（天柱骨下，背、腰中部），初起形如粟米，焮痛麻痒，继之红肿化脓，溃破腐肉不去者。③乳痈。症见为乳房肿胀疼痛，皮肤焮红，乳汁排泄不畅，恶寒发热，或破溃不敛，流黄稠脓，舌苔黄，脉弦数。④黄水疮。症见初起散在红斑或水疱，如绿豆大小，继变为脓疱，溃后糜烂流黄水者。

8. 金黄散（《医宗金鉴》）

【组成】 黄芩 6 g，黄连 3 g，黄柏 10 g，五倍子 15 g，青黛 10 g，冰片 0.15 g。

【性状】 中药散剂。

【主治】 黄水疮，单纯疱疹，小儿湿疹。

【方解】 三黄（黄芩、黄连、黄柏）具有清热解毒燥湿的功效，五倍子、青黛燥湿、敛疮，冰片芳香防腐去浊秽。

【临床应用】 黄水疮多发于婴幼儿，表现为皮肤溃烂流脓水，另外还会伴有疱疹和婴儿湿疹。本方治疗黄水疮效果较佳，屡用屡效。小儿在治疗的同时应改变哺养乳品，减少油脂，调理小儿脾胃助消化。

【用法用量】 以植物油调成糊状，涂抹于患处。涂抹金黄散之前先用花椒、盐水清理疮面。

【注意事项】 涂抹金黄散之前先用花椒、盐水清理疮面。涂金黄散之后不必洗去原药，可连续涂抹直至结痂脱落。

9. 玉露散（经验方）

【组成】 芙蓉叶不拘多少，去梗茎，研成极细末。

【功能主治】 凉血、清热、退肿。用于一切阳证。

【用法用量】 可用麻油、菊花露或凡士林调敷患处。

10. 青黛散（经验方）

【药物组成】 青黛 15 g，铜绿 10 g，黄矾 10 g，黄柏 10 g，黄连 10 g，藜芦 10 g，枯矾 10 g，芒硝 10 g，人言 10 g（用红枣 1 枚去核，各分入内，以火煅作灰用），麝香 2.5 g，轻粉 49 贴。

【主治】 牙疳。

【制备方法】 上为细末，后入轻粉、麝香研匀。

【用法用量】 每用少许，擦患处。

11. 升丹（《医宗金鉴》）

【处方】 汞 992 g，硝酸（65%~68%，d=1.4）3 000 g，制成 1 000 g，搅拌 30 min，于滤布上用水充分洗涤至 pH 值为中性，避光，低温（60 ℃以下）干燥，粉碎，过七号绢筛，即得。

【功能主治】 拔毒，提脓，生新。用于溃疡疮口不敛，肉芽暗滞，腐肉不净。

【用法用量】 外用，将患处洗净，拭干，取少许撒入患处，用膏药盖贴或包扎，或与其他药味配成散剂或制成药捻用。

【禁忌】　孕妇、哺乳期妇女、儿童禁用；对本品过敏者禁用。

12. 白降丹（《医宗金鉴》）

【处方】　朱砂、雄黄各 6 g，水银 30 g，硼砂 15 g，火硝、食盐、白矾、皂矾各 45 g，先将雄黄、皂矾、火硝、明矾、食盐、朱砂研匀，入瓦罐中，微火使其烊化，再和入水银调匀，待其干涸。然后用瓦盆 1 只，盆下有水，将盛干涸药料的瓦罐覆搁盆中，四周以赤石脂和盐卤层层封固，如有空隙漏气处，急用赤石脂和盐卤加封，再将炭火搁于倒覆的瓦罐上，约过 3 炷香（约 3 h）即成。火冷打开看，盆中即有白色药粉。

【功能主治】　腐蚀、平胬。治溃疡脓瘀难去，或已成漏管，肿痛成脓不能自溃及赘疣、瘰疬等证。

【用法用量】　疮大者用 0.15~0.18 g，小者用 0.03~0.06 g，以清水调涂疮头上，亦可和米糊为条，插入疮口中，外盖膏药。

13. 黑虎丹（《外科诊疗学》）

【处方】　磁石（醋煅）4.5 g，母丁香、公丁香（炒黑）各 3 g，全蝎 7 只（约 4.5 g，炒过），炒僵蚕 7 只（约 2.1 g），炙甲片 9 g，炙蜈蚣 6 g，蜘蛛 7 只（炒炭），麝香 1.5 g，西黄 0.6 g，冰片 3 g，研成细末。

【功能主治】　消肿提脓。用于痈、疽、瘰疬、流痰等，溃后脓腐不净，亦可用于对升丹过敏者。

【用法用量】　掺少许在疮头上，外盖太乙膏，隔日换药 1 次。

14. 生肌散（经验方）

【处方】　制炉甘石 15 g，滴乳石 9 g，滑石 30 g，血珀 9 g，朱砂 3 g，冰片 0.3 g，研极细末。

【功能主治】　生肌收口。用于痈疽溃后脓水将尽者。

【用法用量】　掺疮口中，外盖膏药或药膏。

15. 八宝丹（《疡医大全》）

【处方】　珍珠（布包，入豆腐内煮一伏时，研细）、牛黄各 1.5 g，象皮（切片）、琥珀（灯芯同乳）、龙骨（煅）、轻粉各 4.5 g，冰片 0.9 g，芦甘石（煅红，研细）9 g。

【用法用量】 上药共研极细，瓷瓶密贮。每用少许，掺疮面，上以膏药或油膏盖贴。

【功能主治】 生肌敛疮。一切溃疡，脓腐已净而须收口者。

16. 平胬丹（《外科诊疗学》）

【处方】 乌梅肉（煅存性）、月石各 4.5 g，轻粉 1.5 g，冰片 0.9 g，研极细末。

【功能主治】 有轻度腐蚀平胬之功。用于疮疡有胬肉突出，影响排脓，用之可使胬肉平复。

【用法用量】 掺疮口上，外盖膏药。

17. 浮散（《外科十法》）

【处方】 乳香 15 g，没药 15 g。

【功用】 去腐生肌，止痛止血。

【主治】 疮疡溃后，脓毒将尽，乳癌溃破等。

【用法用量】 上药研细末，掺患处，恶肉自消。

18. 清凉油乳剂（《医宗金鉴》）

【处方】 风化石灰 500 g，清水 1 000 mL，将石灰（陈者佳）与水搅浑，待澄清后，吹去水面浮衣，取中间清水。海水 1 份加麻油 1 份，调匀，装瓶备用。

【功能主治】 清热润肤。用于烫伤初期、皮肤潮红或有水疱者。

【用法用量】 涂疮面，每日数次。有脓腐者，可加少许九一丹摇匀涂。

19. 红灵酒（经验方）

【处方】 生当归 60 g（切片），红花 30 g，花椒 30 g，肉桂 60 g（薄片），樟脑 15 g，细辛 15 g（研细末），干姜 30 g（切碎片），用 95% 酒精 1 000 mL 泡浸 7 日备用。

【功能主治】　活血、消肿、止痛。用于脱疽、冻疮等证。

【用法用量】　每日用棉花蘸药酒在患处（溃后在患处上部）揉擦 2 次，每次擦药 10 min。

第五章　推拿理论

推拿属中医外治法范畴，是医者视病情施用手法治疗的一门中医学科。推拿通过手法作用于人体体表的特定部位，以调节机体的生理、病理状况达到治疗效果。

一、推拿治疗的基本作用原理

（一）调整脏腑

1. 平衡阴阳

阴阳是中国古代哲学概念，是对自然界相互关联的事物或现象对立双方属性的高度概括。阴阳学说是中医学的核心内容之一。生理上，阴阳用于划分人体部位、区分手掌的属性、命名经络、阐释人体各种生理现象及脏腑之间的关系；病理上，疾病的产生、发展与转变无不与阴阳有关。以上都对推拿临证有着重要的指导意义。

2. 补虚泻实

补虚泻实是传统中医的基本治疗原则。推拿补泻更多的是对操作术式的某种规定，其补泻对象则是针对人体或脏腑的功能状态。一般而言，能降低脏腑的兴奋性，起抑制作用的手法是谓泻法；反之，能提高脏腑的兴奋性，起激活或增强作用的手法是谓补法。属于补的推拿手法具有升阳、兴奋或营养机体、促进脏腑生理功能等作用；属于泻的推拿手法有降阴、抑制脏腑生理功能、祛除外邪、调畅气机等作用。

3. 调理脏腑

脏腑是化生气血、通调经络、主持人体生命活动的主要器官。推拿具有调整脏腑功能的作用，通过手法刺激相应的体表腧穴、痛点（或疼痛部位），并通过经络的连属与传导作用，调节内脏功能，达到治疗疾病的目的。

（二）理筋整复

中医所说的"筋"，泛指肌肉、肌腱、筋膜、腱鞘、韧带、关节囊、滑膜、椎间盘、关节软骨盘、脂肪垫等软组织，伤筋是指以上组织的损伤，大致相当于软组织损伤。经筋是经络系统的组成部分，共有 12 条，它们起自四肢末端，结聚于关节和骨骼部，有的进入胸腹，但并不与脏腑直接络属。筋附于骨，《素问·五藏生成》有"诸筋者皆属于节"之说。筋的功能，正如《素问·痿论》所言，是"主束骨而利机关"，主要有支持、维系、联络、运动和保护等作用。

1. 舒筋理筋

肌肉软组织受到伤害性刺激后，在发出疼痛信号的同时，还会引起保护性的肌肉收缩、紧张乃至痉挛，出现筋结、条索等形态学改变，日久不愈，会发展成挛缩。推拿有明显的舒筋缓急作用：一方面可运用拔伸手法，拉长紧张、痉挛的肌肉而直接缓解肌痉挛；另一方面，可通过刺激压痛点消除痛源而间接解除肌痉挛。

2. 调利骨节

推拿的调利骨节作用，包括了纠正骨关节解剖位置异常的"正骨"作用，以及恢复关节正常活动功能的"利关节"作用。推拿可以治疗关节脱位、骨错缝及其功能失衡。四肢和脊柱的关节脱位、骨错缝，可以运用扳法、按法等手法予以整复，或运用拔伸法、摇法等手法予以调整。

针对关节活动不利和关节功能障碍，推拿能从预防、治疗、康复、保健多种途径发挥作用。推拿滑利关节除了放松关节周围软组织的手法外，常用的手法还有屈伸法、拔伸法、扳法、旋转法、摇法、抖法、踩跷法以及关节松动术等，或在手法操作中配合患者的关节被动运动。

3. 活血通络

经络是人体运行气血的通道。气滞血瘀、经络不通是伤筋发生发展的重要病机。各种伤害性外力作用于人体，可直接造成经络损伤、瘀血阻滞、气机不畅，也可因肌肉挛缩而压迫或阻滞经络；慢性劳损，积劳而致，局部气血耗伤，经络失于充养，气虚而不运，亦致经络闭塞不通。推拿的活血通络作用，一方面是通过推拿手法的机械刺激或温热刺激，作用于体表特定部位或腧穴，直接激发经气，调整局部的气血运行；另一方面是通过经络系统调整心肺等脏腑功能，推动全身的气血运行。

推拿治疗十分重视经络辨证，对于手法所施，主张"推穴道，走经络"，其理论依据就是前人总结出来的"经脉所过，主治所及"。行气通络的推拿操作，主要是循经取穴，指压、按揉、叩击等手法均可运用。推法、擦法等推拿手法作用于四肢，其离心性操作能促进血液流向四肢，向心性操作能直接推动静脉血和淋巴液向心脏回流，有效地发挥活血祛瘀作用。推拿手法的温热效应，也是推拿活血通络的重要机制。温热作用较好的手法，有推法、擦法、掌振法等。内功推拿流派提倡的中药热敷，也是推拿临床用于活血通络行之有效的辅助方法。

（三）其他作用原理

1. 急救醒神

推拿手法不仅可以治疗慢性疾病，还可用于各科急症的抢救。

2. 养生保健

推拿作为一种副作用甚少的外治法，还有很好的养生保健、预防疾病的作用。《金匮要略》已经将按摩作为防治疾病的疗法之一，主张外邪"适中经络，未流传脏腑，即医治之。四肢才觉重滞，即导引、吐纳、针灸、膏摩……不遗形体有衰，病则无由入其腠理"。唐代《一切经音义》认为按摩导引有"除劳去烦"的作用。《备急千金要方》用"五物甘草生摩膏"膏摩法治疗小儿外感风邪之疾，还用于预防外感风寒，"小儿虽无病，早起常以膏摩囟上及手足心，甚辟寒风"。清代的《寿世传真》更明确提出："延年却病，以按摩导引为先。"

3. 美容养颜

推拿手法可用于面部美容，汉简《引书》已记载有摩面之法。《诸病源候论》曰："摩手掌令热以摩面，从上下二七止。去骭气，令面有光。"《寿世传真》有"擦面美颜诀"，包括面部、眼角、鼻部等自我按摩操作，"能光泽容颜，不致黑皱"。

二、推拿治法

推拿治法一般指温、通、补、泻、汗、和、散、清八法。

（一）温法

温法是指温散寒邪、恢复阳气的治法。"劳者温之""损者温之"，运用一些温柔的手法，如按、揉、摩、擦、㨰、一指禅推等，在一定的穴位或部位上，进行缓慢柔和而又深沉的长时间操作，使之产生一定的热力渗透到组织深部，起到扶助阳气、温经散寒的作用。温法是适用于虚寒证的一种疗法。

（二）通法

通法有祛除病邪壅滞的作用。"通则不痛，痛则不通"，故痛证或经络气血不通所引起的病证，宜用本法治之。通法有祛除病邪壅滞的作用。运用手法时，要刚柔兼施，常用挤压类和摩擦类手法，如推、拿、搓、按、揉、擦等。通法适用于气血痹阻、经脉不通的病证。

（三）补法

补法是补益机体诸多不足、治疗各种虚证的方法。"虚则补之"，补者，即滋补，补气血津液之不足、脏腑机能之衰弱。使用轻柔的手法，经络技巧如一指禅推、滚、揉、擦、摩、振等，在一定穴位或部位上进行长时间的操作，旨在补益正气和使其机能旺盛，达到"补虚祛邪"的目的。本法适用范围较广，凡功能衰弱、体虚者均可用之，临床常用的有补脾胃、补肝肾、补肺气等。

（四）泻法

泻法是指通过手法作用，泻去体内实邪，以达到康复目的的治法。"实则泻之"，泻者，泻其有余，祛除邪气。泻法为攻逐结滞、通泄腑实的治法，一般用于下焦实证。常用摆动类、挤压类和摩擦类手法，手法操作时，其力量较重、刺激性强，手法频率应由慢逐渐加快。在临床上用一指禅推，摩神阙、天枢，揉长强，能通腑泄实，治疗食积便秘。

（五）汗法

汗法即发汗、发散的方法，又称解表法，是指通过手法作用，开泄腠理、调和营卫、发汗祛邪，使病邪从表而解的治疗方法。"邪在皮毛者，汗而发之""体若燔炭，汗出而散"，汗法有开泄腠理、祛除表邪的作用，适用于外感风寒或风热之证。着重选用挤压类、摆动类和摩擦类手法中的拿、按、一指禅推、揉、推等手法。临床应用时，外感风寒，手法用先轻后重的拿法；外感风热，则手法用轻快柔和的拿法。前者解表发汗，后者使腠理疏松，本法是小儿推拿的常用手法之一。

（六）和法

和法即和解、调和之法，是指运用平稳缓和的手法，调脉气，和气血，疏通表里，平衡阴阳，以调整人体机能。凡病在半表半里者宜用之，手法应平衡而柔和，频率稍缓，常以摆动类、挤压类、振动类和摩擦类手法治疗。在临床应用中，"和"法可分为和气血、和脾胃、疏肝理气三类。如和气血的方法有四肢及背部滚、一指禅推、按、揉、搓等或用轻柔的拿法拿肩井等方法。和脾胃、疏肝气则用一指禅推、按、揉、搓等手法在两胁部的章门、期门，腹部上脘、中脘，背部的肝、脾、胃俞治疗。

（七）散法

散即消散、发散之意，指运用手法以消肿散结。"结者散之""摩而散之"。散法可使气血得以疏通、结聚得以消散，一般以摆动类及摩擦类手法为主，如摩、搓、揉、推、一指禅推等手法。手法要求轻快柔和，操作由缓慢至渐快。临床上对有形或无形的积滞，均可使用本法。如气郁胀满则施以轻柔的一指禅推、摩等法；有形的凝滞积聚，可用一指禅推、摩、揉、搓等手法，频率由缓慢而转快，可起到消结散瘀的作用。

（八）清法

清法是运用手法以清利热邪的作用。"热者清之"，清法是以清热为主要作用，用刚中有柔的手法，在一定穴位或部位上进行操作，达到清热除烦的目的。常选用摩擦类和挤压类手法，如推、摩、刮、揪等手法。如表实热者，轻推背部膀胱经（自下而上）；表虚热者，轻推背部膀胱经（自上而下），以清热解表等。本法也是小儿推拿常用的方法之一。

第六章　针灸理论

一、针灸学的发展简史

针灸学是研究针法和灸法等治法的一门学科，是祖国医学宝贵遗产之一。其内容主要包括经络、腧穴、针灸方法及临床治疗等部分。由于其具有操作简便、适应证广、疗效明显和经济安全等优点，因此数千年来深受广大人民的欢迎。

针法和灸法是两种不同的治疗方法。针法是运用各种金属针刺入穴位，运用不同手法进行治病的方法；灸法是采用艾条、艾炷点燃后熏灼穴位治病的方法。由于二者都是通过调整经络脏腑气血的功能达到治病的目的，常配合使用，所以合称为针灸。

针灸学的形成和发展经历了一个漫长的过程。早在新石器时代，人们即利用锐利的小石片（即"砭石"）砭刺体表某些部位来治疗疾病，此即针法萌芽阶段的"砭术"。据《说文解字》载："砭，以石刺病也。"《山海经》亦有"有石如玉，可以为针"之说，这是关于石针的较早记载。灸法出现在火的发现和应用之后，人们在用火的过程中，逐渐发现身体的某一部位受到火的烤灼而感觉舒适或病痛减轻，经反复实践，选择了易于点燃、火力温和并且具有温通血脉作用的艾作为施灸的原料，从而形成了灸术。《素问·异法方宜论》中"苦恼寒生满病，其治宜灸"，即指此言。随着社会生产力的不断发展，针具也由石针、骨针、竹针而逐步改变为铜针、铁针、不锈钢针。同时由于医疗经验的不断丰富，针灸腧穴不断增多，前人便按照腧穴的主治作用，结合针刺的感应情况和古代的解剖知识，把这些具有相同或类似作用的散在腧穴进行归类，并从理论上加以阐述，逐步形成了经络学说。

3000 年前，我国医家已把针灸临床经验进行了初步总结。1972 年长沙马王堆汉墓出土的先秦医书，即有《足臂十一脉灸经》和《阴阳十一脉灸经》两篇帛书。战国时代的《内经》对经络、腧穴、针灸的适应证、禁忌证及治疗原理等，做了比较详细的论述，从而奠定了以经络学说为核心的针灸理论体系。

现存最早的论述针灸的专书是晋代皇甫谧编著的《针灸甲乙经》。该书在《内经》的基础上，对针灸理论进行了整理，依照不同部位确定了 300 多个穴名，为针灸专科的产生奠定了基础，在针灸学发展上起了承前启后的作用。唐代孙思邈在《千金方》中绘制了 3 幅彩色针灸挂图，分别把人体正面、背面、侧面的十二经脉、奇经八脉用不同颜色绘出。王焘又绘成了 12 幅彩图，并在《外台秘要》中重点介绍了灸法，唐代"太医署"设有针灸专科，有针博士、针助教、针工等，从事专业工作。明代杨继洲的《针灸大成》汇集历代诸家学说，广搜文献，是继《内经》《针灸甲乙经》之后的又一次针灸学术大总结。此后，由于西洋医学的传入和反动统治者的崇洋媚外政策、针灸医学遭到摧残，处于奄奄一息的境地。

中华人民共和国成立后，针灸学得到迅猛发展，各地先后成立了中医学院，设立了研究针灸的专门机构。近年来，许多国家除医院设有针灸专科外，还纷纷成立了一些研究针灸的专门机构和针灸学院等，并多次召开国际性针灸学术会议，1987 年成立了世界针灸联合会。世界卫生组织也已宣布，可用针灸治疗的疾病约 300 余种，疗效较好的 100 余种，可治愈的约 67 种，针灸医学已成为世界各国人民的共同财富。

二、经络学说

经络学说是祖国医学理论的重要组成部分，是针灸学的理论核心。

《内经》认为经络内属于脏腑，外络于肢节，沟通内外，贯穿上下，从而将人体各部的组织器官连成一个有机的整体；并借以运行气血、营养全身，使人体各部的功能活动得以协调和相对平衡。

经络是运行气血的通路。经和络既有联系又有区别。经指经脉，犹如途径，贯通上下，沟通内外，是经络系统中的主干；络为络脉，它譬如网络，较经脉细小，纵横交错，遍布全身，是经络系统中的分支。

所谓经气即经络之气，指经络运行之气及其功能活动。经气活动的主要特点是循环流注、如环无端、昼夜不休。人体通过经气的运行，以调节全身各部的机能活动，从而使整个机体保持了协调和相对平衡。

经络学说是阐述人体经络系统的循行分布、生理功能、病理变化及其与脏腑相互关系的理论体系，对针灸临床实践具有重要的指导作用。经络系统由十二经脉、奇经八脉、十五络脉和十二经别、十二经筋、十二皮部及许多孙络、浮络等组成，详见表1-1-1。

（一）十二经脉

十二经脉即手三阴（肺、心包、心）、手三阳（大肠、三焦、小肠）、足三阳（胃、胆、膀胱）、足三阴（脾、肝、肾）经的总称。由于它们隶属于十二脏腑，为经络系统的主体，故又称为"正经"。十二经脉的命名是结合脏腑、阴阳、手足三个方面而定的。阳分少阳、阳明、太阳，阴分太阴、厥阴、少阴。根据脏属阴、腑属阳、内侧为阴、外侧为阳的原则，把各经所属脏腑结合循行于四肢的部位，定出各经的名称。即属脏而循行于肢体内侧的为阴经，反之为阳经。十二经脉的作用主要是联络脏腑、肢体和运行气血，濡养全身，详见表1-1-2。

十二经脉的循行特点：凡属六脏（五脏加心包）的经脉称"阴经"，它们从六脏发出后，多循行于四肢内侧及胸腹部，上肢内侧者为手三阴，下肢内侧者为足三阴经。凡属六腑的经脉标为"阳经"，它们从六腑发出后，多循行四肢外侧面及头面、躯干部，上肢外侧者为手三阳经，下肢外侧者为足三阳经。十二经脉的头身四肢的分布规律：手足三

表 1-1-1 经络系统的组成

经络	经	十二经脉	意义:十二脏腑所属的经脉,又称正经 作用:运行气血的主要干道 特点:分手足三阴三阳,与脏腑连属,有表里相配,其循环自肺经开始至肝经止,周而复始循环不息,各经均有专定的腧穴
		奇经八脉	意义:不直接连属脏腑,无表里相配,故称奇经 作用:加强经脉之间的联系,以调节十二经气血 特点:任督两脉随十二经组成循环的通路,并有专定的腧穴,其他六脉不随十二经循环,腧穴都依附于十二经脉
		十二经别	意义:正经旁出的支脉 作用:加强表里经脉深部的联系,以补正经在体内外循环的不足 特点:循环路线走向均由四肢别出走入深部(胸、腹)复出浅部(头、颈)
		十二经筋	意义:十二经脉所属的筋肉体系 作用:联结肢体骨肉,维络周身,主司关节运动 循环走向:自四肢末梢走向躯干,终于头身,不入脏腑,多结聚于四肢关节和肌肉丰富之处
		十二皮部	意义:十二经脉所属的皮肤体质 作用:联结皮内,加强十二经脉与体表的联系,是十二经脉在体表特定皮肤部位的反应区 特点:分区基本上和十二经脉在体表的循行部位一致
	络	十五络脉	意义:本经别走邻经而分出的支络部 作用:加强表里阴阳两经的联系与调节 特点:十二经脉和任督两脉各有一个别络,加上脾之大络,共为十五别络
		孙络	络脉最细小的分支,网罗全身

表 1-1-2 十二经脉循行表

	阴经 (属脏)	阳经 (属腑)	循行部位 (阴经行于内侧,阳经行于外侧)	
手	太阴肺经 厥阴心包经 少阴心经	阳明大肠经 少阳三焦经 太阳小肠经	上肢	前线 中线 后线
足	太阴脾经 厥阴肝经 少阴肾经	阳明胃经 少阳胆经 太阳膀胱经	下肢	前线 中线 后线

阳经为"阳明"在前,"少阳"在中(侧),"太阳"在后;手足三阴经为"太阴"在前,"厥阴"在中,"少阴"在后。

十二经脉的走向规律为"手之三阴从胸走手,手之三阳从手走头,足之三阳从头走足,足之三阴从足走腹"。十二经脉通过支脉和络脉的沟通衔接,形成六组"络属"关系,即在阴阳经之间形成六组"表里"关系。阴经属脏络腑,阳经属腑络脏,详见表1-1-3。

表1-1-3　十二经表里关系

手	阴经 阳经	太阴肺经 →(外侧) 阳明大肠经	厥阴心包经 →(中间) 少阳三焦经	少阴心经 →(内侧) 太阳小肠经	表里相对
足	阳经 阴经	阳明胃经 →(前侧) 太阴脾经	少阳胆经 →(外侧) 厥阴肝经	太阳膀胱经 →(后侧) 少阴肾经	表里相对

十二经脉的流注次序为:起于肺经→大肠经→胃经→脾经→心经→小肠经→膀胱经→肾经→心包经→三焦经→胆经→肝经,最后又回到肺经。周而复始,环流不息。

(二)奇经八脉

奇经八脉是任、督、冲、带、阴维、阳维、阴跷、阳跷脉的总称。它们与十二正经不同,既不直属脏腑,又无表里配合,故称"奇经"。其生理功能主要是对十二经脉的气血运行起溢蓄、调节作用。

任脉称"阴脉之海",为诸条阴经交会之脉,具有调节全身阴经经气的作用。

督脉称"阳脉之海",诸阳经均与其交会,具有调节全身阳经经气的作用。

冲脉为"十二经之海",十二经脉均与其交会,具有含蓄十二经气血的作用。

带脉约束诸经。阴维脉、阳维脉分别调节六阴经和六阳经的经气,以维持阴阳协调和平衡。阴跷脉、阳跷脉共同调节肢体运动和眼睑的开合功能。

奇经八脉中的腧穴，大多寄附于十二经之中，唯任、督二脉，各有其专属的腧穴，故与十二经相提并论，合称为"十四经"。

（三）十五络脉

十二经脉和任、督二脉各自别出一络，加上脾之大络，总计15条，称为十五络脉。十二经脉的别络均从本经四肢肘膝关节以下的络穴分出，走向其相表里的经脉，即阴经别络于阳经，阳经别络于阴经。手太阴别络从列缺分出，别走手阳明；手少阴别络从通里分出，别走手太阳；手厥阴别络从内关分出，别走手少阳；手阳明别络从偏历分出，别走手太阴；手太阳别络从支正分出，别走手少阴；手少阳别络从外关分出，别走手厥阴；足阳明别络从丰隆分出，别走足太阴；足太阳别络从飞扬分出，别走足少阴；足少阳别络从光明分出，别走足厥阴；足太阴别络从公孙分出，别走足阳明；足少阴别络从大钟分出，别走足太阳；足厥阴别络从蠡沟分出，别走足少阳。任脉、督脉的别络以及脾之大络主要分布在头身部。任脉的别络从鸠尾分出后散布于腹部；督脉的别络从长强分出后散布于头，左右别走足太阳经；脾之大络从大包分出后散布于胸胁。《灵枢·经脉》曰："凡此十五络者，实则必见，虚则必下，视之不见，求之上下，人经不同，络脉异所别也。"此外，还有从络脉分出的浮行于浅表部位的浮络和细小的孙络，分布极广，遍布全身。

四肢部的十二经别络，加强了十二经中表里两经的联系，沟通了表里两经的经气，补充了十二经脉循行的不足。躯干部的任脉别络、督脉别络和脾之大络，分别沟通了腹、背和全身经气，输布气血以濡养全身组织。

（四）十二经别

十二经别是十二正经离、入、出、合的别行部分，是正经别行深入体腔的支脉。十二经别多从四肢肘膝关节以上的正经别出（离），经过躯干深入体腔与相关的脏腑联系（入），再浅出于体表上行头项部

（出），在头项部，阳经经别合于本经的经脉，阴经经别合于其相表里的阳经经脉（合）。十二经别按阴阳表里关系汇合成六组，在头项部合于六阳经脉，故有"六合"之称。足太阳、足少阴经别从腘部分出，入走肾与膀胱，上出于项，合于足太阳膀胱经；足少阳、足厥阴经别从下肢分出，行至毛际，入走肝胆，上系于目，合于足少阳胆经；足阳明、足太阴经别从髀部分出，入走脾胃，上出鼻颔，合于足阳明胃经；手太阳、手少阴经别从腋部分出，入走心与小肠，上出目内眦，合于手太阳小肠经；手少阳、手厥阴经别分别从所属正经分出，进入胸中，入走三焦，上出耳后，合于手少阳三焦经；手阳明、手太阴经别从所属正经分出，入走肺与大肠，上出缺盆，合于手阳明大肠经。

由于十二经别有离、入、出、合于表里之间的特点，不仅加强了十二经脉的内外联系，更加强了经脉所属络的脏腑在体腔深部的联系，补充了十二经脉在体内外循行的不足。由于十二经别通过表里相合的"六合"作用，使得十二经脉中的阴经与头部发生了联系，从而扩大了手足三阴经穴位的主治范围。如手足三阴经穴位之所以能主治头面和五官疾病，与阴经经别合于阳经而上头面的循行是分不开的。此外，由于十二经别加强了十二经脉与头面部的联系，故而突出了头面部经脉和穴位的重要性及其主治作用。

（五）十二经筋

十二经筋是十二经脉之气输布于筋肉骨节的体系，是附属于十二经脉的筋肉系统。其循行分布均起始于四肢末端，结聚于关节骨骼部，走向躯干头面。十二经筋行于体表，不入内脏，有刚筋、柔筋之分。刚（阳）筋分布于项背和四肢外侧，以手足阳经经筋为主；柔（阴）经分布于胸腹和四肢内侧，以手足阴经经筋为主。足三阳经筋起于足趾，循股外上行结于烦（面）；足三阴经筋起于足趾，循股内上行结于阴器（腹）；手三阳经筋起于手指，循臑外上行结于角（头）；手三阴经筋起于手指，循臑内上行结于贲（胸）。

经筋具有约束骨骼、屈伸关节、维持人体正常运动功能的作用。经筋为病，多为转筋、筋痛、痹证等，针灸治疗多局部取穴而泻之，如《灵枢·经筋》载："治在燔针劫刺，以知为数，以痛为输。"

（六）十二皮部

十二皮部是十二经脉功能活动反映于体表的部位，也是络脉之气散布之所在。十二皮部的分布区域是以十二经脉在体表的分布范围，即十二经脉在皮肤上的分属部分为依据而划分的，故《素问·皮部论》指出："欲知皮部，以经脉为纪者，诸经皆然。"

由于十二皮部居于人体最外层，又与经络气血相通，故是机体的卫外屏障，起着保卫机体、抗御外邪和反映病证的作用。

三、经络的生理功能和临床应用

（一）生理功能

1. 沟通内外，联系肢体

经络具有联络脏腑和肢体的作用。如《灵枢·海论》说："夫十二经脉者，内属于脏腑，外络于肢节。"指出了经络能沟通表里、联络上下，将人体各部的组织器官联结成一个有机的整体。

2. 运行气血，营养周身

经络具有运行气血、濡养周身的作用。《灵枢·本藏》说："经脉者，所以行气血而营阴阳，濡筋骨，利关节者也。"由于经络能输布营养到周身，因而保证了全身各器官正常的功能活动。所以经络的运行气血，是保证全身各组织器官的营养供给，为各组织器官的功能活动提供了必要的物质基础。

3. 抗御外邪，保卫机体

由于经络能"行气血则营阴阳，使卫气密布于皮肤之中，加强皮部的卫外作用，故六淫之邪不易侵袭"。

（二）病理反应

1. 反映病候

由于经络在人体各部分布的关系，若内脏患病时便可在相应的经脉循环部位出现各种不同的症状和体征，有时内脏疾患还在头面五官等部位出现反应。如心火上炎可致口舌生疮，肝火升腾可致耳目肿赤，肾气亏虚可使两耳失聪。

2. 传注病邪

在正虚邪盛时，经络又是病邪传注的途径。经脉病可以传入内脏，内脏病亦可累及经脉。如《素问·缪刺论》说"夫邪之各于形也，必先舍于皮毛，留而不去，入舍于孙脉；留而不去，入舍于络脉；留而不去，入舍于经脉，内连五脏，散于肠胃"。反之，内脏病可影响经络。如《素问·藏气法时论》说"肝病者，两胁下痛引少腹"等。

（三）诊断方面

由于经络循行有一定部位，并和一定脏腑属络，故脏腑经络有病可在一定部位反映出来，因此可以根据疾病在各经脉所经过部位的表现来诊断。如头痛，可根据经脉在头部的循行分布规律加以辨别，如前额痛多与阳明经有关，两侧痛与少阳经有关，枕部痛与太阳经有关，巅顶痛则与足厥阴经有关。

此外，还可根据某些点上的明显异常反应如压痛、结节、条索状等帮助诊断。例如，临床上阑尾炎患者多在阑尾穴处有压痛。

（四）治疗方面

经络学说广泛地应用于临床各科的治疗，尤其是对针灸、按摩、药物等具有重要的指导意义。

针灸按摩治疗，是根据某经或某脏腑的病变，选取相关经脉上的腧穴进行治疗。如头痛即可根据其发病部位，选取有关腧穴进行针刺，如阳明头痛取阳明经，又如两肋痛取肝经腧穴。

在药物治疗上，常根据其归经理论，选取特定药治疗某些病。如柴胡入少阳经，头痛时常选用此药。

腧穴是人体脏腑经络之气输注于体表的特殊部位。腧，本写作"输"，或从简作"俞"，有转输、输注的含义，言经气转输之所；穴，即孔隙的意思，言经气所居之处。

腧穴在《内经》中又称作"节""会""气穴""气府""骨空"等，后世医家还将其称之为"孔穴""穴道""穴位"，宋代的《铜人腧穴针灸图经》则通称"腧穴"。虽然"腧""输""俞"三者均指腧穴，但在具体应用时却各有所指。腧穴，是对穴位的统称；输穴，是对五输穴中的第三个穴位的专称；俞穴，专指特定穴中的的背俞穴。人体的腧穴既是疾病的反应点，又是针灸的施术部位。腧穴与经络、脏腑、气血密切相关。

四、腧穴的发展、分类和命名

（一）腧穴的发展

腧穴是人们在长期的医疗实践中发现的治病部位。远古时代，我们的祖先当身体某一部位或脏器发生疾病时，在病痛局部砭刺、叩击、按摩、针刺、火灸，发现可减轻或消除病痛。这种"以痛为输"所认识的腧穴，既无定位，又无定名，是认识腧穴的最初阶段。

在医疗实践中，随着对体表施术部位及其治疗作用的了解逐步深入，医家积累了较多的经验，认识到有些腧穴有确定的位置和主治的病证，并给以位置的描述和命名。这是腧穴发展的第二阶段，即定位、定名阶段。

随着对经络以及腧穴主治作用认识的不断深化，古代医家对腧穴的主治作用进行了归类，并与经络相联系，说明腧穴不是孤立于体表的点，而是与经络脏腑相通。通过不断总结、分析归纳，逐步将腧穴分别归属各经。这是腧穴发展的成熟阶段，即定位、定名、归经阶段。

《内经》论及穴名约160个，并有腧穴归经的记载。晋代皇甫谧所著《针灸甲乙经》记载周身经穴名349个，除论述了腧穴的定位、主治、配伍、操作要领外，还对腧穴的排列顺序进行了整理，为腧穴学理论和针灸实践的发展做出了重要贡献。北宋王惟一对腧穴重新进行了考定，撰写了《铜人腧穴针灸图经》，详载了354个穴名。元代滑伯仁所著《十四经发挥》载经穴穴名亦为354个，并将全身经穴按循行顺序排列，称"十四经穴"。明代杨继洲《针灸大成》载经穴名359个，并列举了辨证选穴的范例，充实了针灸辨证施治的内容。清代李学川《针灸逢源》定经穴穴名361个，并延续至今。

（二）腧穴的分类

人体的腧穴大体上可归纳为十四经穴、奇穴、阿是穴三类。

1. 十四经穴

十四经穴是指具有固定的名称和位置，且归属于十二经和任脉、督脉的腧穴。这类腧穴具有主治本经和所属脏腑病证的共同作用，因此归纳于十四经脉系统中，简称"经穴"。十四经穴共有361个，是腧穴的主要部分。

2. 奇穴

奇穴是指既有一定的名称，又有明确的位置，但尚未归入或不便归入十四经系统的腧穴。这类腧穴的主治范围比较单纯，多数对某些病证有特殊疗效，因而未归入十四经系统，故又称"经外奇穴"。历代对奇穴记载不一。1990年国家技术监督局批准发布的《经穴部位》国家标准，对48个奇穴的部位确定了统一的定位标准。

3. 阿是穴

阿是穴是指既无固定名称，又无固定位置，而是以压痛点或其他反应点作为针灸施术部位的一类腧穴，又称"天应穴""不定穴""压痛点"等。唐代孙思邈《备急千金要方》载："有阿是之法，言人有病痛，即令捏其上，若里当其处，不问孔穴，得便或痛处，即云阿是，灸刺皆验，故曰阿是穴也。"阿是穴无一定数目。

（三）腧穴的命名

腧穴的名称均有一定的含义，《千金翼方》指出："凡诸孔穴，名不徒设，皆有深意。"历代医家以腧穴所居部位和作用为基础，结合自然界现象和医学理论等，采用取类比象的方法对腧穴命名。了解腧穴命名的含义，有助于熟悉、记忆腧穴的部位和治疗作用。腧穴命名分类如下：

1. 根据所在部位命名

根据腧穴所在的人体解剖部位而命名，如腕旁的腕骨、乳下的乳根、面部颧骨下的颧髎、第七颈椎棘突下的大椎等。

2. 根据治疗作用命名

根据腧穴对某种病证的特殊治疗作用命名，如治目疾的睛明、光明，治水肿的水分、水道，治面瘫的牵正。

3. 利用天体地貌命名

根据自然界的天体名称如日、月、星、辰等和地貌名称如山、陵、丘、墟、溪、池、泉、海、渎等，结合腧穴所在部位的形态或气血流注的状况而命名，如日月、上星、太乙、承山、大陵、商丘、丘墟、太溪、水沟、涌泉、小海、四渎等。

4. 参照动植物命名

根据动植物的名称，以形容腧穴所在部位的形象而命名，如伏兔、鱼际、犊鼻、鹤顶、攒竹、口禾髎等。

5. 借助建筑物命名

根据建筑物来形容某些腧穴所在部位的形态或作用特点而命名，如天井、巨阙、脑户、膺窗、库房、地仓等。

6. 结合中医学理论命名

根据腧穴部位或治疗作用，结合阴阳、脏腑、经络、气血等中医学理论命名，如阴陵泉、阳陵泉、心俞、三阴交、三阳络、百会、气海、血海、神堂、魄户等。

五、腧穴的作用

（一）近治作用

近治作用是一切腧穴主治作用所具有的共同特点，如所有腧穴均能治疗该穴所在部位及邻近组织、器官的局部病证。

（二）远治作用

远治作用是十四经腧穴主治作用的基本规律。在十四经穴中，尤其是十二经脉在四肢肘膝关节以下的腧穴，不仅能治疗局部病证，还可治疗本经循行所及的远隔部位的组织器官脏腑的病证，有的甚至可影响全身的功能。如合谷穴不仅可治上肢病，还可治颈部及头面部疾患，同时还可治疗外感发热病。

（三）特殊作用

特殊作用指某些腧穴具有双向良性调整作用和整体调整作用和相对特异性。双向作用如天枢可治泄泻，又可治便秘；内关在心动过速时可减慢心率，在心动过缓时可提高心率。特异性如大椎退热、至阴矫正胎位等。

十四经穴的主治作用，归纳起来即本经腧穴可治本经病，表里经腧穴能互相治疗表里两经病，邻近经穴能配合治疗局部病。各经主治既有其特殊性，又有其共同性。

六、特定穴的意义和特点

十四经穴中，有一部分腧穴被称之为"特定穴"，它们除具有经穴的共同主治特点外，还有其特殊的性能和治疗作用。特定穴是针灸临床最常用的经穴。

（一）特定穴的意义

十四经中具有特殊性能和治疗作用，并有特定称号的经穴，称为特定穴。根据其不同的分布特点、含义和治疗作用，将特定穴分为"五输穴""原穴""络穴""郄穴""下合穴""背俞穴""募穴""八会穴""八脉交会穴"和"交会穴"十类。

（二）特定穴的分类和特点

1. 五输穴

十二经脉中的每一经脉分布在肘、膝关节以下的五个特定腧穴，即

"井、荥、输、经、合"穴，称"五输穴"，简称"五输"。古人把十二经脉气血在经脉中的运行比作自然界之水流，认为具有由小到大、由浅入深的特点，并将"井、荥、输、经、合"5个名称分别冠之于5个特定穴，即组成了五输穴。五输穴从四肢末端向肘膝方向依次排列。"井"，意为谷井，喻山谷之泉，是水之源头；井穴分布在指或趾末端，其经气初出。"荥"，意为小水，喻刚出的泉水微流；荥穴分布于掌指或跖趾关节之前，为经气开始流动。"输"，有输注之意，喻水流由小到大，由浅渐深；输穴分布于掌指或跖趾关节之后，其经气渐盛。"经"，意为水流宽大通畅；经穴多位于腕、踝关节以上至前臂、胫部，其经气盛大流行。"合"，有汇合之意，喻江河之水汇合入海；合穴位于肘膝关节附近，其经气充盛且入合于脏腑。《灵枢·九针十二原》指出"所出为井，所溜为荥，所注为输，所行为经，所入为合"，是对五输穴经气流注特点的概括。五输穴与五行相配，故又有"五行输"之称。

2. 原穴、络穴

十二脏腑原气输注、经过和留止于十二经脉的部位，称为原穴，又称"十二原"。"原"含本原、原气之意，是人体生命活动的原动力，为十二经之根本。十二原穴多分布于腕踝关节附近。阴经之原穴与五输穴中的输穴同穴名、同部位，实为一穴，即所谓"阴经以输为原""阴经之输并于原"。阳经之原穴位于五输穴中的输穴之后，即另置一原。

十五络脉从经脉分出处各有一腧穴，称之为络穴，又称"十五络穴"。"络"，有联络、散布之意。十二经脉各有一络脉分出，故各有一络穴。十二经脉的络穴位于四肢肘膝关节以下，任脉络穴鸠尾位于上腹部，督脉络穴长强位于尾骶部，脾之大络大包穴位于胸胁部。

3. 郄穴

十二经脉和奇经八脉中的阴跷、阳跷、阴维、阳维脉之经气深聚的部位，称为"郄穴"，"郄"有空隙之意。郄穴共有16个，除胃经的梁丘之外，都分布于四肢肘膝关节以下。

4. 背俞穴、募穴

脏腑之气输注于背腰部的腧穴，称为"背俞穴"，又称为"俞穴"。"俞"，有转输、输注之意。六脏六腑各有一背俞穴，共 12 个。俞穴均位于背腰部足太阳膀胱经第一侧线上，大体依脏腑位置的高低而上下排列，并分别冠以脏腑之名。

脏腑之气汇聚于胸腹部的腧穴，称为"募穴"，又称"腹募穴"。"募"，有聚集、汇合之意。六脏六腑各有一募穴，共 12 个。募穴均位于胸腹部有关经脉上，其位置与其相关脏腑所处部位相近。

5. 下合穴

六腑之气下合于足三阳经的腧穴，称为"下合穴"，又称"六腑下合穴"。下合穴共有 6 个，其中胃、胆、膀胱的下合穴位于本经，大肠、小肠的下合穴同位于胃经，三焦的下合穴位于膀胱经。

6. 八会穴

八会穴指脏、腑、气、血、筋、脉、骨、髓精气聚会的 8 个腧穴，称为八会穴。八会穴分散在躯干部和四肢部，其中脏、腑、气、血、骨之会穴位于躯干部；筋、脉、髓之会穴位于四肢部。

7. 八脉交会穴

十二经脉与奇经八脉相通的 8 个腧穴，称为"八脉交会穴"，又称"交经八穴"。八脉交会穴均位于腕踝部的上下。

8. 交会穴

两经或数经相交会的腧穴，称为"交会穴"。交会穴多分布于头面、躯干部。

七、腧穴的定位

正确取穴和针灸疗效的关系很大，现代临床常用的腧穴定位与取穴方法有以下几种。

（一）骨度分寸法

始见于《灵枢·骨度》。它是将人体的各个部位分别规定其折算长度，作为量取腧穴的标准。如前后发际间为 12 寸（1 寸=3.33 cm），两乳头间为 8 寸，胸剑联合中点至脐中为 8 寸，脐中至耻骨联合上缘为 5 寸，肩胛骨内缘至背正中线为 3 寸，腋前（后）横纹至肘横纹为 9 寸，肘横纹至腕横纹为 12 寸，股骨大粗隆（大转子）至膝中为 19 寸，膝中至外踝尖为 16 寸，胫骨内侧髁下缘至内踝尖为 13 寸，外踝尖至足底为 3 寸，常用骨度分寸详见表 1-1-4。

表 1-1-4　常用骨度分寸表

分部	部位起点	常用骨度	度量法	说明
头部	前发际至后发际	12 寸	直量	如前后发际不明,从眉心量至大椎穴作 18 寸。眉心至前发际 3 寸,大椎至后发际 3 寸
胸腹部	两乳头之间	8 寸	横量	胸部与胁肋部取穴直寸,一般根据肋骨计算,每一肋两穴间作 1 寸 6 分
	胸剑联合中点至脐中	8 寸	直量	
	脐中至耻骨联合上缘	5 寸		
背腰部	大椎以下至尾骶	21 寸	直量	背部直寸根据脊椎定穴,肩胛骨下角相当第七(胸)椎,髂嵴相当第十六椎(第四腰椎棘突),背部横寸以两肩胛内缘作 6 寸
上肢部	腋前横纹至肘横纹	9 寸	直量	用于手三阴、手三阳经的骨度分寸
	肘横纹至腕横纹	12 寸		
下肢部	耻骨上缘至股骨内上髁上缘	18 寸	直量	用于足三阴经的骨度分寸
	胫骨内侧髁下缘至内踝尖	13 寸		
	股头大转子至膝中	19 寸	直量	用于足三阳经的骨度分寸;"膝中"前面相当犊鼻穴,后面相当委中穴;臀横纹至膝中,作 14 寸折量
	膝中至外踝尖	16 寸		

（二）解剖标志法

1. 固定标志

固定标志指不受人体活动影响而固定不移的标志，如五官、毛发、指（趾）甲、乳头、肚脐及各种骨节突起和凹陷部，这些自然标志固定不移，有利于腧穴的定位，如两眉之间取印堂、两乳之间取膻中等。

2. 动作标志

动作标志指必须采取相应的动作才能出现的标志，如张口于耳屏前方凹陷处取听宫，握拳于手掌横纹头取后溪等。

（三）手指同身寸

手松同身寸是以患者的手指为标准，进行测量定穴的方法。临床常用以下三种。

1. 中指同身寸

中指同身寸是以患者的中指中节屈曲时内侧两端横纹头之间作为1寸，可用于四肢部取穴的直寸和背部取穴的横寸。

2. 拇指同身寸

拇指同身寸是以患者拇指指关节的横度作为1寸，亦适用于四肢部的直寸取穴。

3. 横指同身寸

横指同身寸又名"一夫法"，是令患者将食指、中指、无名指和小指并拢，以中指中节横纹处为准，四指测量为3寸。

（四）简便取穴法

临床上常用一种简便易行的取穴方法，如两耳尖直上取百会、两手虎口交叉取列缺、垂手中指端取风市等。

第二篇

中医外治技术操作

第一章　针刺技术

一、概述

针刺技术，又称针法或刺法，是指各种不同针具的操作技术方法。

二、技术渊源

刺法的历史是随着医疗实践的需要、针具的创制及其材料工艺的改造逐步演变而来的，自人类的双手能够制造简单的劳动工具开始，刺法也就随之萌芽了。针刺需用一定的工具，而针具的起源可追溯到新石器时代。古代最早的针具称为"砭石"。随着时代的发展，针具得到不断的改进，针刺的方法也日趋多样化。

（一）刺法的起源

中国古代广大劳动人民在长期社会生产实践中，逐渐能够加工制造各种不同形状的石斧、石刀和石针等工具。砭石是最原始的医疗工具，是用小石块磨制而成的石器，有刀形、针形、剑形等。《说文解字》说："砭，以石刺病也。"其最早用于切割脓疡、刺泻瘀血，晋代郭璞注："可以为砥（砭）针，治痈肿者。"《素问·异法方宜论》曰："东方之域……其病皆为痈疡，其治宜砭石。"唐代王冰注："砭石，谓以石为针也。"《素问·宝命全形论》曰："制砭石大小。"《灵枢·玉版》曰："故其已成脓血者，其唯砭石铍锋之所取也。"这些记载说明，"砭石"最初是用来划破痈肿、排脓、放血的工具，后逐渐发展成为针刺放血的工具，其形状亦趋多样化，或者有锋，或者有刃，故又称针石或镵石。

（二）刺法的形成

《帝王世纪》有"伏羲制九针"的记载。从砭石发展到九针是刺法史上的重要变革，也是刺法形成的标志。夏、商、周进入了青铜器时代，有金属针具如青铜针的出现。《内经》中记述的"九针"，就是萌芽于这个时期。但由于生产力的限制，出现九针之后，还沿用原有的石针，故在《内经》中九针与砭石并提。春秋时代出现了铁器，随着冶铁技术的进步与提高，直至战国到秦汉，砭石才逐渐被九针取代。《素问·异法方宜论》有"九针者，亦从南方来"和"灸焫者，亦从北方来"之说。据此记载，刺法起源于我国南方，灸法起源于我国北方。

1973 年河南新郑县的一座春秋战国时期的郑韩故城遗址，出土了 1 枚砭石，长 6.3 cm，一端卵圆，另一端呈三棱锥形，锋尖缺损，直径 0.7~0.8 cm，横断面微呈椭圆形。这枚砭石的两端形状与《灵枢》所载的员针、锋针极为相似，虽比较粗笨，但展示出由砭石演变为九针的过渡。

针刺的工具从砭石发展到九针，标志着针法的形成。《内经》中多篇记载九针的应用及其所形成的理论，如《灵枢·九针十二原》《灵枢·九针论》《灵枢·官针》《灵枢·刺节真邪论》《素问·针解》。《灵枢·官针》所言，"九针之宜，各有所为，长短大小，各有所施也"，描述了九针各有其不同的形状、大小、用途、治疗范围和操作方法。

1978 年在内蒙古自治区达拉特旗树林召公社，从一批古铜器中发现了 1 根青铜针。据考，是战国至西汉时期的器物。这根针长 4.6 cm，继承了砭石的形状，后被命名为"青铜砭针"。这个发现证明，青铜器时代使用过青铜制造的针灸工具。1968 年在河北满城县西汉刘胜墓中发掘出医用金针 4 根、银针 5 根（残缺），即为九针的一部分实物。金针与银针的发现，证明早在 2000 年前我们的祖先就已应用金、银制造医疗工具。

（三）刺法的发展

远古以砭石刺病的方法比较原始，刺法较为简单，只是用于放血排脓。随着发展，其治疗方法逐渐丰富。《内经》在《灵枢·九针十二原》《灵枢·九针论》《灵枢·官针》《灵枢·刺节真邪论》《素问·针解》针刺方面提到九刺、十二刺和五刺等，在补泻手法方面提到徐疾补泻、呼吸补泻、捻转补泻、迎随补泻、提插补泻和开阖补泻等，为后世的针刺方法奠定了基础。《难经》81 篇中，有 32 篇涉及针灸内容，提出了营卫补泻，强调指刺时双手协作的重要性；晋唐至宋在针刺手法方面一直是阐述《内经》和《难经》之说；到了金元时期提出了子午流注法。元代窦汉卿在《针经指南》创造了"针刺十四法"。明初陈会的《神应经》提出了"催气手法"。徐凤的《针灸大全》又提出了一整套的复式补泻手法，对"烧山火"和"透天凉"也做了系统论述，并收录了泉石心《金针赋》提倡的"治病八法"和"飞经走气四法"。高武的《针灸聚英》、汪机的《针灸问对》在《金针赋》中又有所发展。杨继洲的《针灸大成》引载了多家的针法，集明以前针法之大成，认为"刺有大小"，有"大补、大泻""平补、平泻""下针十二法"和"八法"。清代中叶以后，针灸医学渐趋衰落，针刺手法亦无进展。

20 世纪 50 年代后，针刺手法的研究步入了一个新的历史时期，从文献考察到临床观察，从试验研究到规律性的探索，均做了大量工作。目前传统针刺手法越来越受到重视，因为它与针刺治疗的效果有直接关系，对阐明经络理论和针刺原理也都十分有益。此外，针刺的方法在结合了物理治疗和药物注射等法后，也获得了新的发展。应用较广泛的有针刺与电相结合的电针、电热针、穴位电兴奋、微波针灸，与光结合的红外线照射、激光针，与声相结合的声波电针，与磁相结合的磁疗仪、电磁针，以及用小剂量药物做穴位注射的水针和穴位埋线、结扎、割治等。一些以一定部位为选穴范围的针法也有所发展，应用较广泛的有耳针、头针等。

三、作用机制

（一）疏通经络

经络功能正常时，气血运行通畅，发挥着"内溉脏腑，外濡腠理"的生理功能，脏腑器官、体表肌肤及四肢百骸得以濡养。若经络功能失常，气血运行受阻，则会影响人体正常的生理功能，出现病理变化而引起疾病的发生。

针灸最基本的治疗就是让瘀阻的经络变得顺畅，从而发挥其正常的生理作用。经络"内属于腑脏，外络于肢节"，运行气血是其主要生理功能之一。针刺的疏通经络的作用，正如《灵枢·九针十二原》所说，"欲以微针通其经脉，调其气血，营其逆顺出入之会"，故针刺可以治疗疼痛、麻木、肿胀等病证。

（二）调和气血

气血是构成人体和维持人体生命活动的基本物质。人之生以气血为本，人之病无不伤及气血，而经络是运行气血的道路，即《灵枢·九针十二原》所言之"神客在门"。《灵枢·小针解》曰："神客者，正邪共会也。神者，正气也。客者，邪气也。在门者，邪循正气之所出入也。"

针刺相关的经络、穴位，通过补虚泻实，既可以调和人体自身的气血，又可以祛除入侵的病邪，起到扶正祛邪的作用。如《灵枢·九针十二原》说："以微针通其经脉，调其血气，营其逆顺出入之会，令可传于后世。"

（三）扶正祛邪

针灸还可以扶助机体正气，祛除病邪。疾病的产生到转归实质上是正邪相争的过程。《灵枢·刺节真邪》说："用针之类，在于调气。"针刺治病不外乎扶助正气和祛除邪气两个方面，对于邪气有余的实证，当用泻法以调气，邪去则气自调；对于正气不足的虚证，当用补法以调气，正气足则气自调。

（四）调和阴阳

针刺治疗的最终目的是使人的机体从阴阳失衡的状态转向平衡的状

态。调和阴阳的作用与针刺手法密切相关。《灵枢·终始》曰："阴盛而阳虚，先补其阳，后泻其阴而和之；阴虚而阳盛，先补其阴，后泻其阳而和之。"

《素问·阴阳应象大论》说："善用针者，从阴引阳，从阳引阴。"指出针灸治疗疾病，除了用补阴泻阳（阴虚阳盛病证）、泻阴补阳（阳虚阴盛病证）的常规治法外，擅长用针者还可以采取从阴治阳、从阳治阴的方法。

四、操作方法

（一）操作前评估

（1）医者手消毒，针刺操作前应双手清洁，采用七步洗手法，或用75%酒精棉球擦拭双手。

（2）询问患者基本情况（姓名、年龄、性别等，除外紧张、饥饿、过饱等）。

（3）询问患者既往病史，询问患者是否有禁忌证（出血、瘢痕体质等）、施术部位是否为禁忌证（孕妇腹部和腰骶部、皮肤破损等）。

（二）操作前准备

1. 选择患者舒适、便于操作的体位

针刺过程中，患者体位是否合适对于医者正确取穴、顺利进行针刺操作、持久留针和防止针刺意外有着重要意义。因此，患者体位选择是针刺治疗前准备的第一环节，不容忽视。

最佳体位的选择应同时满足以下两个条件：一是患者舒适安稳，能持久保持；二是医者能正确取穴，便于操作。

（1）常用体位

①卧位

A. 仰卧位：主要适于身体前部腧穴针刺。

B. 俯卧位：主要适于身体后部腧穴针刺。

C. 侧卧位：主要适于身体侧面腧穴针刺。

②坐位

A. 仰靠坐位：主要适于上胸部的腧穴及头面、颈前的腧穴针刺。

B. 俯伏坐位：主要适于头顶、后头、枕项部、背部的腧穴针刺。

C. 侧伏坐位：主要适于侧头、面颊、耳部、颈侧部的腧穴针刺。

（2）体位选择注意事项

①体位应保证穴位暴露充分，有利于施术部位的肌肤放松。

②体位选定后不宜随意变动。

③在可能的情况下，应以一种体位就能暴露针灸处方的全部穴位为佳。

④体弱者、病重者、紧张者均应采用卧位。

⑤活动受限的患者要灵活选择体位。

2. 根据施术部位的不同选择适宜的针具

毫针的不同规格主要根据针身的长短粗细而确定，临床一般以长度为 25~75 mm（1~3 寸），直径为 0.30~0.38 mm（28~30 号）的毫针最为常用；针柄最长为 55 mm，最短为 20 mm，一般以 40 mm 为宜。

选用不同规格针具应注意以下两点：

（1）针具规格的选用原则是因人（体质）而宜，因病（针刺方法）而宜，因地（施针部位）而宜。

（2）刺针的长短、粗细与刺激量有一定的关系。粗针易操作，易激发针感，宜于深刺，且刺激量大；细针多适用于敏感者，不易操作，不宜深刺，且刺激量相对要小些。

3. 针刺部位的消毒

采用 75%酒精棉擦拭消毒或用碘伏消毒。消毒时应以针刺部位为中心向外周环绕擦拭。针刺部位消毒后，切忌接触污物，防止再次污染。

（三）操作过程

1. 十四正经原文及临床常用穴

（1）十四正经循行原文

手太阴肺经：肺手太阴之脉，起于中焦，下络大肠，还循胃口，上膈属肺，从肺系横出腋下，下循臑内，行少阴、心主之前，下肘中，循臂内上骨下廉，入寸口，上鱼，循鱼际，出大指之端。其支者，从腕后，直出次指内廉，出其端。

手阳明大肠经：大肠手阳明之脉，起于大指次指之端，循指上廉，出合谷两骨之间，上入两筋之中，循臂上廉，入肘外廉，上臑外前廉，上肩，出髃骨之前廉，上出于柱骨之会上，下入缺盆，络肺，下膈，属大肠。其支者，从缺盆上颈，贯颊，入下齿中；还出挟口，交人中，左之右，右之左，上挟鼻孔。

足阳明胃经：胃足阳明之脉，起于鼻，交頞中，旁纳太阳之脉，下循鼻外，入上齿中，还出挟口环唇，下交承浆，却循颐后下廉，出大迎，循颊车，上耳前，过客主人，循发际，至额颅。其支者，从大迎前，下人迎，循喉咙，入缺盆，下膈，属胃，络脾。其直者，从缺盆下乳内廉，下挟脐，入气街中。其支者，起于胃口，循腹里，下至气街中而合。以下髀关，抵伏兔，下膝膑中，下循胫外廉，下足跗，入中指内间。其支者，下膝三寸而别，以下入中指外间。其支者，别跗上，入大指间，出其端。

足太阴脾经：脾足太阴之脉，起于大指之端，循指内侧白肉际，过核骨后，上内踝前廉，上踹内，循胫骨后，交出厥阴之前，上膝股内前廉，入腹，属脾，络胃，上膈，挟咽，连舌本，散舌下。其支者，复从胃，别上膈，注心中。

手少阴心经：心手少阴之脉，起于心中，出属心系，下膈，络小肠。其支者，从心系，上挟咽，系目系。其直者，复从心系，却上肺，下出腋下，下循臑内后廉，行太阴、心主之后，下肘内，循臂内后廉，抵掌后锐骨之端，入掌内后廉，循小指之内出其端。

手太阳小肠经：小肠手太阳之脉，起于小指之端，循手外侧上腕，出踝中，直上循臂骨下廉，出肘内侧两骨之间，上循臑外后廉，出肩解，绕肩胛，交肩上，入缺盆，络心，循咽，下膈，抵胃，属小肠。其支者，从缺盆循颈，上颊，至目锐眦，却入耳中。其支者，别颊上䪼抵鼻，至目内眦，斜络于颧。

足太阳膀胱经：膀胱足太阳之脉，起于目内眦，上额，交巅。其支者，从巅至耳上角。其直者，从巅入络脑，还出别下项，循肩髆内，挟脊抵腰中，入循膂，络肾，属膀胱。其支者，从腰中下挟脊，贯臀，入腘中。其支者，从髆内左右，别下贯胛，挟脊内，过髀枢，循髀外，从后廉下合腘中，以下贯踹内，出外踝之后，循京骨，至小指外侧。

肾足少阴经：肾足少阴之脉，起于小指之下，邪走足心，出于然谷之下，循内踝之后，别入跟中，以上踹内，出腘内廉，上股内后廉，贯脊属肾，络膀胱。其直者，从肾上贯肝膈，入肺中，循喉咙，挟舌本。其支者，从肺出络心，注胸中。

手厥阴心包经：心主手厥阴心包络之脉，起于胸中，出属心包络，下膈，历络三焦。其支者，循胸出胁，下腋三寸，上抵腋下，循臑内，行太阴、少阴之间，入肘中，下臂，行两筋之间，入掌中，循中指出其端。其支者，别掌中，循小指次指出其端。

手少阳三焦经：三焦手少阳之脉，起于小指次指之端，上出两指之间，循手表腕，出臂外两骨之间，上贯肘，循臑外，上肩，而交出足少阳之后，入缺盆，布膻中，散络心包，下膈，循属三焦。其支者，从膻中上出缺盆，上项，系耳后，直上出耳上角，以屈下颊至䪼。其支者，从耳后入耳中，出走耳前，过客主人前，交颊，至目锐眦。

足少阳胆经：胆足少阳之脉，起于目锐眦，上抵头角，下耳后，循颈，行手少阳之前，至肩上，却交出手少阳之后，入缺盆。其支者，从耳后入耳中，出走耳前，至目锐眦后。其支者，别锐眦，下大迎，合于手少阳，抵于䪼，下加颊车，下颈，合缺盆，以下胸中，贯膈，络肝，属胆，循胁里，出气街，绕毛际，横入髀厌中。其直者，从缺盆下腋，循胸，过季胁，下合髀厌中。以下循髀阳，出膝外廉，下外辅骨之前，直下抵绝骨之端，下出外踝之前，循足跗上，入小指次指之间。其支者，别跗上，入大指之间，循大指歧骨内，出其端，还贯爪甲，出三毛。

足厥阴肝经：肝足厥阴之脉，起于大趾丛毛之际，上循足跗上廉，去内踝一寸，上踝八寸，交出太阴之后，上腘内廉，循股阴，入毛中，过阴器，抵小腹，挟胃，属肝，络胆，上贯膈；布胁肋，循喉咙之后，上入颃颡，连目系，上出额，与督脉会于巅。其支者，从目系下颊里，环唇内。其支者，复从肝别贯膈，上注肺。

督脉：督脉者，起于下极之腧，并于脊里，上至风府，入脑，上巅，循额，至鼻柱。属阳脉之海也。

任脉：任脉者，起于中极之下，以上毛际，循腹里，上关元，至咽喉，上颐，循面，入目。

（2）常用腧穴归纳

①肺经腧穴：

A. 尺泽

定位：肘横纹上，肱二头肌腱桡侧凹陷中。

刺灸法：直刺 0.8~1.2 寸，或点刺出血，可灸 。

主治：a.肺系实热性疾病；b.肘臂挛痛；c.急性吐泻，中暑，小儿惊风。

B. 列缺

定位：腕掌侧横纹上 1.5 寸，拇短伸肌腱和拇长伸肌腱之间，拇长展肌腱沟的凹陷中。

刺灸法：向上或向下斜刺 0.3~0.8 寸，可灸 。

主治：a.肺系疾病；b.头面部疾病（头项寻列缺）；c.手腕痛。

C. 少商

定位：拇指末节桡侧，指甲根侧上方 0.1 寸。

刺灸法：浅刺 0.1 寸，或向腕平刺 0.2~0.3 寸，或点刺出血，可灸。

主治：a.肺系实热证；b.高热，昏迷，癫狂；c.指肿，麻木。

②大肠经腧穴

A. 合谷

定位：在手背，第二掌骨桡侧中点处 。

刺灸法：直刺 0.5~1 寸，可灸。

主治：a. 头面五官诸症；b. 发热恶寒等外感病证；c. 热病无汗或多汗；d. 经闭、滞产等。

B. 曲池

定位：尺泽与肱骨外上髁连线中点凹陷处。

刺灸法：直刺 1~1.5 寸，可灸。

主治：a. 上肢疾病；b. 热病；c. 眩晕；d. 腹痛、吐泻等肠胃病证；e. 咽喉肿痛、齿痛等五官热性病证；f. 瘾疹、湿疹等皮外科疾患。

C.迎香

定位：鼻翼外缘中点旁，鼻唇沟中。

刺灸法：直刺或向上斜刺 0.2~0.5 寸，不宜灸。

主治：a. 鼻病；b. 口歪、面痒等面部病证；c. 胆道蛔虫症。

③胃经腧穴

A. 天枢

定位：在腹部，横平脐中，前正中线旁开 2 寸。

刺灸法：直刺 0.8~1.2 寸，可灸。

主治：a. 胃肠疾病；b. 月经不调、痛经等妇科疾患。

B. 足三里

定位：在小腿前外侧，犊鼻下 3 寸，距胫骨前缘一横指，犊鼻与解溪连线上。

刺灸法：直刺 1~2 寸，可灸。

主治：a. 胃肠病证；b. 下肢痿痹；c. 心悸、眩晕、癫狂等神志病；d. 外科疾患；e. 虚劳诸症，为强壮保健要穴。

④脾经腧穴

A. 三阴交

定位：在小腿内侧，内踝尖上 3 寸，胫骨内侧缘后际。

刺灸法：直刺 1~1.5 寸，可灸，孕妇不宜针。

主治：a. 脾胃病证；b. 妇产科诸症；c. 生殖系统疾患；d. 心悸，失眠，眩晕；e. 下肢痿痹；f. 阴虚诸症；g. 湿疹，荨麻疹。

B. 阴陵泉

定位：在小腿内侧，胫骨内侧髁下缘与胫骨内侧缘之间的凹陷中。

刺灸法：直刺 1~2 寸，可灸。

主治：a. 脾湿证（祛湿要穴）；b. 泌尿系统疾患；c. 下肢病证；d. 妇科、男科病证。

⑤心经腧穴

神门

定位：在腕部，腕掌侧横纹尺端，尺侧腕屈肌腱的桡侧凹陷中。

刺灸法：直刺 0.2~0.5 寸，可灸。

主治：a. 心痛、心烦等心病；b. 健忘失眠，惊悸怔忡，痴呆癫狂等；c. 呕血，吐血，头痛，眩晕，失声。

⑥小肠经腧穴

后溪

定位：在手内侧，第五指关节尺侧近端赤白肉际凹陷中。

刺灸法：直刺 0.5~1 寸，可灸。

主治：a. 头项强痛、腰背痛等痛症；b. 耳聋，目赤；c. 癫狂痫；d. 盗汗，疟疾。

⑦膀胱经腧穴

A. 肾俞

定位：第二腰椎棘突下，后正中线旁开 1.5 寸。

刺灸法：直刺 0.5~1 寸，可灸。

主治：a. 肾虚病证；b. 泌尿生殖系统疾患；c. 妇科病证；d. 腰痛。

B. 大肠俞

定位：第四腰椎棘突下，后正中线旁开 1.5 寸。

针灸法：直刺 0.5~1.2 寸，可灸。

主治：a. 腰腿痛；b. 腹胀、腹泻、便秘等胃肠病证。

⑧肾经腧穴

A. 涌泉

定位：在足底、屈足卷趾时足心最凹陷中，趾蹼缘与足跟连线的前 1/3 与后 2/3 交点凹陷中。

刺灸法：直刺 0.5~1 寸，可灸。

主治：a. 急症及神志病证；b. 肺系疾病；c. 大便难，小便不利；d. 奔豚气；e. 足心热。

B. 太溪

定位：在踝区，内踝尖与跟腱之间凹陷中。

刺灸法：直刺 0.5~1 寸，可灸。

主治：a. 肾虚证；b. 阴虚性五官病证；c. 肺系疾患；d. 消渴，小便频数。

⑨心包经腧穴

内关

定位：在前臂前区，腕掌侧远端横纹上 2 寸，掌长肌腱与桡侧屈肌腱之间。

刺灸法：直刺 0.5~1 寸，可灸。

主治：①心痛、胸闷、心动过速或过缓等心系病证；②胃痛、呕吐、呃逆等胃腑病证；③中风，偏瘫，眩晕，偏头痛；④神志病证；⑤肘臂挛痛。

⑩三焦经腧穴

A. 外关

定位：在前臂后区，腕背远端横纹上 2 寸，尺骨与桡骨间隙中点。

刺灸法：直刺 0.5~1 寸，可灸。

主治：a. 热病；b. 头面五官病证；c. 瘰疬，胸胁痛；d. 上肢痿痹不遂。

B. 支沟

定位：在前臂后区，腕背远端横纹上 3 寸，尺骨与桡骨间隙中点。

刺灸法：直刺 0.5~1 寸，可灸。

主治：a. 便秘；b. 耳鸣，耳聋，暴喑；c. 瘰疬；d. 胸胁疼痛；e. 热病。

⑪胆经腧穴

A. 风池

定位：在颈后区，枕骨之下，胸锁乳突肌上端与斜方肌上端之间的凹陷中。

刺灸法：尖微下，向鼻尖斜刺 0.8~1.2 寸，或平刺透风府穴，深部为延髓，必须严格掌握针刺角度与深度；可灸。

主治：a. 治风要穴：头晕、眩晕、失眠等内风病证；b. 感冒、热病、口眼歪斜等外风病证；c. 五官病证；d. 颈项强痛。

B. 肩井

定位：在肩胛区，第七颈椎棘突与肩峰最外侧连线的中点。

刺灸法：直刺 0.5~0.8 寸，深部正当肺尖，不可深刺，可灸，孕妇禁针。

主治：a. 颈项强痛，肩背疼痛，上肢不遂；b. 妇产科及乳房疾患（难产）；c. 瘰疬。

C. 环跳

定位：在臀部，股骨大转子最凸点与骶管裂孔连线的外 1/3 与内 2/3 交点处。

刺灸法：直刺 2~3 寸，可灸。

主治：a. 腰腿痛、下肢痿痹、半身不遂等腰腿疾患；b. 风疹。

D. 阳陵泉

定位：在小腿外侧，腓骨小头前下方凹陷中。

刺灸法：直刺 1~2 寸，可灸。

主治：a. 肝胆犯胃病证；b. 膝肿痛，下肢痿痹、麻木；c. 小儿惊风。

⑫肝经腧穴

A. 太冲

定位：在足背，第一、二趾间，跖骨底结合部前方凹陷中，或触及动脉搏动。

刺灸法：直刺 0.5~0.8 寸，可灸。

主治：a. 肝经风热病证；b. 妇科病证；c. 肝胃病证；d. 癃闭，遗尿；e. 下肢痿痹痛。

⑬督脉腧穴

A. 腰阳关

定位：在脊柱区，第四腰椎棘突下凹陷中，后正中线上。

刺灸法：向上微斜刺 0.6~1 寸，可灸。

主治：a. 腰骶疼痛，下肢痿痹；b. 妇科病证；c. 遗精、阳痿等男科病证。

B. 命门

定位：在脊柱区，第二颈椎棘突下凹陷中，后正中线上。

刺灸法：向上斜刺 0.5~1 寸，可灸。

主治：a. 腰脊强痛，下肢痿痹；b. 妇科病证；c. 肾阳不足病证；d. 小腹冷痛，腹泻。

C. 大椎

定位：在脊柱区，第七颈椎棘突下凹陷中，后正中线上。

刺灸法：直刺 0.5~1 寸，可灸。

主治：a. 外感病证；b. 骨蒸潮热；c. 神志病证；d. 项强，脊痛；e.

风疹。

D. 百会

定位：在头部，当前发际正中直上 5 寸。

刺灸法：平刺 0.5~0.8 寸，可灸。

主治：a. 头痛、头风、眩晕等头面病证；b. 痴呆、中风、失语、失眠、健忘、癫痫、癔症等；c. 气失固摄而致的下陷性疾病。

E. 水沟

定位：在面部，人中沟的上 1/3 与下 2/3 交界处。

刺灸法：向上斜刺 0.3~0.5 寸，或用指甲按掐。

主治：a. 昏迷、晕厥、中风、中暑、休克、呼吸衰竭等危急重症，为急救要穴之一；b. 神志病证；c. 面鼻口部病证；d. 闪挫腰痛。

F. 印堂

定位：在头部，两眉毛内侧端中间的凹陷中。

刺灸法：捏起该处皮肤，平刺进针，向下刺入 0.3~0.5 寸，或用三棱针点刺出血；可灸。

主治：a. 神志病证；b. 头痛，眩晕；c. 鼻渊，鼻血；d. 小儿惊风，产后血晕，子痫。

⑭任脉腧穴

A. 关元

定位：在下腹部，脐中下 3 寸，前正中线上。

刺灸法：直刺 1~2 寸，可灸，孕妇慎用。

主治：a. 元气虚损病证；b. 少腹疼痛，疝气；c. 肠腑病证；d. 泌尿系病证；e. 男科病；f. 妇科病；g. 保健灸常用穴。

B. 气海

定位：在下腹部，脐中下 1.5 寸，前正中线上。

刺灸法：直刺 1~2 寸，可灸，孕妇慎用。

主治：a. 气虚病证；b. 肠腑病证；c. 小便不利、遗尿等泌尿系疾病；d. 遗精，阳痿，疝气；e. 妇科病证；f. 保健灸常用穴。

C. 中脘

定位：在上腹部，脐中上 4 寸，前正中线上。

刺灸法：直刺 1~1.5 寸，可灸。

主治：a. 脾胃病证；b. 黄疸（肝胆病证）；c. 癫狂痫、脏躁、失眠等神志病证；d. 哮喘（肺系疾病）。

D. 膻中

定位：在胸部，横平第四肋间隙，前正中线上。

刺灸法：平刺 0.3~0.5 寸，可灸。

主治：a. 胸中气机不畅的病证；b. 产后乳少、乳痈、乳癖等胸乳疾病。

⑮经外奇穴：

A. 四神聪

定位：在头部，百会前后左右各旁开 1 寸，共 4 穴。

刺灸法：平刺 0.5~0.8 寸，可灸。

主治：a. 头痛、眩晕；b. 失眠、健忘、癫痫等神志病证；c. 目疾。

B. 夹脊（34 个）

定位：在脊柱区，第一胸椎至第五腰椎棘突下两侧，后正中线旁开 0.5 寸。

刺灸法：直刺 0.3~0.5 寸，或用梅花针扣刺；可灸。

主治：a. 上胸部的穴位治疗心肺、上肢疾病；b. 下胸部的穴位治疗胃肠疾病；c. 腰部的穴位治疗腰腹及下肢疾病。

C. 十宣（左右共 10 穴）

定位：在手指，十指尖端，距指甲游离缘 0.1 寸，左右共 10 穴。

刺灸法：浅刺 0.1~0.2 寸，或点刺出血。

主治：a. 昏迷；b. 癫痫；c. 高热，咽喉肿痛；d. 手指麻木。

2. 进针方法

进针手法是医者采用各种方法将针刺入穴位皮下的操作方法。该过程可以分为两个环节：第一环节是指针刺入皮下的过程，称为破皮，多采用快刺入的方式进行操作；第二个环节根据患者肌肉状态采用直刺入或者捻入或者插入的方式进入预定深度。

双手配合进针法：主要依据进针时候刺手、押手的配合与协调应用而命名。

（1）单手进针法：医者刺手拇、食指持针，中指尖抵住穴位，指腹抵住针身下端，当拇、食指向下按插时中指随之屈曲将针刺入，主要适用于短针的应用。

（2）双手进针法

①指切进针法：医者押手拇指或食指的指甲掐在穴位旁，刺手持针将针紧靠指甲缘刺入皮下，主要适用于短针的应用。

②挟持进针法：医者押手拇、食指捏住针身下端，微露针尖，刺手拇、食指夹持针柄，将针对准穴位，在接近皮肤时双手配合迅速将针刺入皮下，主要适用于长针的应用。

③捏进针法：医者押手拇、食指将穴位处皮肤捏起，刺手持针从捏起部位上部刺入，主要适用于短针的应用。

④舒张进针法：医者押手食、中指分张于穴位两侧，并用此二指绷紧皮肤，刺手持针从中刺入，主要适用于短针的应用。以刺入速度划分，主要依据进针速度快慢而命名。

（3）管针进针法：医者将针预先插入针管内，针尾从针管末端微微露出3~5分，用拇、食指夹住针柄及相邻针管固定，压在穴位上，再换用押手固定针管，略用力将针管压在穴位上，用刺手食指指腹叩打针尾将针刺入体内。

3. 进针速度分类

（1）快速进针法：即采用上述手法并将针快速直刺入皮下的方法，适用于四肢等肌肉丰满部位。

（2）缓慢进针法：即采用上述手法并将针缓慢地压入或者捻入

皮下的方法，适用于眼部等相对危险部位。

4. 针刺的角度、方向和深度

操作与要求：

（1）针刺角度：指进针时针身与皮肤表面所形成的夹角，一般分为直刺、斜刺、横刺3种。

①直刺：针身与皮肤间约成90°夹角垂直刺入，适用于全身大多穴位，尤其是肌肉丰厚处。

②斜刺：针身与皮肤间约成45°夹角倾斜刺入，适用于骨骼边缘和不宜深刺者或需避开血管、肌腱时。

③横刺（平刺、沿皮刺）：针身与皮肤表面成15°~25°夹角刺入，适用于头面部等肌肉浅薄处。

（2）针刺方向：指针刺过程中的针尖朝向。主要依据经脉的循行方向（发挥补泻作用）、腧穴的所在部位（保证针刺安全）、所要求达到的组织部位（达到不同刺激效应）、病变位置（指针刺向病所，有助于促使气至病所）而定。

（3）针刺深度：指针身刺入腧穴内的深浅度。深浅主要依据病情、年龄、体质、针感、部位、时令、经脉循行深浅等确定。

部分腧穴针刺操作：

①头面颈项部腧穴

A. 头部腧穴：颅骨表面的腧穴，多采用30°角进针，快速刺入帽状腱膜下层0.5~0.8寸深，多沿皮向后刺；颞侧可以从头顶往耳方向刺入。手法以捻转行针为主。出针后需用消毒干棉球压迫针孔2~3 min，以防出血。小儿囟门未闭时，囟会穴禁刺。

B. 眼部腧穴：眼眶周围的承泣、睛明、球后等穴，其内血管丰富，组织疏松，又邻近眼球和视神经，所以，进针前应嘱患者闭目，左手将眼球推开并固定，充分暴露针刺部位，沿眼眶骨边缘缓慢刺入0.3~1寸。手法以捻转行针或者震颤手法为主。出针时，动作要轻缓，并用消毒干棉球压迫针孔 1~2 min，防止出血。

C. 耳部腧穴：耳门、听宫、听会三穴，针刺时均须微张口，针尖由前外向后内刺入 0.5~1 寸。完骨穴，斜刺 0.5~0.8 寸；翳风穴，可直刺 0.8~1 寸，或从后外向内下方刺 0.5~1 寸。

D. 面部腧穴：额部和颞侧的腧穴多从上往下刺，一般平刺 0.3~1 寸。其中印堂穴多向下平刺；丝竹空、瞳子髎、太阳多向后平刺。四白可以直刺或向下斜刺 0.5~1 寸。水沟、素髎多向上斜刺，地仓、颊车等可以透刺。迎香多沿着鼻根方向向上刺入。

E. 项部腧穴：哑门、风府两穴可直刺或者向下方斜刺 0.5~1 寸。风池穴的针刺深度以不超过 1.2 寸为安全，进针方向多为鼻尖方向，缓慢刺入 0.5~1 寸。

F. 颈部腧穴：针刺时应注意避开颈动脉缓慢刺入 0.3~0.8 寸。针刺天突穴时应先直刺 0.2~0.5 寸，再将针尖转向下方，沿胸骨柄后缘、气管前缘缓慢刺入 0.5~1 寸。针刺人迎穴时，用左手扪住颈总动脉，进针时，在手指尖的引导下，于动脉内侧缓慢刺入 0.2~0.5 寸。

②胸腹部腧穴

A. 胸部腧穴：胸部腧穴一般向下平刺，或沿着肋骨走行斜刺 0.5~0.8 寸。任脉上的腧穴多向下平刺，其中膻中穴治疗乳疾时则向外平刺。乳中穴不针不灸，仅作为定位标志。胸部其他腧穴均应斜刺或平刺。针刺时针身与皮肤的夹角以小于 25° 为安全。位于肋间隙中的腧穴，一般沿肋骨间隙向外斜刺或平刺，但乳根穴应向上方斜刺，不宜刺乳腺。

B. 胁部腧穴：胁部内有肝脾等脏器，故章门、京门、日月等穴应向下或者沿着肋骨走行斜刺 0.5~0.8 寸，对肝脾肿者更应注意。

C. 腹部腧穴：腹部腧穴大多可直刺 0.5~1.5 寸。上腹部腧穴不宜深刺，应以 0.5~1 寸为宜。神阙穴多灸法。下腹部诸如曲骨、中极、横骨、关元等腧穴，均宜在排尿后针刺。

③背腰骶部腧穴

A. 背腰部腧穴：督脉位于胸椎棘突间的腧穴应向上斜刺，针刺深度均为 0.5~1 寸。位于腰椎棘突间的腧穴可以直刺。膀胱经腧穴位于第二腰椎棘突水平以上的腧穴，一般向脊柱方向斜刺或平刺 0.5~0.8 寸，针刺的角度以针身与皮肤夹角小于 25°为宜。位于第二腰椎棘突水平以下的腧穴，可以直刺 0.5~1.5 寸。

B. 骶部腧穴：八髎穴以刺达骶后孔为宜。长强、腰俞穴均向上斜刺 0.5~1 寸。

④上肢部和下肢部腧穴

A. 上肢部腧穴：肩部腧穴一般可针刺 1~1.5 寸。肩井穴宜向前刺，但不低于锁骨高度，或者向肩胛骨方向刺，不可垂直向下深刺。极泉穴下避开腋动脉针刺 0.5~1 寸深。上臂部腧穴均可直刺 0.8~1.5 寸，肘窝部穴位如尺泽、曲泽等既可针刺又可点刺出血。前臂部腧穴多数可直刺 0.5~1.2 寸，位于骨骼边缘的列缺、偏历、养老穴适当调整方向。太渊等邻近动脉的穴位，应避开动脉针刺。

B. 下肢部腧穴：大腿部腧穴一般直刺 1~3 寸。针刺环跳穴应取侧卧屈股体位。针刺气冲、冲门、箕门、阴廉、急脉等穴，应注意避开动脉。小腿部腧穴一般直刺 0.5~2 寸。犊鼻穴针刺须取屈膝位，从外向内、向关节腔刺入或向内膝眼透刺 0.5~1.5 寸。

C. 足部腧穴：针刺冲阳穴应避开足背动脉，照海穴不宜偏向后侧。

5. 行针手法

毫针刺入体内后，为使患者针刺部位得气或调节针感强弱或使针感传导而采取的各种操作方法统称为行针手法。

（1）基本手法

①提插手法：医者将针刺入一定深度后，以针尖所达部位为中心点，针刺腧穴反复进行上提、下插动作即为提插手法。由浅而深的刺入操作称为"插"，由深而浅的退出操作称为"提"。提插是以点为中心的

上下动作，与分层进退针不可以混淆。

②捻转手法：将针刺入预定深度后，在深度不变的情况下施行左右旋转的行针动作，即为捻转手法。操作要点是要做到指力均匀、捻转角度适当，针身不弯、深度不变，且不可以单向捻转。

（2）辅助手法

配合行针基本手法，以促使针下得气或加强针感或诱导凉热针感而采用的一类手法即为辅助手法，又称为单式手法，明代杨继洲曾按照针刺操作基本顺序将辅助手法的应用总结为以下几种操作与作用。

①循法：用手指在穴位的上下，顺着经脉循行方向进行揉按或叩打、捏掐等，或在穴位周围进行揉按，或在穴位的一端朝着病所的方向，顺着经脉的循行进行刺激。

②弹法：用指甲轻弹针柄，使针体微微震动。

③刮法：用中指或拇指指甲从下至上轻刮针柄产生震动。

④摇法：刺手拇、食指持针穴内做一定幅度的摇动。

⑤震颤法：刺手拇、食指持针穴内做小幅度的快速提插动作，使针下产生震动感。

⑥搓法：刺手拇、食指持针柄反复做单向捻转，如搓线状，使肌纤维适度地缠绕针体。

⑦飞法：刺手拇、食指持针柄，细细捻搓数次，然后张开两指，一搓一放，反复数次，状如飞鸟展翅。

6. 针刺得气

（1）得气的概念及表现

1）得气概念：得气又称针感，指使针刺部位产生经气感应的手法，语出《素问·离合真邪论》。

2）得气的表现：

①主观感觉方面：患者的针刺部位会有酸、麻、胀、重沉或疼痛、触电感、温热感、跳跃感、蚁走感、气流感、寒凉感、舒适感甚或跳动

感等。医者的刺手会体会到针下的沉重紧涩等感觉。感觉的性质与机体敏感性、疾病性质和针刺部位密切相关。一般是敏感、强壮者反应强，迟钝、虚弱者反应弱。指趾末端多痛；头面多为刺痛感、胀感、沉重感等；四肢肌肉丰厚处多酸、麻、胀、沉重，易出现触电感等；腹部多为沉压感；腰背多酸胀感。

②客观表象方面：可以观察到针刺局部肌肉突起或者凹陷、穴位周围肌肉抽动、针孔红晕、循经性皮疹、出汗等。

（2）促使针刺得气的主要方法

1）候气法：将针刺入经穴后，留针等待经气而至的方法，又称留针候气法。

①方法：在常规操作不得气的情况下，将针置于穴内 3~5 min，甚或更长时间，然后再进行提插、捻转等手法操作，使针感立现。

②注意事项：进针后气不至，留针片刻，有候气、待气而至的作用。《素问·离合真邪论》说："静以久留，以气至为故，如待所贵，不知日暮。"采用本法时，可以安静地等待较长时间，也可以间歇行针，施以各种催气手法，直到气至乃止。

2）催气法：将针刺入经穴后，借助针刺基本手法或者辅助手法，催促经气速至针下的方法。

①搜气法（变换针刺方向）：如针入预定深度后，尚不得气或气至不明显，可将针退至浅层，适当改变针刺方向，再行针刺。如仍不得气，再向前后或左右有目的地反复提插按循，以催其气至。

②循摄法：针后气至不畅，或得气后瞬即消失，可用手指于所针腧穴附近向上下或左右循按、爪摄或叩击，以催引其气至。

③弹震法：弹是用手指弹动针柄，促其气至，便针下沉紧；震是将押手五指并拢叩打穴位周围，或用手指弹震，以激发经气促使气至。

另外，在临床上使用摇、搓、捻、飞、刮等方法，常常也能达到催气的目的。

3）守气法：针下得气之后使气留守勿去的方法。即本法可使已经出现的得气感应保持一定的强度和时间。

6. 留针法

进针或者施行手法后，将针留置穴位内一定时间即为留针。

（1）静留针法：将针留置于穴位内 15~30 min，其间不做任何行针手法。

（2）动留针法：在针留置期间，每隔 3~5 min 施行提插、捻转等行针手法 2~3 次。

7. 出针法

达到治疗要求后，将针从体内拔出即为出针，是毫针术的最后操作程序。

（1）出针方法

①常规出针法：出针时先以押手拇、食指持消毒干棉球并按压于针孔周围，刺手持针做轻微的提捻动作，感觉针下松动后，将针慢慢退至皮下，然后将针迅速退出，再用干棉球按压针孔片刻。

②快出针法：如刺针较短，针下无紧涩感，可以迅速将针退出。

（2）出针顺序：以"先上后下，先内后外"为基本原则，灵活应用。

（3）注意事项

①出针后一般均应按压针孔片刻以免出血，也可根据补泻要求决定是否按压针孔，如有出血一定采用压迫止血。

②出针后要核对针数，防止遗漏。

③注意保持针孔清洁，防止感染。

④待患者气息调匀，情绪稳定方可离去。

（四）操作后处理

1. 向患者告知操作结束，整理用品，交代操作后注意事项及随访计划。

2. 正确处理医疗垃圾，感染性废物（如使用过的棉签、棉球）放置于医疗垃圾中，棉签外包装等放置于生活垃圾中，针灸针放置于利器盒中。

3. 针刺意外的预防和处理

（1）晕针：晕针是在针刺过程中患者发生的晕厥现象。针刺过程中患者突然出现精神疲倦，头晕目眩，恶心欲吐；重者心慌气短，面色苍白，出冷汗，四肢厥冷，脉沉细；甚者神志昏迷，猝然仆倒，唇甲青紫，大汗淋漓，二便失禁，脉细微欲绝。

原因：初次接受针刺治疗；或情绪紧张、体质虚弱、劳累过度、饥饿、大汗后、大泻后、大失血后；或体位不当，施术者手法过重；或施治室内空气闷热、过于寒冷以及临时的恶性刺激等。

处理：立即停止针刺，将已刺之针迅速拔出，让患者平卧，头部放低，松开衣带，保持空气流通，注意保暖。轻者（意识清楚者）静卧片刻，给饮茶水或温开水、糖水，会逐渐恢复常态，其间注意防备患者自身原有疾病被诱发。神志昏迷者，以水沟、合谷等穴位为主，选用素髎、内关、太冲、涌泉、足三里等穴指压或针刺促使患者尽快苏醒。必要时配合现代医学急救措施。

预防：主要根据晕针发生的原因加以预防，对于初次接受针灸治疗和精神紧张者，要先做好解释工作，消除恐惧心理；尽可能选取卧位治疗，注意体位的舒适自然及保持安静；对体质虚弱或年迈者应取穴简要，手法宜轻；对于饥饿、过度疲劳者，应择时针刺；注意室内空气清新流通，消除过热、过冷因素；医者在治疗施术过程中，应思想集中，谨慎细心，密切观察患者的神态变化，注意询问其感觉，以最大限度避免晕针现象的发生。

（2）滞针：滞针是指在行针时或留针后医者感觉针下滞涩，捻转、提插、出针均感困难，患者渐感疼痛的现象。行针时或留针后，发现针在穴内捻转、提插和退针均感困难，若强力行针，患者痛不可忍。

原因：患者精神紧张，或因病痛或当针刺入腧穴后，引起局部肌肉痉挛；行针手法不当，单一方向捻针太过，肌纤维缠绕于针体；针后患者移动体位；若留针时间过长，有时也可能出现滞针。

处理：患者精神紧张而使肌肉痉挛引起者，须消除其紧张情绪，并用手指在邻近部位做循按手法，或弹动针柄，以求松解；或在远离针刺的部位再刺1针，以宣散气血、缓解痉挛；单向捻转过度者，需向反方向捻转；患者体位移动时，需帮助其恢复原来体位，切忌强力硬拔。

预防：对于初诊患者和精神紧张者，要做好针前解释工作，消除紧张情绪。进针时应避开肌腱，行针时手法宜轻巧，不可捻转角度过大或单向捻转，若用搓法时应注意与提插法配合，这样才能避免肌纤维缠绕针身，防止滞针的发生。选择较舒适体位，避免留针时移动体位。

（3）弯针：弯针是指进针和行针时，或当针刺入腧穴及留针后，针身在体内形成弯曲的现象。针柄改变了进针时或刺入留针时的方向和角度，伴有提插、捻转和出针困难，患者针刺部位疼痛。

原因：医者进针手法不熟练，用力过猛过速；进针后患者体位由于不适而有移动；外力碰击针柄；滞针处理不当等而造成弯针。

处理：出现弯针后，不得再行提插、捻转等手法。弯曲度较小的，可随弯针的角度将针慢慢退出；弯曲度大的，顺着弯曲的方向轻微地摇动退针；体位移动所致的弯针，须协助患者恢复原来体位，使局部肌肉放松之后始可退出；如针体弯曲不止一处，须结合针柄扭转倾斜的方向逐次分段退出。总之，要避免强拔猛抽，以防引起折针、出血等。

预防：医者手法要熟练、轻巧，避免进针过猛、过速；患者体位舒适适当，留针期间不可移动体位；防止针刺部位和针柄受外力碰压。

（4）折针：折针又称断针，是指针体折断在人体内的一种情况，在行针时或出针后发现针体折断，或部分针体浮露于皮肤之外，或全部没于皮肤之下。

原因：多因术前失于检查工作遗漏，用了质量不佳或有隐伤之针具；或针刺时将针身全部刺入，行针时强力提插、捻转，引起肌肉痉挛；或留针时患者体位移动；或遇弯针、滞针等情况处理不当，并强力抽拔；或外物碰撞，压迫针柄，以上情况均可出现断针。

处理：医者冷静、沉着，告诫患者不要恐惧，保持原有体位，以防残端向深层陷入。若残端尚有部分露于皮肤之外，可用镊子钳出；若残端与皮肤相平或稍低，而折面仍可看见，可用左手拇、食二指在针旁按压皮肤，使残端露出皮肤之外，右手持镊子将针拔出；若残端深入皮下，须在 X 线下定位后采用外科手术切开取出。

预防：针前必须仔细检查针具，尤其是针根部分，更应认真刮拭。凡接过电针机的毫针，应定期更换淘汰。选针长度必须比准备刺入深度长些，针刺时切勿将针体全部刺入腧穴，更不能进至针根，应留部分在体外。行针和退针时，如果发现有弯针、滞针等异常情况，应按前述方法及时处理，不可强力硬拔。

（5）针后异常感：针后异常感是指出针后针刺局部或被针肢体遗留不适的酸痛、沉重、麻木、酸胀等感觉，并妨碍正常生活或者活动的一种情况。出针后患者不能挪动体位；或酸痛、沉重、麻木、酸胀等不适感过强。

原因：多因行针手法过重，或留针时间过长，或体位不适。

处理：一般出针后让患者休息片刻，不要急于离去。休息后仍不消失者，可用手指在局部上下循按，或加艾条局部施灸，或局部热敷，或做按摩数次，异常感即可消失或改善；或在异常感明显之处再针刺 1 针，做轻柔和缓的手法 1~2 min 即可。

预防：行针手法要匀称适当，避免手法过强和留针时间过长，选择舒适体位。

（6）出血和皮下血肿：出血是指出针后针刺部位出血，皮下血肿是指针刺部位因皮下出血而引起的肿痛现象。出针后针刺部位出血，针刺部位肿胀疼痛，继则皮肤呈现青紫，针刺部位明显凸起。

原因：针刺过程中刺伤血管，有的则为患者凝血机制障碍所致。

处理：出血后，及时用干棉球长时间按压针刺部位。若微量的皮下出血而出现局部小块青紫时，一般不必做特殊处理，1天后自行消退。若局部肿胀疼痛较剧，青紫面积大而且影响到活动功能时，可先做冷敷止血，再做热敷以促使局部瘀血消散吸收。

预防：仔细检查针具，熟悉人体解剖部位，尽量避开血管针刺。避免针刺手法过重，并嘱患者不可随便移动体位，出针时立即用消毒干棉球按压针孔。

（7）创伤性气胸：针刺引起创伤性气胸是指针具刺穿胸腔伤及肺组织，造成气胸，出现呼吸困难等现象。患者突感胸闷、胸痛、气短、心悸，严重者呼吸困难、发绀、冷汗、烦躁、恐惧，病情发展到一定程度会发生血压下降、休克等危急现象。检查：患侧肋间隙变宽、胸廓饱满，叩诊鼓音，听诊肺呼吸音减弱或消失，气管可向健侧移位。如气窜至皮下，患侧胸部、颈部可出现握雪音，X线胸部透视可见肺组织被压缩现象。部分患者出针后并不会立即出现症状，而是过一定时间才逐渐感到胸闷、疼痛、呼吸困难等。

原因：胸部、背部及缺盆部附近针刺过深，刺伤肺脏，造成气胸。

处理：一旦发生气胸，应立即出针，明确诊断，移送相关科室处置。嘱患者采取半卧位休息，保持心情平静，减少活动。气胸气体量较少者，可不做处置，任其自然吸收，或对症处理，如给予镇咳、消炎药物，以防止破裂处因咳嗽等压力增高而扩大创孔，加重病情和感染的程度，同时密切观察病情变化。对严重病例需按现代医学方法处置，如胸腔排气、少量慢速输氧、抗休克等。

预防：行针刺治疗时思想必须集中，对于胸部、背部及缺盆部位的腧穴，应选择正确体位以保证选穴的正确性；同时根据患者胖瘦掌握进针深度，提插手法的幅度不宜过大。最好采用平刺或斜刺，且不宜太深；如有四肢部位的同效穴，则少用胸背部腧穴，更不可用粗针深刺该部腧穴。

（8）内脏损伤：针刺引起内脏损伤是指针刺临近内脏的腧穴时针刺过深，刺入内脏引起内脏损伤而出现的各种症状。刺伤肝、脾时，可引起内出血，患者可感到肝区或脾区疼痛，有时可向背部放射；如出血过多，腹膜受到刺激，可出现腹痛、腹肌紧张，并有压痛及反跳痛等急腹症症状。

刺伤心脏时，轻者可出现强烈的刺痛，重者有剧烈的撕裂痛，引起心外射血，立即导致休克、死亡。刺伤肾脏时，可有腰痛，肾区压痛及叩击痛，并出现血尿，严重时血压下降、休克。刺伤胆囊、膀胱、胃、肠等空腔脏器时，可引起局部疼痛、腹膜刺激征或急腹症症状。

原因：术者对腧穴和脏器的部位关系不熟悉，进针过深或者角度不当而引起。

处理：损伤轻者，卧床休息一段时间多可自愈。如果损伤严重或出血征象明显者，应密切观察，注意病情及血压的变化，必要时加用止血药或局部做冷敷止血，同时进行抗感染治疗。对于出现休克、腹膜刺激征者，应立即采取相应措施进行急救处理。

预防：熟悉腧穴学和解剖学知识，掌握腧穴结构，明确穴下的脏器组织。操作时，脏器组织、大血管、神经干处都应注意针刺方向，避免深刺。同时注意不同体位下体表标志的改变。尤其在某些病理状态下，如肝大，脾大，胆囊肿大，心脏扩大，尿潴留，肠粘连时，针刺其附近的腧穴时，更应予以注意。

（9）脑脊髓损伤：刺伤脑或脊髓是指针刺颈项、背部脊柱附近腧穴时针刺过深，针具刺入脑或脊髓，引起头痛、恶心、呕吐等现象。刺伤延髓时，可出现头痛、恶心、呕吐、抽搐、呼吸困难、休克和神志昏迷等，有时可危及生命。如刺伤脊髓时，可出现触电样感觉向肢端放射、肢体瘫痪等。

原因：脑和脊髓其体表对应部位分布有督脉及华佗夹脊等许多重要腧穴，如风府、哑门、大椎、风池、华佗夹脊等。针刺方向、角度和深度不适当，均可伤及脑和脊髓，造成严重后果。

处理：应立即出针。轻者，加强观察，安静休息，渐能恢复；重者，应配合有关科室，如神经外科，进行及时抢救。

预防：凡针刺督脉腧穴（第12胸椎以上的项、背部）及华佗夹脊穴，应认真掌握进针深度、方向和角度。针刺风府、哑门及两旁的风池、颈夹脊等穴时，针刺方向不宜向上斜刺，也不可过深。悬枢穴以上的督脉穴及华佗夹脊穴均不可过深。行针中必须随时注意针刺感应，选用捻转手法，尽量避免提插，更不可行捣刺。

（10）刺伤周围神经：刺伤周围神经是指针刺引起的周围神经损伤，出现损伤部位感觉异常、肌肉萎缩、运动障碍等现象。刺及周围神经主干后会出现触电样的放射感觉，如再反复针刺，有可能损伤神经组织，沿神经分布路线发生麻木、灼热、疼痛等感觉异常以及程度不等的运动障碍、肌肉萎缩等。

原因：在有神经干或主要分支分布的腧穴上，行针手法过重，刺激时间过长，留针时间过长。

处理：应该在损伤后24 h内立即采取治疗措施，轻者可做按摩，重者可采用B族维生素穴位注射，并嘱患者加强功能锻炼。

预防：在有神经干或主要分支分布的腧穴上，行针手法不宜过重，刺激时间不宜过长，留针时间不宜过长。

4. 医者手消毒

按常规消毒程序进行。

五、适应证

以下为世界卫生组织（WHO）公布的44种针灸有效的病证。

（一）呼吸系统疾病

1. 鼻窦炎；2. 鼻炎；3. 感冒；4. 扁桃腺炎；5. 急、慢性喉炎；6. 气管炎；7. 支气管哮喘。

（二）眼科疾病

1. 急性结膜炎；2. 中心性视网膜炎；3. 近视；4. 白内障。

（三）口腔科疾病

1. 牙痛；2. 拔牙后疼痛；3. 牙龈炎。

（四）胃肠系统疾病

1. 食道、贲门失弛缓症；2. 呃逆；3. 胃下垂；4. 急、慢性胃炎；5. 胃酸增多症；6. 慢性十二指肠溃疡（疼缓解）；7. 单纯急性十二指肠溃疡炎；8. 急、慢性结肠炎；9. 急性（慢性）杆菌性痢疾；10. 便秘；11. 腹泻；12. 肠麻痹。

（五）神经、肌肉、骨骼疾病

1. 头痛；2. 偏头痛；3. 三叉神经痛；4. 面神经麻痹；5. 中风后的轻度瘫痪；6. 周围性神经疾患；7. 小儿脊髓灰质炎后遗症；8. 梅尼埃病；9. 神经性膀胱功能失调；10. 遗尿；11. 肋间神经痛；12. 颈臂综合征；13. 肩凝症；14. 网球肘；15. 坐骨神经痛；16. 腰痛；17. 关节炎；18.小儿脑瘫。

六、禁忌证

1. 过于疲劳，精神高度紧张，饥饿者不宜针刺；年老体弱者针刺应尽量采取卧位，取穴宜少，手法宜轻。

2. 怀孕妇女针刺不宜过猛，腹部、腰骶部及能引起子宫收缩的穴位如合谷、三阴交、昆仑、至阴等禁止针灸。

3. 小儿因不配合，一般不留针。婴幼儿囟门部及风府、哑门穴等禁针。

4. 有出血性疾病的患者，或常有自发性出血，损伤后不易止血者，不宜针刺。如血友病、再生障碍性贫血、血小板严重减少、晚期糖尿病等。此类疾病多伴发皮下、黏膜，甚至内脏出血症状，其证多属本虚标实的器质性病变，急则治其标，如单纯采用针刺治疗不仅效果有限，若把握不好，还会使原有症状加重，贻误病情。

5. 皮肤感染、溃疡、瘢痕和肿瘤部位不予针刺。

6. 眼区，胸背，肾区，项部，胃溃疡、肠粘连、肠梗阻患者的腹部，尿潴留患者的耻骨联合区针刺时应掌握深度和角度，禁用直刺，防止误伤重要脏器。

7. 病情危重，预后不良的患者。

七、国内应用研究

张丽文等[1]将 74 例慢性浅表性胃炎患者随机分为治疗组和对照组，每组 37 例。对照组采用常规针刺治疗，治疗组在对照组基础上进行主客原络配穴法针刺治疗。观察两组治疗前后各项主症、次症评分及各项血清炎症因子［肿瘤坏死因子-α（TNF-α）、白细胞介素-6（IL-6）、IL-8、超敏 C 反应蛋白（hs-CRP）］水平、胃黏膜修复指标［血清一氧化氮（NO）、表皮生长因子（EGF）］的变化情况，并比较两组临床疗效。治疗组总有效率为 83.8%，对照组为 67.6%。结论：主客原络配穴法为主针刺治疗慢性浅表性胃炎疗效确切，能改善患者临床症状，降低血清炎症因子水平，促进胃黏膜修复。

曹燚等[2]将 60 例中风后足内翻患者按照随机数字表法分为治疗组和对照组各 30 例。治疗组在针刺基础上施以电刺激跗阳、申脉，对照组则采用传统针刺法，每日 1 次，6 日为 1 个疗程，治疗 4 个疗程。评价两组治疗前后的 Fugl-Meyer 运动功能评定量表（FMA）、改良Ashworth 痉挛量表（MAS）、踝内翻角度以及 RM Gait 步态分析等数据，并进行临床疗效评定。结论："从阳引阴"针法配合电刺激治疗中风后足内翻临床疗效突出，有效缓解肌痉挛，减轻足内翻，普遍满意度较高，值得广泛推广和应用。

李文涛等[3]将 100 例脑卒中吞咽功能障碍患者按照随机数字表法分为对照组和观察组各 50 例。两组均用常规吞咽功能训练，并针刺廉泉穴，观察组加用利咽合剂，治疗时间为 8 周。观察组总有效率 94.78%，高于对照组 78.00%。结论：针刺廉泉穴联合利咽合剂治疗脑卒中吞咽功能障碍能够改善症状，提高疗效。

郭康杰等[4] 选取 2019 年 1 月至 2020 年 1 月宁夏中医医院收治的干眼症患者 60 例（120 只患眼）作为本次研究对象，电脑随机数字分为 3 组，分为常规针刺组、人工泪液组和迎香针刺组各 20 例，每组 40 只眼，其中常规针刺组的患者采用针刺眼周穴位进行治疗，迎香针刺组的患者采用针刺眼周穴位加迎香穴透刺鼻通穴进行治疗，人工泪液组采用玻璃酸钠滴眼液治疗，比较常规针刺组患者、人工泪液组患者和迎香针刺组患者治疗效果。结论：迎香穴透刺鼻通穴治疗干眼症疗效显著，可显著改善患者眼部炎症症状，值得研究并推广应用。

参考文献：

［1］ 张丽文，常学辉，王志峰，等.主客原络配穴法针刺治疗慢性浅表性胃炎疗效观察［J］.上海针灸杂志，2021，40（10）：1197-1202.

［2］ 曹燚，袁梦鑫，刘慧慧，等."从阳引阴"针法配合电刺激治疗中风后足内翻临床研究［J］.针灸临床杂志，2021，37（4）：66-70.

［3］ 李文涛，秦合伟，赵平丽.针刺廉泉穴配合利咽合剂治疗脑卒中吞咽功能障碍临床观察［J］.实用中医药杂志，2021，37（4）：539-540.

［4］ 郭康杰，李建超，王芮文.迎香穴透刺鼻通穴治疗干眼症临床观察及对炎症因子水平影响［J］.吉林中医药，2021，41（4）：481-484.

第二章　推拿技术

一、概述

推拿，通常是指医者运用自己的双手作用于患者的体表，如受伤的部位、不适的所在、特定的腧穴、疼痛的地方，具体运用推、拿、按、摩、揉、捏、点、拍等形式多样的手法，以期达到疏通经络、推行气血、祛邪扶正、调和阴阳疗效的一种技术。

二、技术渊源

推拿学是中医学的重要组成部分，推拿是指运用各种不同类型的手法，施术于患者体表的一定穴位或部位，以调整人体的脏腑、经络、气血及组织结构，激发人体的生理功能，改善疾病的病理过程，达到治疗疾病、康复人体目的的一种医疗手段。

推拿，古代称之为"按摩"《灵枢·九针论》）、"按蹻"（《素问·异法方宜论》）、"案扤"（《史记·扁鹊仓公列传》）、"矫摩"（《说苑》）等。"推拿"之名，源于明代，将按摩改称推拿，并用推拿作为这一学科的名称，是由于按摩手法的种类不断增多，治疗的范围不断扩大。在明代张介宾《类经》和龚云林《小儿推拿秘旨》等著作中，已用推拿一词取代按摩。

推拿疗法是人类最古老的一门医术，有着极其悠久的历史。人们在猎取食物和从事劳动，并与自然界中的各种不利因素作斗争时，劳动和艰苦的生活条件使损伤和疾病成为人们生活中的主要威胁。为了减轻病痛，不免要用手去抚摩，发现这种本能的、保护性的动作，可以缓解或消除病痛，这便是原始的按摩术。先秦两汉时期，按摩就被广泛地应用于医疗实践，如扁鹊运用按摩、针灸，成功地抢救了尸厥患者。秦汉时期，在当时成书的我国第一部理论性医学巨著《黄帝内经》的不少论篇中，都载有按摩疗法诊治疾病的内容，特别是我国第一部按摩专著《黄帝岐伯按摩》的问世，更加确立了按摩疗法在中医学体系中的地位。东汉张机所著《金匮要略》中已经有"膏摩"的记载。魏晋南北朝时期，按摩治疗疾病的范围又有了新的扩展。葛洪在《肘后备急方》中记载了运用按摩疗法急救和治疗急性病的内容，并从理论和实践上为后世小儿捏脊疗法的形成和在背部运用推拿手法治疗脏腑疾病奠定了基础。隋唐时期，设有按摩专科，便有了按摩专科医者，太医署中设有按摩博士的官职，将从事按摩专业的人员划分为博士、师和工3个等级，并开始进行有组织的教学工作。在这一时期，在人体体表施行按摩手法时，涂上中药制成的膏，于是一种既可防止患者表皮破损，又可使药物和手法作用相得益彰的膏摩方法有了发展。膏的种类很多，有丹参青、乌头膏、陈元膏和木防己膏等。唐代按摩治疗疾病的范围逐渐扩大，如《唐六典》中载有按摩可除"八疾"，即"风、寒、暑、湿、饥、饱、劳、逸"，指出"凡人肢体脏腑积而痰生，宜宣而导之，使内疾不留，外邪不入。若损伤折跌者，以法正之"。

宋金元时期，推拿有了新的发展。宋代医家将按摩疗法用于催产，并重视对按摩手法的研究，强调按摩手法的辨证运用。金代医家运用按摩疗法与其他方法相配合治疗乳痛、乳汁不下及伤寒等症。元代在治疗伤科疾病方面有很大进步，丰富了按摩疗法的治疗范围。如宋代庞安时"为人治病率十愈八九……有民家妇孕将产，七日而子不下，百术无所效……令其家人以汤温其腰腹，自为上下按摩，孕者觉肠胃微痛，呻吟间生一男子"。

明代，按摩疗法一度盛行，被列为国家医政机构十三科之一。当时，不仅设有按摩科，而且在治疗儿科疾病方面按摩积累了丰富的经验，形成了小儿推拿的独特体系。我国现存最早的按摩专著《小儿按摩经》就出于此时，《小儿推拿秘旨》《小儿推拿脉活婴秘旨全书》等专著也相继问世。

清代，太医院虽未设立推拿科，但由于其疗效显著，受到了人民的欢迎。推拿疗法发展的鼎盛时期，尤以小儿推拿为著。此时期有《厘正按摩要术》《小儿推拿秘书》《小儿推拿直录》《小儿推拿广意》《保赤推拿法》等专著问世。《医宗金鉴》中将"摸、接、端、提、按、摩、推、拿"列为伤科八法。

民国时期，国民党政府曾一度提出废止中医，使推拿疗法遭到摧残，但由于推拿的确是一门行之有效的医疗学科，故在民间仍有一定程度的发展，如流法推拿流派的形成。

中华人民共和国成立后，中医学受到党和国家的重视，推拿疗法又焕发出勃勃生机。一些中医院校相继建立了推拿系，各地的中医医院设立了推拿科，涌现了许多有价值的推拿学术论文。推拿作为传统医学中一种纯物理原理的治疗方法，在医学模式转变的大背景下，其优势日益彰显。

三、作用机制

推拿是通过手法作用于人体体表的经络、穴位、特定部位，以调节机体的生理、病理状况，来达到治病目的。各种手法从表面上看是一种机械性的刺激，但熟练而高超的手法一方面直接在人体起着局部治疗作用；另一方面还可以转换成各种能量和信息，通过神经、体液等系统，对人体的神经、循环、消化、泌尿、免疫、内分泌、运动等系统及镇痛机制都有一定的影响，从而治疗不同系统的疾患。

（一）对神经系统的作用机制

推拿对神经系统有一定的调节作用。手法刺激可通过反射传导途径来调节中枢神经系统的兴奋和抑制过程。研究发现，轻柔的推拿手法可降低交感神经的兴奋性，手法的刺激作用可改善周围神经装置及传导路径，可促使周围神经兴奋，以加速其传导反射；同时手法还具有促进局部血液循环，从而改善局部神经营养状况、促使神经细胞和神经纤维恢复的作用；再者手法还具有改变同一节段神经支配的内脏和组织的功能活动，促使其加强或改善的作用，如手法刺激第五胸椎，可使贲门括约肌扩张，而刺激第七胸椎，则作用相反。

（二）对循环系统的作用机制

推拿治疗可以扩张血管，增强血液循环，改善心肌供氧，加强心脏功能，从而对人体的体温、脉搏、血压等产生一系列的调节作用。

1. 对血管的作用机制

（1）扩张毛细血管：各种推拿手法对血管的作用，主要表现在促使毛细血管扩张，使储备状态下的毛细血管开放。推拿手法不仅能使毛细血管的开放数量增加，而且可以扩大直径和容积，使渗透性有所增强，增加血流量，改善肢体循环，从而大大改善局部组织的供血和营养。

（2）促进血管网重建。

（3）恢复血管壁的弹性功能：推拿手法对人体体表组织的压力和所产生的摩擦力，可大量地消耗和清除血管壁上的脂类物质，减小血管的硬化速度，对恢复血管壁的弹性、改善血管的通透性能、降低血液流动的外周摩擦力，都具有一定的作用。

2. 对血液循环的作用机制

（1）加速血液流动：推拿手法虽作用于体表，但其压力却能传递到血管壁，使血管壁有节律地被压瘪、复原。复原后，受阻的血流骤然流动，使血流旺盛，流速加快。

（2）降低血液黏稠度：在瘀血状态下，血液流速降低，使血液黏稠度增高。通过推拿手法有节律的机械刺激，迫使血液重新流动及提高血液流速，从而降低了血液黏稠度，使流速与黏稠度之间进入良性循环状态。

3. 对心脏功能的作用机制

推拿手法对心率、心律、心功能都有调节作用。研究证实，推拿可使冠心病患者的心率减慢，由于心率减慢，心脏做功减轻，氧耗减少，同时还可使冠心病患者的左心室收缩力增加，舒张期延长，使冠状动脉的灌注随之增加，从而改善了冠心病患者的心肌缺血、缺氧状态，缓解了心绞痛的症状。

总之，推拿对心脏功能的作用机理，主要是与降低外周阻力、改善冠状动脉供血、提高心肌供氧、减轻心脏负担、改善心脏功能有关。

4. 对血压的作用机制

推拿后人体肌肉放松，肌肉紧张缓解，引起周围血管扩张，循环阻力降低，从而减轻心脏负担，并通过对神经、血管、血流改变的调节作用，从而影响人体的血压。

（三）对消化系统的作用机制

1. 对胃肠蠕动的作用机理

推拿的直接作用和间接作用，都可刺激到胃肠，使平滑肌的张力、弹力和收缩能力增强，促进胃肠蠕动。推拿手法直接刺激穴位，可增强胃壁的收缩能力。

2. 对胃肠分泌吸收功能的作用机理

推拿手法的刺激信号，通过自主神经的反射作用，使支配内脏器官的神经兴奋，促使胃肠消化液的分泌；同时推拿手法能改善胃肠血液淋巴的循环，加强胃肠的吸收功能。此外，推拿可促进胆汁排泄，降低胆囊张力，抑制胆道平滑肌痉挛，从而取得缓解胆绞痛的作用。超声波检查结果可以证实上述病证的手法治疗作用。

（四）对泌尿系统的作用机制

推拿手法可调节膀胱张力和括约肌功能。

（五）对运动系统的作用机制

人体肌肉、肌腱、筋膜、关节囊、韧带等软组织受到撞击、扭转、牵拉或不慎跌仆闪挫或劳累过度、持续活动、经久积劳等因素引起的损伤，而无骨折、脱位、筋断及皮肉破损的，均为软组织损伤，推拿治疗对这一类软组织损伤的运动系统疾病具有以下独特的疗效。

1. 改善肌肉的营养代谢

推拿手法的直接或间接作用，可促进肌纤维的收缩和伸展活动，肌肉的活动又可促进血液、淋巴等体液的循环活动，从而改善肌肉的营养状况，增强肌肉的张力、弹力和耐受力。推拿手法可促使肌肉得到充分的氧及营养物质，并将组织液中的乳酸等有害代谢产物吸收或排出体外，从而消除肌肉的疲劳，提高肌肉的活力和耐力。

2. 促进组织修复

临床上对肌肉、肌腱、韧带部分断裂者采用适当的推拿手法理筋，将断裂的组织抚顺理直，有利于减轻疼痛并与断面生长吻合，因此，推拿手法对损伤组织的修复具有良好的作用。

3. 分离、松解粘连

软组织损伤后，瘢痕组织增生、互相粘连，对神经血管束产生卡压，是导致疼痛与运动障碍的重要原因。运动关节类推拿手法可间接松解粘连，而按、揉、弹、拨等手法则可直接分离筋膜、滑囊之粘连，促使肌腱、韧带放松，起到松动关节的作用。

4. 纠正错位（解剖位置异常）

由急性损伤导致的骨错缝、筋出槽是许多软组织损伤的病理状态，运用各种整复手法，可使关节、肌腱各入其位，解除对组织的牵拉、扭转、压迫刺激，使疼痛消失，故推拿对此有显著作用。

5. 改变突出物的位置

推拿对改变突出物的位置具有一定的作用。大量的临床资料证明，大部分腰椎间盘突出症患者在接受推拿手法治疗后，可改变突出物与神经根之间的空间关系，从而使疼痛得到消除或减轻。

6. 解除肌肉痉挛

推拿手法具有很好的放松肌肉的作用，体现在以下三个方面：一是加强局部循环，使手法直接放松肌肉，解除肌肉痉挛；二是在适当的手法刺激作用下，局部物质组织的痛阈提高；三是将紧张或痉挛的肌肉通过手法使其牵张拉长，从而直接解除其紧张或痉挛，也可通过减轻或消除疼痛源而间接解除肌痉挛。由于消除了肌痉挛这一中间病理环节，使疼痛得以减轻，使软组织损伤得以痊愈。

7. 促进炎症介质分解、稀释

软组织损伤后，血浆及血小板分解产物形成许多炎症介质，这些炎症介质有强烈的致炎、致痛作用。在推拿手法作用下，肌肉横断面的毛细血管数比手法前增加 40 余倍，微循环中血液流速、流态改善，体内活性物质的转运和降解加速，炎性产物得以排泄。推拿能促进静脉、淋巴回流，加快物质运转，也促进了炎症介质的分解、稀释，使局部损伤性炎症消退。

8. 促进水肿、血肿吸收

推拿手法具有良好的活血化瘀作用，可加快静脉、淋巴的回流，由于局部肿胀减轻，降低了组织间的压力，消除了神经末梢的刺激而使疼痛消失，有利于水肿、血肿的吸收。

（六）镇痛的作用机制

推拿手法对于许多疼痛病证具有良好的镇痛作用，如腰椎间盘突出症、急性腰扭伤、肩周炎、颈椎病、骶髂关节错位、梨状肌损伤综合征、胃脘痛、痛经、胆囊炎、网球肘及四肢关节伤筋等病证，运用推拿治疗皆能取得良好的镇痛效果。推拿镇痛作用的原理，有以下几个方面。

1. 镇静止痛

某些疼痛症状，是由于感觉神经受到恶性刺激，这种恶性刺激的信号传入大脑皮层，表现为异常兴奋状态，而产生兴奋灶。在某些部位或穴位上使用推拿手法，使之产生一种良性刺激信号，传入大脑皮层的相应部位，产生新的良性兴奋灶，当新的兴奋灶足以抑制原有的兴奋灶时，便起到镇静止痛的作用。

2. 解痉止痛

某些疼痛症状，是由于肌肉遭受到恶性刺激产生痉挛而造成的。使用某些手法可减轻或消除某些恶性刺激，促使肌肉放松，使痉挛得以缓解，从而起到解痉止痛的作用。

3. 消肿止痛

某些疾病或损伤造成一定部位的出血或组织液渗出，出现肿胀，由于肿胀的压迫刺激而出现疼痛症状。某些手法，在加强循环的基础上，促使其血肿、水肿的吸收和消散，从而发挥消肿止痛的作用。

4. 活血止痛

某些部位的气滞血瘀也可引起该部位的疼痛。运用某些手法可促使毛细血管扩张，加速血液循环，改善局部营养供给，加速有害物质的吸收、排泄等，通过活血化瘀，而起到活血止痛的作用。

四、操作方法

（一）操作前评估

1. 医者手消毒。

2. 询问患者基本情况（姓名、年龄、性别等，除外紧张、饥饿、过饱等）。

3. 询问患者既往病史，询问患者是否有禁忌证（出血、瘢痕体质等）、施术部位是否有禁忌证（孕妇腹部和腰骶部、皮肤破损等）。

（二）操作前准备

1. 每次治疗前，医者必须将手取暖，以免由于冷手的刺激，引起患者保护性的肌肉收缩而影响治疗。医者在治疗前要注意修剪指甲，以免因指甲不整，在操作中刺伤患者皮肤。推拿操作时，不宜戴手表、戒指、手链及其他饰物，以免擦伤患者皮肤。

2. 施术前提醒患者取下相关部位首饰、硬物，施行腹部治疗的患者，每次治疗前 1 h 内，不得进餐或过多饮水，以免在操作时，由于手法压力作用，引起腹中不适或呕吐。每次治疗前，应令患者先排小便 1 次，以免膀胱中有尿液存留而引起操作时腹中不适，产生腹壁紧张，影响治疗。

3. 选取合理体位，操作时需要使用治疗巾、推拿介质。

（三）操作过程

1. 基本手法要点

推拿手法是推拿治病的主要手段，其熟练程度及如何适当地运用，对治疗效果有直接的影响。因此，要想进一步提高疗效，除了辨证确切、认真负责外，在适当的穴位或部位上采用相宜的手法，显然是一个重要的环节。

手法要求持久、有力、均匀、柔和，从而达到深透。所谓"持久"，是指手法能按要求持续运用一定时间。所谓"有力"，是指手法必须具有一定的力量，这种力量应根据患者体质、病危、部位等不同情况而增减。所谓"均匀"，是指手法动作要有节奏性，速度不能时快时慢，用力不要时轻时重；所谓"柔和"，是要求手法要轻而不浮、重而不滞，用力不可生硬粗暴或用蛮力，变换动作自然。以上各点是有机联系的，要熟练掌握各种手法并能在临床上灵活运用，必须经过一定时期的手法练习和临床实践，才能由生而熟，熟而生巧，乃至得心应手，运用自如。

（1）滚法

操作方法：滚法是"滚法推拿流派"的主要手法，具有体表接触面积大、刺激力量强而且又十分柔和的特征，主要用于治疗运动系统和周围神经系统疾病。整个手法动作由两部分协调完成：一是前臂的旋转，二是腕关节的屈伸，是一种复合式手技动作。其受力部位为小鱼际至第五、第四掌骨的背侧。

手法要领：

①前臂旋转与腕关节屈伸这两个动作一定要协调。即前臂旋前时，腕关节一定要伸展，以小鱼际肌为着力部位。反之在前臂旋后时，腕关节一定要屈曲，以第五、第四掌骨的背侧为着力部位。如此在体表部位上产生持续不断的来回滚动，其滚动频率每分钟 120~160 次。

②躯体要正直。不要弯腰屈背，不得晃动身体。

③肩关节自然下垂，上臂与胸壁保持 5~10 cm 距离，上臂千万不要摆动。

④腕关节要放松，屈伸幅度要大，屈腕约 80°，伸腕约 40°。

⑤𢫟法突出"滚"。忌手背拖来拖去摩擦移动、跳动、顶压及手背撞击体表治疗部位。

⑥手指均需放松，任其自然，不要有意分开，也不要有意握紧。

适用部位：颈项部、肩背部、腰臀部及四肢等肌肉较丰厚的部位。

功效：舒筋活血，解痉止痛，松解粘连，滑利关节等。

主治：风湿酸痛、肌肤麻木、肢体瘫痪、运动功能障碍等症。

举例说明：

对于下腰痛，以骶棘肌为主施用𢫟法。

对于肩周炎，以三角肌为重点施用𢫟法，并辅以各项关节的被动运动。

对于坐骨神经痛，是沿膀胱经自臀、股后、腘、小腿后侧用𢫟法而下至足跟、足背，并辅以经穴的按压和被动运动。

（2）一指禅推法

操作方法：拇指伸直，指端着力于治疗部位，余指自然屈曲，并以拇指指间关节横纹紧贴食指桡侧缘，沉肩垂肘悬腕，以肘部为支点，前臂有节律地主动摆动，通过腕关节带动拇指指间关节被动屈伸，使拇指指端在治疗部位上进行轻重交替持续不断的推动，前臂摆动频率控制在每分钟 120~160 次。

手法要领：

①沉肩：肩颈部肌肉放松，肩部自然下垂，不要耸肩，肩关节略呈外展位。

②垂肘：上臂肌肉放松，肘关节自然下垂，略低于腕部。

③悬腕：腕关节尽可能掌屈并保留一定的松弛度，手掌呈悬垂状态。

④指实掌虚：指实是拇指着力点要吸定，要自然着实；掌虚是四指握空拳，掌心空虚。

⑤紧推慢移：在体表移动操作时，要保持手法动作要领和摆动频率不变，移动速度要慢。

⑥不能推破皮肤。

⑦操作中前臂摆动是主动的，是手法力的始发处，拇指指间关节屈伸是被动的，有缓冲手法力的作用，切不可故意屈伸，形成顿挫和冲击感。

⑧前臂摆动带动拇指产生的压力轻重交替作用于体表，外摆和回摆时压力大小为3:1，即"推三回一"。

适用部位：一指禅指端推法可用于全身各部，一指禅偏峰推法多用于头面部，一指禅指腹推法多用于颈项、四肢，一指禅屈指推法多用于颈项部、胸腹部。

功效：舒筋活血，解痉止痛，松解粘连，滑利关节等。

主治：本手法临床应用广泛。主要用于全身经络、穴位及各种线状与点状部位的治疗，对临床各科疾病的治疗均有应用价值，凡经络阻滞、气血郁结及脏腑功能失调都可应用一指禅推法作为主治手法。

举例说明：

对于胃脘痛、腹胀、食少纳呆、吞酸、呃逆、食欲不振、腹泻、便秘，常用一指禅指端推法和一指禅指腹推法推足太阳膀胱经第一侧线，重点在脾俞、胃俞、大肠俞穴，或推中脘穴。

对于胃下垂、肾下垂、脱肛、阴挺，常用一指禅指腹推法推百会穴。

对于胸痹，常用一指禅指腹推法推肺俞、心俞、膈俞穴。

对于颈项僵痛，常用一指禅指腹推法和跪推法推颈部脊柱正中、颈椎棘突两侧的肌肉。

对于头痛、眩晕、失眠、多梦，常用一指禅偏峰推法从印堂穴向上推至神庭穴，从印堂穴沿两侧眉弓推至太阳穴。

对于近视，常用一指禅偏峰推法推眼眶周围。

（3）拍法

操作方法：用五指自然并拢，掌指关节微屈，使掌心空虚，然后以虚掌有节律地拍击治疗部位，称为拍法。

手法要领：

①指实掌虚，利用气体的振荡，虚实结合，要做到拍击声，声声清脆而不甚疼痛。

②拍法要以腕力为主，灵活自如。

③一般拍打 3~5 次即可，对肌肤感觉迟钝麻木者，可拍打至表皮微红充血为度。

适用部位：肩背、腰骶、股外侧、小腿外侧诸部。

功效：行气活血，舒筋通络。

主治：风湿酸痛、麻木、肌肉痉挛等症。

举例说明：

腰背部风湿酸痛：按揉委中、局部推拿后，在腰背部可涂上少量冬青油（水杨酸甲酯），而后做自上而下的拍法，直至表皮微红充血为度。

（4）拿法

操作方法：用拇指和食、中二指或其余四指相对用力，提捏或揉捏某一部位或穴位，称为拿法。

拿法是推拿常用手法之一，在临床上有三指拿（拇指与食、中指相对用力）和五指拿（拇指与其余四指相对用力）之分。

手法要领：

①一定要以诸手指螺纹面相对用力，去捏住治疗部位肌肤并逐渐用

力内收，将治疗部位的肌肤提起，做有节律的轻重交替而又连续的提捏或揉捏动作。

②腕关节要放松，巧妙地运用指力，诸指动作要协调柔和灵活。

③力量要由轻到重，轻重和谐。不可以指端去扣掐。

④本法的刺激性较强，特别是在三指拿法之后，常继以揉法，以缓解刺激。

适用部位：三指拿主要用于颈项部、肩等部。五指拿主要用于头部和四肢等。

功效：疏经通络，解表发汗，镇静止痛，开窍提神。

主治：颈项强痛、肌肉酸痛、头痛、鼻塞等。

举例说明：

对于外感头痛，拿五经，拿风池，扫散法。

对于落枕，拿风池，按揉痉挛斜方肌，指揉列缺穴。

对于腹痛，拿足三里，按脾俞、胃俞，摩腹。

补充：

五指拿用于头部时又称为拿头五经。操作时，患者端坐，医者站立于后侧方，一手扶其前额，另一手五指分开，用诸指末节螺纹面为力点于头部。要求是中指定督脉，食、无名指分别置于两侧足太阳膀胱经，拇指、小指分别置干两侧足少阳胆经（称拿五经）。然后五指同时用力，由前发际起，将头皮抓起，随即松开，重复抓、放动作，并缓慢地渐渐向后移动。当手移至后脑部时，食、中、无名、小指要逐渐并拢，改为三指拿法，最后终于风池穴。如此可重复 3~5 遍，而且左右手可交替操作。

（5）推法

操作方法：推法是推拿手法中的主要手法之一，但由于历史原因和不同的学术流派已将推法衍化出许多不同的动作和名称。按其原意，"推者，一指推去而不返"。也就是说用拇指或手掌或其他部位着力于人体某一穴位或某一部位上，做单方向的直线或弧形移动，称之推法。推

111

法在成人推拿里应用主要是平推法，在小儿推拿里应用有直推、分推、旋推等多种方法，这有待于在小儿推拿有关章节中学习。

成人推法中，有以拇指为力点的，称拇指平推法；有以手掌为力点的，称掌平推法；有以用拳为力点的，称拳平推法；有以用肘尖为力点的，称为肘平推法。平推法是做直线的单向运动，体表受力较大，但推行速度相对缓慢，其意是推动气血的运行。

①拇指平推法：以拇指指腹为着力点用于治疗部位，沿经络循行路线或肌纤维平行方向，由甲点推向乙点，其余四指并拢作支点以助拇指用力，一般可连续操作 5~10 遍或更多。

手法要领：

A. 从甲点推向乙点时用力均匀。

B. 从甲点推向乙点时要匀速。

C. 对从甲点推向乙点途中所需加重手法刺激某穴。

D. 在治疗部位应先涂抹少量冬青油等油类介质，使皮肤有一定的润滑度，以利于操作，并防止推破皮肤。

适用部位：四肢、肩背、腰臀及胸腹等部。

功效：疏经通络，理筋散结，活血祛瘀。

主治：颈、肩腰腿诸痛症，脘腹胀满。

举例说明：

对于落枕，拇指平推痉挛的斜方肌。

对于脘腹胀满，拇指平推中脘（小儿推拿中常用）。

②掌平推法：以掌根为着力点于治疗部位，由甲点推向乙点。若需要增大压力时，可用另一手重叠缓慢推进，一般可连续操作 5~10 遍。

手法要领：同拇指平推法。

适用部位：腰背、胸腹及下肢等部。

功效：舒筋通络，消积和中。

主治：腰背酸痛、食积、便秘等症。

举例说明：

对于腰背酸痛，掌平推腰背筋膜。

对于食积，掌平推上腹部。

③拳平推法：握拳，以食、中、无名、小指四指的近节指间关节为着力点于治疗部位，由甲点推向乙点。由于本法刺激力度较强劲，一般连续操作 3~5 遍。

手法要领：同拇指平推法。

适用部位：腰背部、臀部、四肢部。

功效：理筋解痉，活血止痛。

主治：风湿痹痛、肌肉劳损。

举例说明：

对于风湿痹痛，常以拳平推法对患部做手法刺激。

④肘平推法：以肘部尺骨鹰嘴为着力点于治疗部位，由甲点推向乙点，由于本法刺激力度特强劲，一般连续操作仅 1~2 遍即可。

手法要领：同拇指平推法。

适用部位：背部脊柱两侧膀胱经。

功效：理筋活血，祛风散寒。

主治：腰背风湿伴感觉迟钝者，强直性脊柱炎等。

举例说明：

对于强直性脊柱炎，可轻轻使用肘平推法施于脊柱两侧骶棘肌。

（6）擦法

操作方法：用手掌紧贴皮肤，稍用力下压并做上下向或左右向直线往返摩擦，使之产生一定的热量，称为擦法。擦法以皮肤有温热感即止，是推拿常用手法之一，有掌擦、鱼际擦和侧擦之分。

手法要领：

①上肢放松，腕关节自然伸直，用全掌或大鱼际或小鱼际为着力点，作用于治疗部位，以上臂的主动运动，带动手做上下向或左右向的

直线往返摩擦移动，不得歪斜，更不能以身体的起伏摆动去带动手的运动。

②摩擦时往返距离要拉得长，而且动作要连续不断，如拉锯状，不能有间歇停顿。如果往返距离太短，容易擦破皮肤；当动作有间歇停顿，就会影响到热能的产生和渗透，从而影响治疗效果。

③压力要均匀而适中，以摩擦时不使皮肤起皱褶为宜。

④施法时不能操之过急，呼吸要调匀，千万莫屏气，以伤气机。

适用部位：全身各部。

掌擦法用于胸腹、胁肋部为主。

鱼际擦法用于四肢为主，尤以上肢为多用。

侧擦法用于背部、腰骶部为主。

功能：健脾和胃，温阳益气，温肾壮阳，祛风活血，消瘀止痛。

主治：体虚乏力，脘腹胀痛，月经不调，腰背风湿痹痛。

举例说明：

对于体虚乏力，擦督脉、肾俞、涌泉。

对于月经不调，擦八髎、小腹。

注意事项：

①室内要保持暖和，以免患者着凉。

②擦法是在体表直接摩擦，为保护皮肤，防止擦破，所以在施术前治疗部位要涂抹少量油类润滑剂。

③擦法在临床上常作为最后使用的手法，一般在擦法之后，就不再在该部位使用其他手法，以免皮肤破损。但擦法之后可辅以湿热敷，能增强疗效。

（7）揉法

操作方法：用大鱼际、掌根，或手指螺纹面吸附于一定的治疗部位，做轻柔缓和的环旋运动，并带动该部位的皮下组织，称之为揉法。以大鱼际为力点，称大鱼际揉法。

以掌根为力点，称掌根揉法；以手指螺纹面为力点，称指揉法。其中以大鱼际揉法的技巧性较高，故先做介绍。

①大鱼际揉法

手法要领：

A. 用大鱼际着力，稍用力下压；拇指略内收，指间关节微屈；手腕放松，以腕关节和前臂协调的摆动运动，来带动大鱼际在治疗部位上做环旋状揉动。若以掌根着力，则称为掌根揉法。

B. 动作要灵活，力量要轻柔。施法时既不可在体表造成摩擦，也不可故意在体表揿压。

C. 动作要有节律性，其频率每分钟 120~160 次。

适用部位：全身各部位，以头面、胸腹和四肢诸关节较为常用。

功效：疏筋通络，清热止痛，活血散瘀，健脾和胃，宽胸理气。

主治：头痛，面瘫，胸胁痛，脘腹胀痛，四肢软组织损伤。

举例说明：

对于头痛、面瘫，在前额及面部用鱼际揉法。

对于胸胁痛，掌揉章门、期门及患处。

对于四肢软组织急性损伤，可在患处周围用揉法，而在损伤处一定要给予冰按摩和制动。

②指揉法：用拇指或中指螺纹面，或以食、中指，或以食、中、无名指螺纹面，在某一穴或几个穴或某部位上做轻柔的小幅度的环旋揉动，称为指揉法，且有单指揉法、双指揉法、三指揉法之分。

临床上指揉法常与按法结合，组成按揉复合手法。单指揉可用于全身各部位；双指揉可用于背俞穴，亦可用小儿推拿乳旁、乳根穴或双侧天枢穴；三指揉可用于背俞穴，亦可用于小儿先天性肌性斜颈等。

（8）捏法

操作方法：

三指捏法：两手腕关节略背伸，拇指横抵于皮肤，食、中两指置于拇指前方的皮肤处，以三指捏拿皮肤，两手边捏边交替前进。

二指捏法：两手腕关节略尺偏，食指中节桡侧横抵于皮肤，拇指置于食指前方的皮肤处，以拇指、食指捏拿皮肤，边捏边交替前进。

要领：

①直线捏，不要歪斜。

②捏拿肌肤松紧要适宜。

（9）击法

操作方法：用手指指尖连续、有节律地击打体表，用于头部。

要领：

①腕关节放松，以肘关节的屈伸带动腕关节自由摆动。

②击打时要有弹性、有节律。

（10）点法

操作方法：以指端着力，持续按压穴位，也可瞬间用力。

要领：手指用力保持一定姿势，避免在点时出现手指过伸或过屈，造成损伤。

（11）搓法

操作方法：两手夹住肢体相对用力，做相反方向的快速搓动，同时上下往返移动，用于上肢部。

要领：

①用力对称。

②搓动要快，移动要慢。

（12）振法

操作方法：

掌振法：以掌置于一定部位，做连续、快速、上下颤动，用于腹、腰部。

指振法：以食、中指指端置于穴位，做连续、快速、上下颤动。

116

要领：

①着力部位要紧贴皮肤。

②频率要快，每分钟振 200~300 次。

2. 运动关节类手法要点

（1）摇法

摇法：幅度要由小到大，动作必须缓和，用力要稳，常用于颈、腰椎及四肢关节部。对运动功能障碍、关节酸痛、屈伸不利等症是常用手法之一，具有疏筋活血、滑利关节、松解粘连、增强关节活动功能等作用。

操作方法：

①摇颈：患者坐位，医者一手扶头顶，另手托下颌，双手以相反方向缓缓使头摇转，左右各数次，常用于落枕、颈椎病、颈项部软组织劳损、项强酸痛、活动不利等症。

②摇肩关节：

A. 患者端坐，医者弓步于病侧，一手扶肩，一手托肘，使患手搭于医肘，顺、逆时针运转。

B. 同上势，一手与患手握。

C. 一手松握腕，另手掌背托臂至 140°~160°，下手翻握腕，另手滑至肩按住，向后摇，周而复始，相反前摇，各 3~5 次。前两种摇肩法适用于肩关节疼痛较重，活动功能障碍明显；第三种适用疼痛较轻，活动功能障碍不明显。

③摇腰：患者坐位，医者立于后，一手按一侧腰，别手扶对侧肩，两手协调使劲将腰部摇动，适用于腰脊疼痛、活动不利等症。

④摇髋：患者仰卧，髋膝微屈，医者位于一侧，一手扶按膝，另手握足跟，两手协同使髋屈至 90°，然后做顺时针或逆时针方向运转。本法常用于髋部伤筋疼痛、内收肌劳损以及腰腿疼等症。

⑤摇踝：病仰卧，医于其足后侧，一手托足跟，另手握足趾部，稍用力做拔伸牵引，同时做环转摇动。常用于踝部伤筋酸痛，踝关节活动

不利。

（2）扳法：常用于治疗四肢关节功能障碍及脊椎小关节错缝等症，常在摇法的基础上使用，是摇法的加强手法。力的传递比摇法更直接，扳法不是一个大幅度的被动运动，不能在不确定位置的情况下使用，而必须把要扳的关节极度伸展或旋转，在保持这一位置的基础上，再做一个稍微加大的动作幅度。

要领：一要动作稳妥，扳法应该是一种被控制的、短暂的、有限度的、分阶段的被动运动；二要准确，要预先确定活动范围和部位，达到目的，随即停手；三要轻巧，要在关节的活动范围和运动方向上因势利导，不能超出其生理功能。对颈腰椎小关节错缝，脊柱侧弯、生理弧度改变以及关节错位等具有整复作用。

①颈椎扳法

A. 患者坐位，放松，头略前俯。医者于患者后侧方，一手扶住其头顶部，别一手托其下颌部，两手协同动作使头向左或向右慢慢旋转，当转到有阻力时，稍停一下，随即用劲再做一个有控制的增大幅度（5°~10°）的快速扳动，常可听到"嗒"声，达到目的随即松手，不可强求声响。本法常用于落枕、项强疼痛等症。

B. 患者坐位，颈前屈 15°~30°，再侧屈到最大幅度。医者于侧立于后方，一手拇指顶按患者椎棘突旁，另一手托其下颌向同侧旋转，转时头不能仰起来，当有阻力时，用劲做一个有控制的大幅度快速扳动。同时按椎棘突的拇指要协同使劲向对侧推动，听到"嗒"声，同时拇指下会有棘突跳动感为止。本法适用于颈椎病、颈椎错缝等。

C. 一手拇指顶按第二颈椎棘突，另一手以肘部托起患者下颌，手掌绕过对侧耳后扶住枕骨部，然后逐渐用力将颈椎向上拔伸。在拔伸的基础上使颈椎旋转到有阻力的位置，随即做一有控制的稍微增大幅度的扳动，顶椎棘突的拇指同时协调用力。本法适用于寰枢椎错缝（半脱位）。

②腰椎扳法

A. 腰椎斜扳法，患者侧卧，下面的下肢伸直，上面的下肢屈曲，医者面对而站，两手或两肘分别扶按患者肩前部及臀部，做相反方向的缓缓用力扳动，使腰部被动扭转，遇阻再施增幅猛推。此法可根据病位高低控制上下旋转幅度的调节。如病变在上腰椎，则下半身旋转幅度应大于上半身，相反同理。

B. 腰椎旋转复位法，患者坐位，腰放松，助手站于病侧，用一手扶病肩部，另一手按压其膝上方以稳住下肢。医者坐病后侧方，用一手拇指顶椎偏歪的棘突，另一手从患者腋下穿过按住其颈项，然后分三步完成整个动作（即前屈、侧屈、旋转）。

C. 腰椎后伸扳法，患者俯卧，屈肘，两手放于颏下或头前。医者立于侧，一手按压腰部，另一手将其下肢托起并用力向后扳伸，两手协同动作，使腰椎向后过仰。或医者用膝部顶压患者腰椎，两手分别握住患者两踝慢慢向上提拉，使腰椎过伸。如此一拉一放，可重复 5~10 次。本法适用于腰部较为僵硬、腰椎生理前凸消失或腰椎侧突畸形等症，是治疗腰椎间盘突出及腰椎肥大性脊柱炎的常用手法之一。常与前两种方法配合使用，可起到相辅相成的作用。

③关节扳法

A. 上举，患者手搭医肩，患者肘搭医上臂，医者两手抱患者肩慢慢抬患者上肢。

B. 内收，患者手置胸前，医者后靠患者背稳其身，一手扶患者肩，另手握患者肘做内收。

C. 后伸，患者坐位，手下垂，医者位于患侧，一手扶其肩，另一手握腕向后扳使患者做屈肘动作，使患者掌背沿脊柱上移。

D. 外展，患者仰卧，医者一手按肩，另一手握肘向外牵拉扳动，同时做内旋及外旋动作。以上四个动作配合滚法、推法、摇法等，治肩关节粘连、活动功能障碍。

④肘关节扳法

患者仰卧，医者一手握肘上部，一手握腕，反复做肘关节屈伸扳动，常用于肘关节强硬、屈伸障碍等症，如肘部骨折后遗症。

⑤腕关节扳法

患者坐位，医者双手握患者手掌，两拇指按住患者腕背部，先拔伸，在此基础做屈伸及左右侧屈扳动。

⑥关节扳法

患者仰卧，医用一手托患者足跟，另一手握跖趾部，两手协调用力将踝关节屈伸及内外翻扳动。适用于踝关节伤筋，活动不利以及关节畸形。

（7）拔伸法

拔伸法：用对抗力将关节或肢体牵拉使其伸展，是骨折移位及关节脱位必不可少的手法。动作要稳而持续，不可用一次突发的猛力。

①椎拔伸法，患者正坐，医者于其后，双手拇指顶枕骨后风池穴，并用两前臂分别压住患者两肩，然后逐渐用力向上拔伸，适用于颈椎病弧度消失及颈椎错缝。

②关节拔伸法，患者坐低凳，医者其后外侧，双手握腕慢向上牵拉，用力稳，动作缓，适用于肩关节功能障碍。

③腕关节拔伸法，患者坐位，医者对面用双手握患手指掌部，逐渐用力拔伸，同时患者上身略向后仰，形成对抗牵引，适用于伤筋、错位。

④指间关节拔伸法，一手握患者腕上部，另一手捏住患者指端，两手同时向相反方向用力拔伸。

（四）操作后处理

1. 协助患者着衣，整理床单位，清理用物。

2. 交代操作后注意事项，如嘱患者注意保暖，注意补充水分，注意不宜立即洗澡，注意不宜立即运动，注意不宜立即饮食等，及随访计划。

3. 医者进行手消毒。

五、适应证

（一）骨伤科病证

颈椎病、肱骨外上髁炎、腕管综合征、梨状肌综合征、半月板损伤、膝或踝关节扭伤、腰椎间盘突出症等。

（二）内科病证

1. 消化系疾病

胃脘痛、胃下垂、呕吐、泄泻、便秘、腹痛等。

2. 呼吸系疾病

感冒、喘证、支气管扩张等。

3. 泌尿系疾病

水肿、淋证、癃闭等。

4. 生殖系疾病

遗精、阳痿、绝经前后诸证、乳腺增生等。

5. 循环系疾病

心悸、胸痹、高血压等。

6. 神经系疾病

头痛、眩晕、中风、多发性神经炎、坐骨神经痛等。

（三）儿科疾病

小儿发热、小儿呕吐、疳积、小儿腹泻、脑性瘫痪、小儿先天性肌性斜颈等。

（四）妇科病证

月经不调、痛经、闭经、慢性盆腔炎、带下病、产后身痛、乳痈等。

（五）五官科病证

牙痛、颞下颌关节紊乱、视神经炎、目赤肿痛、夜盲、耳鸣、鼻渊等。

六、禁忌证

急性传染病，如呼吸道、肠道以及结核等；皮肤有破损，如烫伤、烧伤的局部、感染等；恶性肿瘤的局部，包括转移灶的局部；局部有出血以及有止血或凝血功能障碍的，如急性软组织损伤，或者内脏溃疡、穿孔、血友病等；内脏器官功能衰竭或者体质极度虚弱者；严重的骨质疏松；精神疾病患者、极度疲劳或酒醉后不能配合者；经期或妊娠期妇女的腹部和腰骶部；严重的心脏病，病情危重的患者等。

七、国内应用研究

王鹏[1] 选取 2016 年 4 月至 2018 年 4 月在宁夏中医研究院治疗的 156 例椎动脉型颈椎病患者，按随机数表法分成对照组（78 例）与观察组（78 例），对照组行常规推拿手法，观察组行辨证推拿手法。比较两组治疗前后临床症状与体征评分及血液流变学指标。结论：辨证推拿手法治疗椎动脉型颈椎病可促进患者血液流变学改善，缓解临床症状与体征，加快康复进程。

郝唯等[2] 回顾 30 例传统手法治疗的先天性肌性斜颈患儿为对照组，重新收集 30 例先天性肌性斜颈患儿进行一指禅推法配合冯氏捏脊探索性治疗，共 2 个疗程，观察治疗前后症状变化，通过超声测量治疗前后 2 次受累胸锁乳突肌厚度变化及双侧胸锁乳突肌厚度差值变化。结论：一指禅推法配合冯氏捏脊治疗疗效确切，可视化超声作为本病的评价疗效手段优势显著，均值得临床推广。

李亚洲等[3] 采用 2×2 析因设计随机对照研究方法，设计方案为治疗间隔时间因素（隔 1 天治疗 1 次、隔 3 天治疗 1 次）×颈椎定位旋转扳法因素（使用、不使用），将 60 例颈型颈椎病患者随机分为隔 1 天有扳组（隔 1 天推拿治疗+使用颈椎定位旋转扳法）、隔 1 天无扳组（隔 1 天推拿治疗+不使用颈椎定位旋转扳法）、隔 3 天有扳组（隔 3 天推拿治疗+使用颈椎定位旋转扳法）和隔 3 天无扳组（隔 3 天推拿治疗+不使用颈椎定位旋转扳法），每组 15 例。比较 4 组临床疗效，观察 4 组治疗前后软组织张力的变化，分析两因素的主效应及交互效应。结论：在颈型颈椎病治疗中，推拿间隔时间及是否使用颈椎定位旋转扳法均为影响疗效的重要因素，隔 1 天推拿治疗配合颈椎定位旋转扳法在改善软组织张力方面效果最好。

邱峰等[4] 将 75 例膝骨关节炎（KOA）患者按照随机数字表法分为 3 组：单纯股四头肌功能锻炼组 25 例，口服消炎止痛药+功能锻炼组 25 例，手法治疗+功能锻炼组 25 例。采用 Kellgren Lawrence（K-L）X 线分级对 3 组 KOA 患者进行分级，治疗周期为 2 周。比较治疗前后西安大略和麦克马斯特大学骨关节炎指数（the western ontario and mcMaster universities osteoarthritis index，WOMAC）评分、Lequesne 指数评分、步态分析及股四头肌张力。结论：推拿手法治疗 KOA 患者疗效显著，可以推拿手法为主，能显著改善 KOA 患者静息状态下股四头肌肌张力，缓解疼痛，提高关节功能。

参考文献：

[1] 王鹏.推拿手法辨证治疗椎动脉型颈椎病 78 例疗效观察 [J].山西中医药大学学报，2020，21（5）：361-362，366.

[2] 郝唯，陈斯丹，马彦旭，等.一指禅推法配合冯氏捏脊治疗先天性肌性斜颈的疗效分析 [J].中华中医药学刊，2020，38（11）：109-112.

[3] 李亚洲，顾非.不同间隔时间推拿配合颈椎定位旋转扳法治疗颈型颈椎病临床研究 [J].新中医，2021，53（5）：150-154.

[4] 邱峰，李超，吴昔钧，等.手法对膝骨关节炎患者足阳明经筋功能的影响 [J].中医学报，2021，36（3）：649-655.

第三章　艾灸技术

一、概述

艾灸疗法简称灸法，是运用艾绒或其他药物在体表的穴位上烧灼、温熨，借灸火的热力以及药物的作用，通过经络的传导，以温通气血、扶正祛邪，达到防治疾病的一种治法。

二、技术渊源

（一）灸法的起源

从人类最初使用火烤制食物，到使用火来治疗疾病，灸法的起源与火的使用密切相关，从"灸"的字面意思来看，灸是长久的火烤的意思。《说文解字》解释"灸"作"灼"，是灼体疗病之意。古人在烤火取暖时偶尔被火灼伤而解除了某种病痛，从而得到了烧灼可以治病的启示。古今灸法的灸材主要以艾叶为主，在许多文献中"艾"即灸法，如《素问·汤液醪醴论》云"镵石针艾治其外"，《内经》中关于灸法的记载都是专指艾灸，在马王堆汉墓出土的帛书中便有对艾灸的记载，也就是说在《内经》成书以前，人们已经广泛使用艾草作为灸疗材料了。

据《左传》记载，鲁成公十年（公元前581年），晋景公病，延秦国太医令医缓来诊，医缓云："疾不可为也，在肓之上，膏之下，攻之不可，达之不及，药不治焉。"晋朝杜预注解："攻"指艾灸，"达"指针刺。汉代张仲景的著作中有"可火"与"不可火"的记载，其所言之"火"，亦指艾灸。"灸"字在现有文献里，以《庄子·盗跖篇》最早提及。《孟子·离娄篇》里也曾讲过："今人欲王者，犹七年之病，求三年之艾也。"显然艾也是指的艾灸，而儒家用艾灸来寓意避世。类此记载虽多为非医家引喻射事以艾灸做譬喻，但可以从中推断出春秋战国时代灸法是颇为盛行的。1973 年底，我国在湖南长沙马王堆发掘了三号汉墓，在出土的帛书中，有 3 篇记载了经脉灸法。

（二）灸法的形成

在医学专著中，灸法最早见于《内经》，《素问》《灵枢》对于灸法的各种治疗均有论述，如《灵枢·官能》提出 "针所不为，灸之所宜"。《素问·骨空论》云"灸寒热之法，先灸项大椎"等。随着医疗实践的发展，以后历代出现了许多针灸方面的著作。我国第一部灸疗专著是三国时期曹翕所撰写的《曹氏灸方》。晋代陈延之《小品方》阐述了禁灸 18 处和误灸的后果；皇甫谧的《针灸甲乙经》、唐代孙思邈的《备急千金要方》则都大力提倡针、灸并用。王焘的《外台秘要》则弃针而言灸，主张艾炷灸壮数要根据病变性质和施灸部位而定。《骨蒸病灸方》一书中介绍了用灸"四花穴"治疗骨蒸痨瘵之证的经验，唐代已有了"灸师"专业职称。宋代的《针灸资生经》《黄帝明堂灸经》《灸膏肓俞穴法》《备急灸法》，元代的《痈疽神秘灸经》，明代高武的《针灸聚英》、杨继洲的《针灸大成》，到清代的《针灸集成》《太乙神针》《神灸经论》等无不注重灸法，甚至以方药著称的医学家们也都习用灸法。

（三）灸法的发展

灸法治疗疾病已有悠久的历史。最初是单纯的灸法，多采用直接灸，其艾炷较大，壮数较多。现代灸法为了减轻患者接受灸疗的痛苦，多采用小炷少壮灸，并衍化出多种灸法，如艾条灸、药条灸（包括太乙神针、雷火神针等）、温灸器灸、温针灸、天灸、灯火灸等。根据病情不同，还常采用间接灸法，所隔物品多为姜片、蒜片、食盐、豉饼、附子饼等，此外还可将药末敷脐再进行艾灸治病的方法等。

125

自20世纪50年代起，灸法又以其独特的治疗效应为临床所重视，近20年来灸法在灸治范围、灸疗方法和灸疗器械等方面都有了很大发展。单纯用灸或以灸为主治疗的疾病就达100多种，如应用灸法治疗甲状腺病、硬皮病、慢性溃疡性结肠炎、类风湿性关节炎、精子减少症、眼底疾病、面神经麻痹及药物毒性反应等多种疾病。

三、作用机制

（一）疏风解表，温散寒邪

《素问·异法方宜论》曰："脏寒生满病，其治宜灸焫。"《素问·调经论》曰："血气者，喜温而恶寒，寒则泣而不流，温则消而去之。"《素问·骨空论》曰："灸寒热之法，先灸项大椎""大风汗出，灸谚谚。"由此可见，灸法适用于治疗风寒表证，或寒邪为患所致诸证，或偏于阳虚者。

（二）温通经络，活血逐痹

《灵枢·禁服》曰："陷下者，脉血结于中，中有着血，血寒，故宜灸之。"即脉陷不起的原因，是由寒气入于血，血因寒而凝滞，血瘀脉中，故灸法可用于治疗风寒湿邪所致的痹证。

（三）回阳固脱，升阳举陷

《素问·生气通天论》曰："阳气者，若天与日，失其所则折寿而不彰。"《灵枢·经脉》记载："陷下者灸之。"《伤寒论》曰："伤寒六七日，脉微，手足逆冷，烦躁，灸厥阴，厥不还者死""少阴病，下利，脉微涩，呕而汗出，必数更衣，反少者，当温其上，灸之。"因此，灸法可用于因阳气虚脱而出现大汗淋漓、四肢厥冷、脉微欲绝的虚脱证，遗尿，脱肛，阴挺等。

（四）消瘀散结，拔毒泄热

《灵枢·刺节真邪》曰："脉中之血，凝而留止，弗之火调，弗能取之。"气为血帅，血随气行，气得温则疾，气行则血亦行。灸能使气机温调，营卫和畅，故瘀结自散。因此，灸法可用于乳痈初起、瘰疬、寒性疖肿未化脓者。

（五）防病保健，延年益寿

《扁鹊心书·须识扶阳》曰："人于无病时，常灸关元、气海、命门、中脘，虽未得长生，亦可保百年寿矣。"灸疗可以激发人体正气，增强抗病能力。

四、操作方法

（一）操作前评估

1. 医者手消毒。

2. 询问患者基本情况（姓名、年龄、性别等，除外紧张、饥饿、过饱等）。

3. 询问患者既往病史，询问患者是否有禁忌证（出血、瘢痕体质等）、施术部位是否有禁忌证（孕妇腹部和腰骶部、皮肤破损等）。

（二）操作前准备

1. 患者选取合理体位，暴露施灸部位，注意患者保暖。

2. 根据患者的病情选择适应艾灸材料、辅助用品（如姜片、温灸盒等）。

（三）操作过程

1. 选取施灸部位。

2. 艾灸的具体操作方法

（1）艾炷灸：将艾炷放在穴位上施灸，称为艾炷灸。艾炷灸可分为直接灸和间接灸。

①直接灸：将艾炷直接放在皮肤上施灸的方法，称为直接灸。根据灸后有无烧伤化脓，又分为化脓灸和非化脓灸。

A. 化脓灸（瘢痕灸）：适宜大小的艾炷直接放在穴位上施灸，局部组织经烫伤后化脓、结痂，痂脱落后并留有永久性瘢痕，故名瘢痕灸。

临床上多用小艾炷，亦有用中艾炷者。施灸前先在施术部位涂以少量的凡士林或大蒜汁以增强黏附和刺激作用，然后放置艾炷，从上端点燃，烧近皮肤时患者有灼痛感，可用手在穴位四周拍打以减轻疼痛。应用此法时，一般每壮艾炷须燃尽后，除去灰烬，方可换炷按前法再灸，可灸 3~9 壮。灸毕，在施灸穴位上贴敷消炎药膏，大约 1 周可化脓（脓液色白清稀）形成灸疮。灸疮 5~6 周愈合，留有瘢痕，故称瘢痕灸。此法最早见于《针灸甲乙经》，能改善体质，增强抵抗力，从而起到治疗和保健作用，目前临床上常用此法对哮喘、慢性胃肠炎、发育障碍、风湿顽痹、瘰疬等疾病的患者或体质虚弱者进行施治。对于身体过于虚弱，或有糖尿病、皮肤病的患者不宜用此法。由于这种方法灸后留有瘢痕，故灸前必须征求患者的同意及合作。

B. 非化脓灸（无瘢痕灸）：近代对直接灸法的应用，以达到温烫为主，不致透发成灸疮，称为非化脓灸。临床上多用中、小艾炷。先在所灸部位涂以少量的凡士林，使艾炷便于黏附，后将大小适宜的艾炷置于腧穴上点燃施灸，当艾炷燃剩 2/5 左右，患者感到烫时，用镊子将艾炷夹去，换炷再灸，一般灸 3~6 壮，以局部皮肤充血、有红晕为度，因其不致起疱，不留瘢痕，易为患者接受。本法适用于虚寒轻证，用于慢性虚寒性疾病，如哮喘、眩晕、慢性腹泻、风寒湿痹和风湿顽痹等。但对昏厥、小儿及感觉迟钝的患者应小心，防止发疱或灼伤皮肤。

C. 发疱灸：临床上发疱灸也多用小艾炷，对皮肤的灼烫程度较无瘢痕灸深。当患者感到皮肤发烫后再继续灸 3~5 min，此时施灸部位皮肤可出现黄斑，且有汗出，隔 1~2 h 后就会发疱。此法要求施术者熟练掌握分寸，可轻轻拍打施灸穴位周围皮肤或分散患者注意力以帮助此法获得成功。发疱后，切勿挑破，任其自然吸收。一般短期内留有色素沉着，愈后不遗留瘢痕，临床也时有应用。发疱灸适用于一般慢性虚寒性疾病，如哮喘、眩晕、慢性腹泻、皮肤疣等。

②间接灸：又称间隔灸或隔物灸，指在艾炷下垫一衬隔物放在穴位

上施灸的方法，称间接灸。因其衬隔药物的不同，又可分为多种灸法。其火力温和，具有艾灸和药物的双重作用，患者易于接受，较直接灸法常用。古代的间接灸法种类繁多，广泛应用于内科、外科、妇科、儿科、五官科等各科疾病，现代多用于慢性疾病和疮疡等。

A. 隔姜灸：将鲜姜切成直径 2~3 cm，厚 0.2~0.3 cm 的薄片，中间以针刺数孔，后将姜片置于应灸部位，再将艾炷放在姜片上点燃施灸。当艾炷燃尽，可易炷再灸。一般灸 6~9 壮，以皮肤红晕而不起水疱为度。此法应用很广，多用于因寒而致的呕吐、腹痛、泄泻、风寒湿痹、外感表证（遗精、阳痿、早泄、不孕、痛经等）。

B. 隔蒜灸：将鲜大蒜头切成厚 0.2~0.3 cm 的薄片，中间以针刺数孔（捣蒜如泥亦可），置于应灸部位，后将艾炷放在蒜片上，点燃施灸。当艾炷燃尽，易炷再灸，一般灸 5~7 壮。此外，尚有一种铺灸法，自大椎穴起至腰俞穴之间的脊柱上，铺敷一层蒜泥，宽约 2 cm，厚约0.5 cm，周围用棉皮纸封护，然后用艾炷在大椎及腰俞点火施灸。因所铺蒜泥形似长蛇，故名长蛇灸。此法多用于治疗瘰疬、肺结核、腹中积块及未溃疮疡（肿疡初起）等，长蛇灸民间用于治疗虚劳、顽痹等证。

C. 隔盐灸：是用食盐做隔垫物而施灸的一种灸法，因本法只适于脐部，故又称神阙灸。食盐，咸寒，入胃、肾、大肠、小肠经，有涌吐、清火、凉血、解毒之功，此法古代应用很广。其操作方法是让患者仰卧屈膝，以纯白干燥的食盐，填平脐孔，再放上姜片和艾炷施灸。如患者脐部凸出，可用湿面条围脐如井口，再填盐于脐中，如上法施灸。加放姜片的目的是隔开食盐和艾炷的火源，以免食盐遇火起爆，导致烫伤。一般可灸 3~9 壮，急病可根据病情多灸，不拘壮数。这种方法对急性腹痛、吐泻、痢疾、四肢厥冷和虚脱等证，具有回阳救逆的作用。凡大汗亡阳、肢冷脉伏之脱证，可用大艾炷连续施灸，不计壮数，直至汗止脉起，体温回升，症状改善为度，临床上常用于治疗急性寒性腹痛、吐泻、痢疾、小便不利、中风脱证等。

D. 隔附子灸：是用附子做间隔物施灸的一种灸法，以附子片或附子药饼作为间隔物一般灸 3~9 壮。附子有回阳救逆、温肾补阳、散寒止痛的作用，故此法多用于治疗命门火衰而致的阳痿、早泄、遗精、宫寒不孕和疮疡久溃不敛的病证。

a. 附子片灸：将熟附子用水浸透后，切成 0.3~0.5 cm 的薄片，用粗针在中间扎几个小孔，放在施灸部位上，上面点燃艾炷施灸，使热力穿透皮肤。

b. 附子饼灸：取生附子研成细末，用黄酒调和做成饼状（直径 2.5 cm，厚约 0.4 cm），中间用粗针扎孔，置穴位或疮口上，再上置艾炷点燃施灸，施灸时可在药饼下衬垫纱布，以防烫伤皮肤。附子饼若干焦可再换新饼，直灸至肌肤内感觉温热，局部肌肤出现红晕为度。日灸 1 次，病愈为止。

（2）艾条灸：艾条灸是艾灸法的一种，是用特制的艾条在穴位上熏灸或灼烫的方法。如在艾绒中加入辛温芳香药物制成的药艾条施灸，称为药条灸。艾条灸有悬起灸和实按灸两种。悬起灸的操作方法又分为温和灸、回旋灸和雀啄灸。

温和灸、雀啄灸、回旋灸一般病证均可采用，但温和灸多用于治疗慢性病证，雀啄灸、回旋灸多用于治疗急性病证。

①悬起灸：是将点燃的艾条悬于施灸部位之上的一种灸法。一般艾火距皮肤约 3 cm，灸 10~20 min，以灸至皮肤温热红晕，而又不致烧伤皮肤为度。

A. 温和灸：施灸时将艾卷的一端点燃，对准应灸的部位，距皮肤 2~3 cm，进行熏烤，患者局部有温热感而无灼痛感为宜。每处灸 10~15 min 为宜，至皮肤红晕为度。对于昏厥、局部知觉迟钝的患者，医者可将中、食二指分张，置于施灸部位的两侧，通过医者手指的感觉来测知患者局部的受热程度，以便随时调节施灸的距离和防止烫伤。

B. 回旋灸：施灸时，艾卷点燃的一端与施灸部位的皮肤虽保持一定的距离，但不固定，而是向左右方向移动或反复旋转地施灸。

C. 雀啄灸：施灸时，艾卷点燃的一端与施灸部位的皮肤虽保持一定的距离，但不固定，向左右方向移动或反复旋转地施灸。

②实按灸：旋灸时，先在施灸腧穴或患处垫上布或纸数层，然后将药物艾卷的一端点燃，趁热按到施术部位上，使热力透达深部。由于用途不同，艾绒里掺入的药物处方各异，又有太乙针、雷火针、百发神针等。

A. 太乙针：又称太乙神针。操作时，用酒精灯点燃特制药条的一端，以粗布数层包裹，趁热按熨于腧穴或患部，待冷后再烧，再熨，每次每穴灸 5~7 次。亦可先在施灸部位铺上 6~7 层棉纸或布，将艾火直接按其上，稍留 1~2 s，若火熄灭，再点燃再灸，如此反复 5~7 次。此法适用于风寒湿痹、痿证和虚寒证。

B. 雷火针：又称雷火神针。首见于《本草纲目》卷六，是太乙针的前身。本法除艾绒中掺入的药物处方不同外，其操作方法、适应证与太乙针相同。

（3）温针灸：温针灸是针刺与艾灸相结合的一种方法。适用于既需要针刺留针，又需施灸的疾病。操作时，在针刺得气后，将针留在适当的深度，在针柄上穿置一段长约 1.5 cm 的艾卷施灸，或在针尾搓捏少许艾绒点燃施灸，直待燃尽，除去灰烬，再将针取出。此法是一种简便易行的针灸并用方法。艾绒燃烧的热力，可通过针身传入体内，使其发挥针与灸的作用，达到治疗的目的。温针灸时要在施灸的下方垫一纸片，并嘱患者不要移动体位，以防艾火掉落烫伤皮肤或烧坏衣物。

（4）温灸器灸：温灸器是一类专门用于施灸的器具，用温灸器施灸的方法，叫温灸器灸，目前临床常用的温灸器有灸盒、灸架、灸筒等。本法多适用于妇人、小儿及惧怕灸治者，温灸盒灸适用于腹、腰等面积较大部位的治疗，灸架灸、温灸筒灸适用于全身体表穴位的治疗。

温灸器具

①温灸盒灸：将适量的艾绒置于灸盒的金属网上，点燃后将灸盒放于施灸部位灸治即可。

②灸架灸：将艾条点燃后，燃烧端插入灸架的顶孔中，对准选定穴位施灸，并用橡皮带给予固定，施灸完毕将剩艾条插入灭火管中。

③温灸筒灸：将适量的艾绒置于温灸筒内，点燃后盖上灸筒盖，执筒柄于患处施灸。

3. 温度合适，使患者感到温热但无烧灼感为度；时间为每穴或患处灸 10~15 min，程度为灸至局部皮肤红晕。

4. 观察局部皮肤及病情变化，询问患者有无不适，防治艾灰脱落，造成烧伤或毁坏衣物。

（四）操作后处理

1. 向患者告知操作结束，协助着衣，整理床单位，清理用品（灭火）。

2. 嘱患者注意保暖，避免寒冷，忌食生冷及随访计划。

3. 医者手消毒。

4. 出现烫伤等异常情况处理

（1）施灸过量，时间过长，局部出现水疱，只要不擦破，可任其自然吸收，如水疱较大，可用无菌注射器抽取泡内液体，覆盖纱布，保持干燥，防治感染，再涂以烫伤油等。

（2）瘢痕灸者，在灸疮化脓期间，疮面局部勿用手搔，以保护痂皮，并保持清洁，防止感染。

五、适应证

1. 外感风寒表证及中焦虚寒呕吐、腹痛、泄泻等。

2. 寒凝血滞、经络痹阻引起的病证，如风寒湿痹、痛经、经闭、寒疝腹痛等。

3. 气虚下陷、脏器下垂之证，如胃下垂、肾下垂、子宫脱垂、脱肛以及崩漏日久不愈等。

4. 脾肾阳虚，元气暴脱之证，如久泄、久痢、遗尿、遗精、阳痿、早泄、虚脱、休克等；外科疮疡初起或疮疡溃久不愈，以及瘰疬等证。

5. 气逆上冲的病证，如脚气冲心、肝阳上亢之证。

六、禁忌证

1. 面部穴位、乳头、大血管等处均不宜使用直接灸，以免烫伤形成瘢痕。关节活动部位亦不适宜用化脓灸，以免化脓溃破，不易愈合，甚至影响功能活动。

2. 一般空腹、过饱、极度疲劳和对灸法恐惧者，应慎施灸。对于体弱患者，灸治时艾炷不宜过大，刺激量不可过强，以防晕灸。一旦发生晕灸，应立即停止施灸，并及时处理，其方法同晕针。

3. 孕妇的腹部和腰骶部不宜施灸。

七、国内应用研究

符思琴[1] 等将 2018 年 6 月至 2020 年 2 月收治的 101 例周围性面瘫患者，按照护理方式的不同分为对照组（50 例）和观察组（51 例）。对照组采用热敏灸干预，观察组在对照组基础上加用中频脉冲电疗仪，比较两组面神经功能及面瘫恢复情况。结果显示观察组干预 30 日后面神经功能优于对照组，社会功能及躯体功能评分均高于对照组。研究得出热敏灸联合中频脉冲电疗仪能够改善周围性面瘫患者的面神经功能，促进面瘫恢复。

雷燕琳等[2] 将 80 例确诊肝郁气滞型缺乳产妇按照随机数字表法分为研究组、对照组，各 40 例。研究组采用中医经穴推拿艾灸，1 次/日；对照组对产妇进行常规医护。治疗 5 日后，对比两组患者泌乳量、乳房胀痛程度及治疗效果。研究组比对照组总有效率高、泌乳量充足、乳房胀痛程度低。结论：中医经穴推拿艾灸治疗肝郁气滞型缺乳疗效显著。

潘月悠等[3]将 60 例尺桡骨骨折患者随机分为观察组和对照组，观察组 30 例采用患侧前臂艾灸合谷穴联合运穴推拿治疗，对照组 30 例采用患侧前臂局部硫酸镁湿敷治疗。观察比较两组治疗后第一、三、七天患肢肿胀消退程度及疼痛程度。观察组在治疗后第一、三、七天，肿胀值均小于对照组，疼痛 VAS 评分均优于对照组。研究得出艾灸合谷穴联合运穴推拿在治疗尺桡骨骨折肿痛疗效确切，疗效优于硫酸镁湿敷疗法。

参考文献：

［1］ 符思琴.热敏灸联合中频脉冲电疗仪对周围性面瘫患者面神经功能恢复的影响［J］.医疗装备，2021，34（7）：188–189.

［2］ 雷燕琳，曹碧华.经穴推拿艾灸治疗肝郁气滞型缺乳疗效观察［J］.亚太传统医药，2021，17（4）：81–83.

［3］ 潘月悠，陈婉媚，陈秀霞，等.艾灸合谷穴联合运穴推拿治疗尺桡骨骨折肿痛疗效观察［J］.广西中医药大学学报，2021，24（1）：16–18.

第四章　拔罐技术

一、概述

拔罐疗法是以罐具吸拔病变部位或穴位，以通畅气血，疏导经络，拔除病气，调整人体阴阳平衡，增强人体抗病能力，最后达到扶正祛邪、治愈疾病的目的的一种技术。因此，传统医学认为，拔罐疗法具有行气活血、温经通络、消肿止痛、祛湿逐寒、泄热除毒等作用。拔罐技术分为五种方法：闪火法、投火法、滴酒法、贴棉法、架火法。除闪火法罐内无火比较安全外，其他罐内均有火，需当心灼伤被施术者的皮肤。现闪火法适应证最广，运用最多，故此篇主讲闪火拔罐法，包括单纯罐法和复合拔罐法。单纯罐法是指以罐具为工具不配合其他药物或器械进行治疗的方法，主要有留罐法、走罐法和闪罐法。复合罐法指在拔罐前后或拔罐中结合其他器械或药物治疗的一种方法，如刺络拔罐、留针拔罐等。

二、技术渊源

拔罐疗法有着悠久的历史，是祖国医学非药物民间疗法的一个重要组成部分。拔罐疗法，古称"角法"。由于古人采用动物的角作为治疗工具，所以称为"角法"。现存最早的文字记载见于湖南长沙马王堆汉墓出土的古医书《五十二病方》中。汉代多以陶制罐具为主，这与汉代陶土烧制技术有着密切关系。

西晋医学家葛洪的《肘后备急方》中用角法以治痈肿。一般认为针角疗法主要适应证相当于现代医学的软组织化脓性疾病（成脓期），而对于非化化脓性如肿瘤、结核、血管部位的疾病，后世医家将刺血疗法、针灸疗法与拔罐疗法结合起来治疗，这种方法比单纯角法有了提高和发展。

唐代，我国医学得到长足的发展，唐太医将医科分为体疗（内科）、疮肿（外科）、少小（儿科）、耳目口齿（五官科）、角法（拔罐疗法）五科。角法一科的学制定为 3 年。医学家王焘在《外台秘要》中记载有唐代使用竹罐代替角罐、陶罐，是水罐法的雏形。竹罐制作简单，取材容易，轻巧不易跌碎，通过水煮的方法吸拔，为后世药物煮罐的发展奠定了基础。

宋代医家唐慎微在《证类本草》中记载："治发背，头未成疮及诸热肿痛，以竹筒角之。"王怀隐等编的《太平圣惠方》中，创立了"内消"和"托里"的方法，且从不同角度对"角法"的适应证和禁忌证做了论述。凡红肿高大，阳热实证为拔罐适应证；反之，痈疽初期或阴寒虚证则列为禁忌证。

明代医家陈实功的《外科正宗》中的煮拔筒，《瑞竹堂经验方》中的竹筒吸毒法，《济急仙方》中的"角法"等都对拔罐疗法有了较大的丰富和发展。朝鲜医家许浚所著《东医宝鉴》中有竹筒吸毒法记载："治痈疽疔疮肿毒及诸般恶疮，吸出脓血恶水，甚佳。"把用药与拔罐疗法结合在一起，发展了药物煮罐，并且推广到了国外。

至此，文献记载的诸多拔罐疗法，虽在罐具、吸拔方法、药罐、针罐等方面有所改良和提高，但在临床应用方面却不能脱离治疗痈疮疡这类外科阳热实病证。清代医家吴谦等撰著《医宗金鉴》，详细记载了针刺、中草药、煮罐后拔之针药罐综合疗法。吴尚先所著《理瀹骈文》中记载了风邪头痛、破伤癖血、黄疸等内科病的治疗方法："有若罐拔，如黄疸取黄用药罐，及风痛用火罐之类；有若瓶吸，如风寒用热烧酒空瓶覆脐上吸，取汗。亦吸痕病、破伤痕血"。可见当时罐具的制造，拔罐的应用已比较广泛和普及，已从单一的外科发展到内科病证的治疗，说明拔罐疗法在此期的丰富和推广。

近些年来，党和国家重视传统医药的发展，对民间疗法进行广泛的发掘、整理、研究和提高。随着针灸疗法、经络学说的深入研究和发展，拔罐疗法经过辨证取穴、循经取穴以及罐具的不断改进和完善，使之得以继承和发展，并广泛应用于临床。从单一的吸毒拔施发展到内、外、妇、儿、骨伤、皮肤、五官等科，治疗病种数以百计。在罐具的选择上，品种多样，如牛角罐、竹罐、玻璃罐、金属罐、抽气罐、多功能拔罐器、真空拔罐器等数十种。在操作方法上，由煮水排气、燃烧排气，发展为抽气、挤压、电动等排气方法，使之更加安全方便。在辨证拔罐方面，由单一的留罐拔罐，发展为走罐、闪罐、药罐、瓷罐、电温罐、负压罐、刺络拔罐、按摩拔罐、刮痧拔罐、热敷拔罐、理疗照射拔罐等。另外拔罐疗法也被传授到各个国家和地区，成为我国传统医术对外交流的一个重要组成部分。

总之，拔罐疗法经数千年的发展，并不断完善，发展为中医辨证、循经选穴配方的有效治疗方法，不再只是针、灸、药、按摩等方法的辅助手段，将不断被人们认识和发展，以其简、便、廉、验、速、无副作用等优点，成为单独治疗疾病的有效方法之一。

三、作用机制

（一）传统中医学理论

传统中医学认为，人体是一个有机的整体，五脏六腑、四肢百骸各个部位都不是孤立存在的，而是内外相通、表里相应、彼此协调、相互为用的整体。拔罐作用于体表皮肤，通过对脏腑、经络、气血等的整体作用从而起到调整某些脏腑的功能、扶正祛邪、平衡阴阳的功效。拔罐的功能可总结为以下几个方面：抵抗外邪，保卫机体；活血化瘀，疏通经络；调整气血，平衡阴阳；反映病候，协助诊断。拔罐疗法在机体自我调整中可产生行气活血、舒筋通络、消肿止痛、祛风除湿等功效，起到一种良性刺激，促使机体恢复正常功能的作用，印色能反映出不同的病理因素。

1. 罐印紫黑而暗，一般表示供血不足，行经不畅有血瘀现象。

2. 罐印发紫并伴有斑块，一般表示寒凝血瘀证。

3. 罐印呈散在紫点状，且深浅不一，表示气滞血瘀证。

4. 罐印鲜红而艳，一般表示阴虚，气血两虚或阴虚火旺。

5. 罐印红而暗，表示血脂高，且有热邪。

6. 罐印灰白，触而不温，多为虚寒或湿邪。

7. 罐印表面有皮纹或微痒，表示风邪或湿证。

8. 罐体内壁有水气，表示该部位有湿气。

9. 罐印出现水泡，说明体内湿气重，如果水泡内有血水，是湿热毒的反应。

（二）现代医学理论

1. 机械刺激作用

机械刺激作用机械疗法，由于罐内形成负压，生成一种负压机械刺激作用。这种刺激，可以通过皮肤感受器，血管感受器，感受其刺激，经过传入神经纤维传至大脑皮层，反射性的调节兴奋和抑制过程，使整个神经系统趋于平衡。在临床实践中体会到，轻而缓的拔罐可使神经受到抑制；强而急的拔罐则可使神经兴奋。负压吸拔力的大小，直接影响其治疗效果。总而言之，通过调整负压吸力大小的机械刺激作用，可以调节机体机能趋于平衡。

2. 温热刺激作用

拔罐疗法对局部皮肤有温热刺激作用，能使局部的浅层皮肤组织发生波动充血，促使局部血管扩张，促进局部血液循环，加速新陈代谢，改善局部组织的营养状态，加强了机能和组织的活动能量。有文献报道，拔过火罐的部位，血红蛋白和白细胞都比全身有显著增加，其中血红蛋白增加 20%，红细胞增加 100 万以上，白细胞增加 8 000 左右。拔火罐后能促进新陈代谢，使病情好转而恢复健康。

3. 溶血刺激作用

拔罐疗法由于有很强的负压吸附力量，所以能使拔罐部位毛细血管破裂，局部瘀血，引起自家溶血现象，释放组胺、5-羟色胺等。神经介质通过神经-体液机制，刺激着整个机体的内能，由传入神经传至大脑皮质，再由大脑皮质发生反射作用，使机体增加抗病能力。

4. 提高吞噬细胞的功能

经多方试验，吸拔刺激能激发吞噬细胞作用。拔罐前后比较，拔罐后白细胞总数有少量增加，其吞噬细菌指数细胞反应白细胞对细菌的吞噬能力及血清补体效价都有明显地提高，而且其数目并无明显增多，而吞噬细胞的功能却明显地提高了。

5. 神经调节

拔罐时，由于负压吸拔能机械刺激，能传至大脑皮质，对神经系统的平衡实行反向调节。这种双向调节的功能，实际是对人体的病理特征来进行良性调节。如果患者兴奋则使其抑制，患者抑制则使其兴奋。

6. 消炎作用

吸拔火罐后引起神经体液调节，可反射性改善病变部分的血液循环和新陈代谢，促进病变部位组织的恢复和再生。吸拔之后引起的局部血液循环的改善可迅速带走炎性渗出物及致痛因子，消除肿胀和疼痛。吸拔之后局部白细胞数目的轻微增多和吞噬机能的增强可以吞噬细菌和病毒，所以有消炎作用。

四、操作方法

（一）留罐法

留罐法又称坐罐法，是指罐吸拔在应拔部位后留置一段时间的拔罐方法。

1. 术前评估

（1）核对医嘱、治疗卡、床号、腕带。

（2）询问患者基本情况（姓名、年龄、性别等，除外紧张、饥饿、过饱等）。

（3）既往病史禁忌证（出血、传染性疾病等）、施术部位禁忌证（骨折、皮肤破损等）。

2. 术前准备

（1）医者手消毒，衣、帽、口罩、鞋穿戴整齐。

（2）患者准备：缓解紧张情绪，排空大小便。合理体位，暴露施术部位，注意保暖。

（3）各种规格的玻璃罐、碘伏棉球、用95%乙醇浸润的消毒棉球、镊子、火柴或酒精灯等。仔细检查罐口有无残破或过于锐利以及被施术局部皮肤有无破溃，以免损伤肌体。

3. 操作方法

（1）定位：根据病情选择需要施术的经络或腧穴，放松及充分暴露操作部位，选择合适尺寸的罐。

（2）碘伏棉球消毒局部皮肤。

（3）镊子夹住酒精棉球并点燃。

（4）将燃烧的棉球迅速在罐体内旋转一周抽出，同时将火罐紧紧吸附在皮肤上。

（5）拽拉检查火罐是否吸紧。

（6）随时检查罐口吸附情况和皮肤颜色，疼痛、过紧应及时起罐。留罐时间 10~15 min，随时询问患者的感觉。以皮肤红润、充血甚或瘀血为度。

（7）取罐手法正确，切勿强拉。一手夹持罐体另一手拇指按压罐口皮肤，使空气进入罐内，即可起罐。

4. 注意事项

（1）施罐手法要纯熟，动作要轻、快。

（2）以皮肤红润、充血甚或瘀血为度。

（3）采用闪火法注意操作时罐口应始终向下，棉球应送入罐底，棉球经过罐口时动作要快，避免罐口反复加热以致烫伤皮肤，操作者应随时掌握罐体温度，如感觉罐体过热，可更换另一个罐继续操作。

（二）闪罐法

1. 术前评估

同留罐法。

2. 术前准备

同留罐法。

3. 操作方法

（1）定位：对患者进行辨证诊断后，按所拔部位的体位要求，安排患者合适坐位或卧位，暴露局部皮肤，取穴定位。

（2）碘伏棉球消毒局部皮肤。

（3）用镊子夹 1~3 个 95%的乙醇棉球，点燃后在罐内绕 2~3 圈再抽出，并迅速将罐子扣在应拔的部位上，然后又立即取下，再迅速拔住，如此反复多次地拔住起下、起下拔住，直至皮肤潮红、充血或瘀血为度。

4. 注意事项

同留罐法。

（三）走罐

走罐也称推罐，即拔罐时先在施术部位及罐口涂一层润滑剂（常用凡士林等），将罐拔住以后，施术者用手握住罐子向上下或左右需要拔的部位往返推动，至所拔部位的皮肤红润、充血，甚至瘀血时，将罐起下。

1. 术前评估

同留罐法。

2. 术前准备

（1）医者手消毒，衣、帽、口罩、鞋穿戴整齐。

（2）患者准备：缓解紧张情绪，排空大小便。合理体位，暴露施术部位，注意保暖。

（3）物品：各种规格的玻璃罐、用95%乙醇浸润的消毒棉球、镊子、火柴或酒精灯、凡士林（也可根据病情等选用风油精、红花油、风湿油、消炎止痛膏、药酒等提高疗效）等。

（4）定位：对患者进行辨证诊断后，按走罐时的体位要求，安排患者合适坐位或卧位，暴露局部皮肤，取穴定位，常规消毒后涂少许液态凡士林润滑皮肤。

（5）拔罐：按走罐需要，选择大小合适、罐口光滑的罐具（以透明玻璃罐为佳），消毒后拔罐。

3. 操作方法

（1）轻吸快推：此法主行卫气祛表邪，轻吸是应用小号的火罐、以吸入罐内皮肤高于罐外 3~4 mm，皮肤微微潮红为度，再涂以润滑剂，以每秒约30 cm 的速度走罐。

（2）重吸快推：此法主通经脉调气血，重吸是以吸火罐内皮肤面高于罐外 8 mm 以上，皮肤紫红为度。再于施术皮肤涂以凡士林，走罐速度亦为每秒 30 cm 左右。一般腹、背部用大号、中号火罐，四肢用小号火罐。

（3）重吸缓推：此法主驱痼冷荣筋肉，重吸后（如前述），用凡士林涂肤，经每秒 2~3 cm 的速度走罐，使皮肤呈紫红色。背腹部选用大、中号火罐，四肢用小号火罐。

4. 注意事项

（1）本疗法应用于面积较大、肌肉丰厚之部位，走罐前，在罐口或皮肤上涂上凡士林之类的润滑油，一则便于推动，减少疼痛；二则避免皮肤损伤。

（2）推罐时，动作缓慢，用力均匀，要求罐口有一定的倾斜度。即后半边着力，前半边略提起，这样上、下、前、后、左、右地移动，就不会产生较大的阻力。随时检查罐口吸附情况和皮肤颜色，疼痛、过紧应及时起罐。

（3）走罐疗法宜选用口径较大的罐子，罐口要求圆、厚、平滑。

（四）刺络拔罐

即在应拔部位的皮肤常规消毒后，用三棱针点刺出血或用皮肤针叩打后，再行拔罐，以加强刺血治疗的作用。

1. 术前评估

同留罐法。

2. 术前准备

（1）医者手消毒，衣、帽、口罩、鞋穿戴整齐。

（2）患者准备：缓解紧张情绪，排空大小便。合理体位，暴露施术部位，注意保暖。

（3）物品：各种规格的玻璃罐、用95%乙醇浸润的消毒棉球、镊子、火柴或酒精灯等。针具可选用三棱针、皮肤针、小眉刀、粗毫针、陶瓷片、滚刺筒等。

（4）定位：对患者进行辨证诊断后，按拔罐时的体位要求，安排患者合适坐位或卧位，暴露局部皮肤，取穴定位，严格消毒。

3. 操作方法

（1）刺络留罐法：常以三棱针迅速点刺数下或十数下，迅速用闪火法在其上拔罐，务求吸力较强。留罐15~20 min。取罐后，用消毒棉球擦拭净血渍，罐内血块亦应清洗干净。

（2）刺络多罐法：常以皮肤针叩刺，刺激强度为中等度，以微见血即止。然后采用闪火法在病灶范围内，吸拔若干只罐。留罐15~20 min。

（3）刺络走罐法：亦多以皮肤针叩刺。方法是先在吸拔范畴内用皮肤针做轻度弹刺，以局部潮红为度，然后在罐口及穴区抹上润滑油，进行推罐。

4. 注意事项

（1）注意检查针具，当发现针尖有钩毛或缺损、针锋参差不齐时，要及时更换。仔细检查罐口有无残破或过于锐利以及被施术局部皮肤有无破溃，以免损伤机体。

（2）施罐手法要纯熟，动作要轻、快。

（3）出血量不宜过多。发现皮肤变得红润有轻微的渗血就可以了。然后在渗血的部位进行拔罐，留罐的时候观察罐体的出血情况，如果血少可以留的时间长一些，如果血多要立即收罐，留罐时间控制在 12 min 以内。

（4）起罐时先用左手握住火罐，右手拇指在罐口旁边按压一下，使空气进入罐内，然后将罐起下。

（5）针具及针刺局部皮肤（包括穴位）均应消毒。针刺后，局部皮肤须用酒精棉球消毒，并应注意保持针刺局部清洁，以防感染，24 小时内不要沐浴。

（6）本疗法的疗程，一般视病情轻重和患者体质而定。

（五）留针拔罐

在针刺留针时，将罐拔在以针为中心的部位上，待皮肤红润、充血或贫血时，将罐起下，然后再将针起出，此法适用于针罐合用的病证。

1. 术前评估

同留罐法。

2. 术前准备

（1）医者手消毒，衣、帽、口罩、鞋穿戴整齐。

（2）患者准备：缓解紧张情绪，排空大小便。合理体位，暴露施术部位，注意保暖。

（3）物品：各种规格的玻璃罐、95%乙醇浸润的消毒棉球、75%乙醇浸润的消毒棉球、镊子、针、火柴或酒精灯等。

（4）体位：对患者进行辨证诊断后，安排患者合适坐位或卧位，暴露局部皮肤。

3. 操作方法

（1）选择部位。

（2）在应拔部位消毒。

（3）进针，并在得气后将针留置穴内。

（4）用镊子夹 1~3 个 95%乙醇浸泡的棉球，点燃后在罐内绕 1~3 圈抽出，并迅速将罐子扣在针刺的部位上，一般留置 5~10 min。

4. 注意事项

（1）施罐手法要纯熟，动作要轻、快。

（2）以皮肤红润、充血甚或瘀血为度。

（3）起罐时先用左手握住火罐，右手拇指在罐口旁边按压一下，使空气进入罐内，然后将罐起下并将针拔出。

五、适应证

1. 留罐法

此法主要用于以寒邪为主的疾患、脏腑病、久病，部位局限、固定、较深者，多选用留罐法。

2. 闪罐法

此法多用于局部皮肤麻木、疼痛或功能减退等疾患。

3. 走罐法

此法宜于面积较大，肌肉丰厚部位，如脊背、腰臀、大腿等部位的酸痛、麻木、风寒湿痹痛等症。

（1）轻吸快推：此法吸附力轻，刺激力量小，主要影响皮部的功能，多应用于外感（多以足太阳皮部为主）、皮痹麻木（配合局部施术）等症疗效明显。

（2）重吸快推：此法吸附力强、刺激力量大，其作用主要是通过皮肤、腧穴影响经脉气血，进而调整脏腑机能。适宜于治疗某些经脉、脏腑失调的疾患，常选背部腧穴或腹部经脉皮肤为主。

（3）重吸缓推：此术刺激量较大，能够吸拔沉滞于脏腑、经脉之阴寒痼冷从皮肤、腧穴而出，并对局部筋肉有按摩作用，促进气血对筋肉的荣养。走罐部位以督脉、背俞穴和足太阳皮部为主，以激发阳气的温煦作用，驱除痼冷。

4. 刺络拔罐法

临床上多用于治疗丹毒、扭伤、痛疖等。用此法治疗痤疮、皮肤瘙痒以及由于神经损伤而引起的肌肉萎缩，效果明显。

（1）刺络留罐法：多用于病位较深，病灶较局限处。

（2）刺络多罐法：多用于病灶较浅表，范围较大而症情较顽固者。

（3）刺络走罐法：适用于病变部位大，病位浅，病程短者。

5. 留针拔罐法

多用于单独拔罐疗效欠佳的顽固性痛痹等，对各种软组织慢性损伤疗效也不错。

六、禁忌证

患者过饥、过饱、过劳、过渴，高热、高度水肿、高度神经质，皮肤高度过敏、皮肤破损、皮肤弹性极差、严重皮肤病、恶性肿瘤，骨骼凹凸不平及毛发多处，结核和大血管部位，出血性疾病，凝血机能障碍，肌肉瘦削、体质十分虚弱，月经期、孕妇，均应禁用或慎用拔罐。

七、拔罐疗法的国内应用研究

叶立汉[1]分别统计 100 例住院患者拔罐治疗前后血清 IgG、IgA、IgM、补体 C3、C4 含量，研究发现，拔罐对患者体液免疫功能紊乱具有双向调节作用，使偏低或偏高的免疫球蛋白恢复到正常水平。肖伟等[2]用背俞穴拔罐法治疗慢性阻塞性肺疾病稳定期患者，对照组采用解痉平喘、止咳祛痰等方法常规治疗，治疗组在常规治疗的基础上加用背俞穴拔罐治疗。与治疗前比较，治疗后治疗组 IgG、IgA、IgM 和 CD3$^+$、CIN、CD4$^+$/CD8$^+$ 均显著升高（$P<0.01$），且显著高于对照组（$P<0.01$）。发现患者治疗后免疫球蛋白和 T 淋巴细胞亚群显著升高，拔罐可明显改善免疫功能。

朱炯等[3] 观察刺络拔罐联合火针治疗血虚风燥型慢性湿疹的临床疗效及其对患者生活质量的影响。方法：64 例血虚风燥型慢性湿疹患者按照 SPSS 随机编码法分为对照组（32 例）和治疗组（32 例）。治疗组用火针点刺皮损，配以大椎、肺俞、膈俞、脾俞处刺络拔罐；对照组外用糠酸莫米松乳膏。观察两组治疗前后瘙痒视觉模拟量表（VAS）评分、湿疹面积及严重度指数（EASI）评分以及慢性湿疹生存质量量表（EPQOLS）评分的变化。比较两组临床疗效。结果：两组治疗后 VAS 评分、EASI 中皮损面积评分和临床表现评分均较治疗前明显降低（$P<0.05$），且治疗组治疗后 VAS 评分和 EASI 中临床表现评分均明显低于对照组（$P<0.05$），而治疗组治疗后 EASI 中皮损面积评分与对照组比较差异无统计学意义（$P>0.05$）。两组治疗后 EPQOLS 总分和生理、心理、社会各维度的评分均较治疗前降低（$P<0.05$），且治疗组治疗后均低于对照组（$P<0.05$）。治疗组总有效率为 96.7%，对照组为 37.5%，两组比较差异有统计学意义（$P<0.05$）。结论：刺络拔罐联合火针治疗血虚风燥型慢性湿疹的临床疗效优于外用糠酸莫米松乳膏，可缓解瘙痒，控制皮损，提高患者生活质量。

江红等[4] 观察循经拔罐法治疗慢性支气管炎急性肺部感染的临床效果。方法：将 100 例慢性支气管炎急性肺部感染患者随机均分为观察组和对照组。两组均采用中西医常规治疗，观察组加用循经拔罐法。治疗 15 日后，两组患者心率、呼吸、体温及白细胞计数比较，有显著差异（均 $P<0.01$），观察组总有效率显著高于对照组（$P<0.01$）。结论：常规治疗的基础上加用循经拔罐法治疗慢性支气管炎急性肺部感染临

床疗效可靠，能明显促进病灶的吸收和有效改善临床症状。

刘晓静等[5] 观察面部走罐结合针刺治疗特发性面神经麻痹的临床疗效。采用前瞻性研究的方法，将 60 例特发性面神经麻痹患者随机分为治疗组和对照组，各 30 例。对照组采用毫针刺法，治疗组在毫针刺法的基础上加用面部走罐。主要评价面神经功能评价分级量表的分级情况。分别对两组患者在入组前及治疗 4、8 周后进行评价。结果：经过 4、8 周治疗后，对面神经功能评价分级量表进行评价，治疗组优于对照组（$P<0.05$）；经过 4 周治疗，治疗组有 86.67%患者完全恢复（功能正常），优于对照组的 53.33%（$P<0.05$）；治疗 8 周末，治疗组有 96.67%患者完全恢复（功能正常），优于对照组的 72.41%（$P<0.05$）。结论：面部走罐能够有效改善面神经功能，促进面神经功能恢复。

参考文献：

［1］ 叶立汉.拔罐对人体免疫功能的影响［J］.现代康复.1998，23（10）：1109-1121.

［2］ 肖伟，汪瑛，孔红兵，等.背俞六拔罐治疗慢性阻塞性肺疾病稳定期临床观察［J］.中医药临床杂志，2009，21（5）：420-421.

［3］ 朱炯.刺络拔罐联合火针治疗血虚风燥型慢性湿疹的疗效观察对生活质量的影响［J］.上海针灸杂志，2021，40（4）：481-486.

［4］ 江红.循经拔罐法治疗慢性支气管炎急性肺部感染效果观察［J］.护理学杂志，2006，（1）：48-49.

［5］ 刘晓静.面部走罐结合针刺治疗特发性面神经麻痹的临床疗效［N］.天津中医药大学学报，2020，39（5）：536-540.

第五章　放血技术

一、概述

放血技术，古称"刺络"，是根据不同疾病，用针刺破其浅表络脉（浅表静脉）放出少量血液，以达到治病的一种外治方法。它是祖国医学的一种独特的针刺疗法，长期以来广泛流传民间，应用于临床。

二、技术渊源

据考证，远在石器时代，就有用"砭石"治病的记载。我国现存最早的医学巨著《内经》乃刺络理论之渊薮，考其全文 162 篇竟有 40 余篇论及此。《灵枢·经脉篇》云："故刺诸络脉者，必刺其结上甚血者，虽无结，急取之，以写其邪而出其血。"书中系统论述了刺络工具、作用功能、部位选择、适应范围等。《内经》应用刺络法的原则是"菀陈则除之"，亦即瘀血内留络脉和脏腑时，刺络放出恶血，而起到活血化瘀的作用。

《内经》刺络术的形成，对后世医家影响极大，结合各自的临床实践，形成了自己的刺络风格。如金元时期张子和认为用此法可使邪从外解，故把刺血疗法包括在汗法之中，且用治赤瘤丹肿，走引遍身，邪热之毒，在于皮肤，用瓷片锋砭出紫血则愈。以治急性喉痹，"用针出血，最为上策"。李东垣用此法除主要用于湿热证、胃火证、瘀阻经络证、上热下寒证外，还用于脾胃虚弱证。他提出："脾胃虚弱，感湿成痿，汗大泄，妨食，三里，气冲以三棱针出血。若汗不止者，于三里下三寸上廉出血。"至此，刺血疗法由单纯用于实证、热证而扩展运用于虚证、寒证，故在理论和实践上有了长足的发展，东垣弟子罗天益不仅继承了他的经验，还用此法治疗外科疾病，他提出："病大风，满面连颈极痒，眉毛已脱落……或砭针亦缓。"又云"三棱针刺疮见血，待血尽，上药膏盖之，不过三易决愈"等等。

明清时期，伴随针灸学的发展，刺血疗法亦有突破。如针灸大家杨继洲指出"初中风跌倒，卒暴昏沉，痰涎壅滞，不省人事，牙关紧闭，药水不下，急以三棱针刺手十指十二井穴，当去恶血""缘唇疮：刺唇去恶血""舌强难言：金津、玉液"等。清代赵学敏在《串雅外编》中收集了大量从民间防治急症的经验方，如"急痧将死，将口撑开，看其舌处有黑筋三股，男左女右，刺出紫血点即愈"。陈自明的《外科精义》、薛卓己的《薛立斋医案全集》、江瓘等的《名医类案》、徐大椿的《医学源流论》、傅青主的《傅青主女科》、夏春农的《疫喉浅论》等，都对刺血疗法发挥颇多。

近年来，国内在推广应用刺血疗法方面，出现了可喜的局面，治疗范围日趋扩大，现代刺血疗法使用工具丰富，适宜病证涉及 261 个病种，包括内科、外科、五官科、皮肤科、儿科、妇科等。刺血疗法适宜病证广泛，对不同病证的操作特点有所不同，相应的临床效应特征亦有不同，内在机制各有侧重。

三、作用机制

（一）传统中医学理论

气血是人体生命活动的源泉，人体每个部位都要依靠气血的充实、滋润和濡养，各种器官机能活动皆以气血为物质基础。气血充沛，运行顺畅，则人体精神愉悦，生命活动正常。若外邪侵袭或机体内部阴阳失调，气血壅滞，气机逆乱，则易生疾病，所以说"百病皆生于气"，经络"行气血而营阴阳"，是气血运行的通道，气血通过经络输布周身而发挥其生理功能；经络又"内属于脏腑，外络于肢节"，把人体的脏腑、肢骸、官窍、皮肉筋骨等器官组织联结成为一个有机整体。经络运行气血，联系诸部，使人体阴平阳秘，健康无病。如果因内外各种原因导致经络失去正常功能，就可能阴阳失调，气滞血瘀，引起一系列疾病。《素问·调经论》云："病在脉，调之血；病在血，调之络。"就是用调血通络来治疗气血经脉的疾病。刺血即可泻除病邪，又可调气血、通经络，进而调脏腑、和阴阳，治疗多种疾病。

（二）现代医学理论

1. 刺血疗法的局部点效应机制

刺血疗法治疗局部病证时，对操作精度和流出物量的明确要求，与局部病灶微循环的病理变化有关。如下肢瘀络刺血治疗单纯下肢静脉曲张、帕金森病冻结步态，局部瘀血肿胀点刺血治疗踝关节扭伤，局部点刺放血治疗急性扁桃体炎等，这些病灶部位刺血均可以改变局部微循环状态，排出瘀血的同时清除炎性物质，促使局部血液及组织内生化物质发生变化，从而控制炎性反应并促使炎性反应转归。因此，刺血治疗局部病证所出现的炎性物质变化、促使症状的改善均为循环改善后的继发性改变，而其机制研究应当主要考虑局部微循环变化机制。

2. 刺血疗法的远部点对点效应机制

局部刺血治疗远隔部位的病证，对刺血目标和流出物的量的精准度要求下降。刺血部位仅要求在穴位附近，而难以达成共识的刺血量表明临床中对于刺血量大小的要求并不严格。因此，局部微循环变化机制并不能解释远隔部位的点对点效应特征，而经络脏腑相关的神经节段学说则可能是此类刺血方法的机制。有学者在对腧穴与靶器官的相关规律方面进行分析及总结后，提出中枢（脊髓）水平和外周（脊神经节）水平的神经节段性联系，是决定腧穴—脏腑、躯体相关规律的基本生物学机制。此机制基本可解释躯干及四肢腧穴的远部治疗作用以及刺血疗法的远部点对点效应特征。另有学者提出脏腑背俞与相应十二经脉直接关联的理论，这有助于从经脉循行理论方面解释背俞穴刺血治疗相关脏腑疾病的机制。

3. 刺血疗法的特殊点对面效应机制

局部刺血产生全身效应，此类刺血方法对刺血目标和刺血量的精准度要求进一步下降。刺血部位在身体一个或多个部位均可，不需要取穴。与刺血远隔部位治疗类似，此类治疗同样也难以对出血量达成共识。因刺血目标不同，治疗疗程不同所要求达到的治疗效果各异，诱发身体各系统不同时间、不同程度的反应，刺血量必然存在差异。虽然精准度降低，但局部的强烈刺激和出血是必要的，也是产生全身效应的要点，这可能是运动感觉神经系统、自主神经系统、循环系统、免疫系统和内分泌系统等多系统共同作用的结果。不同系统对刺激的反应速度不同，不同的刺血效应需要考虑不同的机制。如耳部刺血治疗内脏病起效数十分钟，可能与耳迷走神经有关，背俞穴刺血疗法治疗高脂血症、糖尿病起效需要数周，需考虑内分泌机制；十宣穴用于休克促醒，起效快速，需考虑中枢神经机制；中风康复中采用金津、玉液刺血，促进言语及吞咽功能恢复，亦需考虑中枢神经机制；多处穴位放血影响机体凝血系统，改善血液流变学指标，需考虑血管生物学机制；十二井穴、大椎刺血治疗类风湿性关节炎，治疗疗程久，需考虑免疫学机制等。

四、操作方法

《灵枢·官针》提出了"络刺""赞刺"和"豹文刺"三种放血方法，"络刺者，刺小络之血脉也""赞刺者，直入直出，数发针而浅之出血""豹文刺者，左右前后针之，中脉为故，取经络之血"。《素问·缪刺论》记载了缪刺放血法。经过长期的发展变化，刺血的方法更加丰富和完善。主要放血方法包括：点刺、散刺、叩刺、挑刺、针刺。

1. 术前评估

（1）核对医嘱、治疗卡、床号、腕带。

（2）询问患者基本情况（姓名、年龄、性别等，除外紧张、饥饿、过饱等）。

（3）既往病史、禁忌证（出血、传染性疾病等）、施术部位禁忌证（骨折、皮肤破损等）。

2. 术前准备

（1）医者手消毒，衣、帽、口罩、无菌手套穿戴整齐。

（2）患者准备：缓解紧张情绪，排空大小便。合理体位，暴露施术部位，注意保暖。

（3）选择合适消毒三棱针、75%酒精、棉签、碘伏棉球。

3. 操作方法

（1）定位：根据病情选择需要施术的经络或腧穴，放松及充分暴露操作部位，选择合适尺寸的针具。

（2）点刺分为直接点刺、夹持点刺、结扎点刺3种。

①直接点刺法。先在针刺部位揉捏推按，使局部充血，然后右手持针，以拇、食二指捏住针柄，中指端紧靠针身下端，留出针尖0.1~0.2寸，对准已消毒过的部位迅速刺入。刺入后立即出针，轻轻挤压针孔周围，使出血数滴，然后以消毒棉球按压针孔即可。此法适于末梢部位，如十二井穴，十宣穴及耳尖穴等刺血。

②夹持点刺法。此法是将左手拇、食指捏起被针穴处的皮肤和肌肉，右手持针刺入 0.1~0.5 寸。退针后捏挤局部，使之出血。常用于攒竹、上星、印堂等穴位的刺血。

③结扎点刺法。此法先以橡皮带一根结扎被针部位上端，局部消毒后，左手拇指压在被针部位下端，右手持针对准被刺部位的脉管刺。立即退针，使其流出少量血液。待出血停止后，再将带子松开，用消毒棉球按压针孔。

（3）散刺法。用三棱针在病变局部的周围进行点刺，根据病变部位大小，可刺 20 针以上，针刺深浅须依据局部肌肉厚薄、血管深浅而定。由病变外围向中心环形点刺，达到祛瘀生新、疏经活络的目的。与点刺比较，此法针刺次数多、面积大，多用于顽癣、丹毒等皮肤和外伤局部瘀肿疼痛。

（4）叩刺法。用皮肤针叩打弹刺或滚刺一定部位，使之出血。通常要保持一定的刺激强度，使皮肤出血如珠，适用于某些皮肤病和外伤局部瘀肿疼痛。

（5）挑刺法。用左手按压施术部位两侧，固定皮肤，右手持三棱针或圆利针，挑破腧穴或反应点出血；或者深入皮内，把部分纤维组织挑出或挑断，并挤压出血，然后盖上消毒敷料，加以固定，常用于治疗目赤肿痛、丹瘤、乳痈等。

（6）割点法。此法是以小眉刀或手术刀切割穴位皮肤、黏膜或小静脉，放出适量血液，然后盖以消毒敷料即可。割点切口一般长 0.5 cm 左右，小静脉则以割破 1/3 为度。

（7）针罐法。针刺配合杯罐拔吸出血。先行针刺，少量出血或不出血，再施拔罐，待罐内吸出一定量的血液后起罐。多用于躯干或四肢近端能够扣罐之处。适用于病灶范围较大的丹毒、神经性皮炎、扭挫伤等。

4. 注意事项

应用刺血疗法、应充分考虑患者体质的强弱、气血的盛衰以及疾病的虚实属性、轻重缓急等情况，必须注意如下几点。

（1）详察形神：《灵枢·终始》指出："凡刺之法，必察其形气。"临床刺血时，必须根据患者的体质状态、气质特点及神气盛衰等情况，确定相应的治疗法则。根据人体的高矮、肥瘦、强弱来决定刺血的深浅手法及出血量的多少。根据神气有余、不足，来确定刺血的适应范围和方法。

（2）辨明虚实：《素问·通评虚实论》说："邪气盛则实，精气夺则虚。"虚与实，概括了邪正关系。由于刺血的作用主要是通过决

"血实"、除"菀陈"而达到治愈疾病的目的，因此，尤其用于实证、热证。

（3）知其标本：刺血疗法常作为重要的治标方法，而被用于临床。强调治病之法，宜先刺血以缓解其痛苦，再根据疾病的虚实属性，取舍补泻。现代对各种原因所致的高热、昏迷、惊厥等危证，先以刺血泄热开窍以治其标，然后再针对开发病原因而治本。

（4）定其血气：《灵枢·官能篇》指出："用针之理，必须知形气之所在，左右上下，阴阳在里，血气多少。"因此，必须根据十二经气血的多少及运行情况，来决定是否刺血及出血量的多少。临上取商阳刺血治疗昏迷、齿痛、咽喉肿痛；取攒竹刺血治疗头痛、目赤肿痛；取委中刺血治疗腰痛、吐泻；以曲泽刺血治疗心痛、烦热、呕吐等，即是以经脉气血多少为依据的。

（5）顺应时令：《素问·诊要经终论》曰："春夏秋冬，各有所刺。"又说，"春刺散俞及与分理，……夏刺络俞，见血而止。"指出了人与天地相应，与四时相序，故刺血疗疾也因时令而异。根据四时五行衰旺与脏腑相配的机理，视腰痛患者发病经络的经气旺与不旺来决定的。如足太阳脉令人腰痛，应取太阳经委中穴放血治疗，但春日不可刺出血，四足太阳经为寒水之脏，春日木旺水衰，太阳经气方盛，故不能刺出血；足阳明脉令人腰痛，应取阳明经足三里穴放血治疗，但秋日不可刺出血；因阳明属土，土旺长夏，而秋日金旺木衰，故不可刺血以泻之，余可类推。

五、适应证

一般而言，刺血主要起攻泻作用，能够泻热排毒、活血化瘀、通经活络、开窍启闭，治疗邪盛、毒淫、血瘀络阻、形实阳亢的阳证、实证、热证。对某些寒热错杂、虚实夹杂的疾病，可用刺血疗法来处理其中的"热"和"实"的成分。刺血的适应证如下。

1. 温热病证

肺实热证，高热不止，烦躁不安，神昏谵语，伤寒四肢热，热病汗不止，疫喉痧，蛤蟆瘟，大头瘟等。

2. 疮疡

痈疽初起，疔疮，丹毒，湿癣，酒糟鼻，臁疮等。

3. 咽喉、口腔和眼科疾病

乳蛾，喉痹，喉闭，舌肿胀大，口疮，目暴赤肿，目赤，烂弦风，睛痛欲胀出，眼生倒睫毛，胬肉攀睛等。

4. 危急重症

中风闭证，风搐反张，中暑，溺水等。

5. 其他

霍乱，痧胀，疠风，虫、蛇、犬咬伤，跌打损伤，癫狂，疟疾，癃闭等。

清代以来，又不断发现很多病证也可用刺血治疗，如一氧化碳中毒、血栓闭塞性脉管炎、癫痫、月经过多、痛经、雷诺氏病、尿路结石、银屑病、白癜风等。需要说明的是，刺血有时要与其他疗法配合应用，对某些疾病而言，刺血有时只适用于它的某一阶段。

六、禁忌证

临床应用刺血疗法，有宜有忌。因此，必须根据患者的病情、体质以及刺血部位和某些特殊情况，灵活掌握，以防发生意外。刺血禁忌有如下几种：

1. 在临近重要内脏部位，切忌深刺。《素问·刺禁论》指出"脏有要害，不可不察""逆之有咎"。该篇列举了脏腑及脑、脊髓被刺伤后所产生的严重后果，其认识与今之临床观察基本一致，应予足够重视。

2. 动脉血管和较大的静脉血管，禁用刺血。直接刺破浅表小血管放血，是刺血的基本方法。但要严格掌握操作手法，切忌捣刺。对动脉血管和较大的静脉血管，包括较重的曲张静脉，应禁止刺血。刺大血管附近的穴位，亦须谨慎操作，防止误伤血管。今有报道，以三棱针治疗急性乳腺炎误伤肋间动脉而引起大出血，经外科切开结扎才止血。

3. 虚证，尤其是血虚或阴液亏损患者，禁用刺血。《灵枢·血络论》指出："脉气盛而血虚者，刺之则脱气，脱气则仆。"因此，血虚（包括较重的贫血、低血压反常有自发性出血或损伤后出血不止的患者）应禁用刺血，以免犯虚虚之戒。血与汗同源，为津液所化生，故对阴液素亏或汗下太过者，亦禁用放血。若确须施用此法，应视病邪与正气盛衰而定，不宜多出血。

4. 孕妇及有习惯性流产史者，禁用刺血。

5. 患者暂时性劳累、饥饱、情绪失常、气血不足等情况时，应避免刺血。

七、国内应用研究

（一）内科

临床研究报道中较多见的疾病如外感发热、头痛、中风等。刺络放血治疗对于由于外邪或者阳热之邪致病引起的发热，疗效甚好。如陈月琴[1]取大椎点刺拔罐治疗 100 例感冒高热患者，有效率高达 98%。王煜明等[2]观察运用三棱针在患侧耳背静脉刺络放血为主治疗头痛，总有效率达 93.8%。郭义等[3]以手十二井穴刺络放血治疗中风，可使脑部损伤面积小的患者意识状态好转。

（二）骨伤科

放血疗法可舒筋通络、活血化瘀、消肿止痛，故可治疗骨伤科疾病。赵阳[4]在委中穴上刺络放血为主治疗急性腰扭伤 120 例，治愈人数占 86%。张帆等[5]采用三棱针点刺后拔罐治疗外伤瘀血性疼痛 50 例，总有效率 100%。

（三）皮肤科

刺络放血通过散瘀血，通经络，疏通气血，调营卫，达到驱除瘙痒的目的。朱明芳等[6]用刺络放血法治疗皮肤瘙痒症60例，总有效率为93.3%，优于西药组（口服氯苯那敏片）的73.3%（*P*<0.05）。曹世强[7]用局部刺络放血疗法治疗60例带状疱疹患者总有效率达93.3%，优于西药组（口服布洛芬缓释胶囊）的71.7%（*P*<0.05）。

（四）妇科

刺络放血疗法具有疏风清热、活血化瘀消肿、疏经通络止痛的作用，因而可用于妇科。江翠[8]用电针配合刺络放血治疗68例乳腺增生患者，有效率91.17%。

参考文献：

[1] 陈月琴.大椎穴刺络放血法治疗感冒高热100例［J］.浙江中医杂志，2008，28（5）：348.

[2] 王煜明，王浩.刺络放血治疗偏头痛疗效观察［J］.上海针灸杂志，2010，29（8）：527.

[3] 郭义.手十二井穴刺络放血对中风患者意识状态、心率等影响的临床观察［J］.天津中医药，2003，20（2）：35-37.

[4] 赵阳.拔罐刺络放血治疗急性腰扭伤［J］.辽宁中医药大学学报，2011，13（11）：195-196.

[5] 张帆，林周杰.刺络放血疗法对外伤瘀血性疼痛的疗效观察［J］.上海针灸杂志，2007，26（5）：19-20.

[6] 朱明芳，何清湖，张伊敏.刺络放血与西药治疗皮肤瘙痒症疗效对照观察［J］.中国针灸，2013，33（1）：13-16.

[7] 曹世强.刺络放血法治疗带状疱疹60例临床观察［J］.中医杂志，2010，51（1）：209-210.

[8] 江翠.电针配合刺络放血治疗乳腺增生34例［J］.中医研究，2013，26（3）：57-58.

第六章　刮痧技术

一、概述

刮痧疗法是借助特制器具，在中医经络腧穴理论的指导下，采用相应的手法在体表进行刮拭，以出现皮肤潮红，或红色粟粒状，或紫红色，或暗红色的血斑、血泡等为止，从而达到活血化瘀、祛邪排毒的目的，是一种防治疾病的外治法。

二、技术渊源

刮痧疗法起始于远古，至今已有数千年的历史，它是人们在与疾病长期斗争的过程中，总结出来的一种行之有效的中医内病外治法，现已成为一门独特的临床保健治疗学科。刮痧早在春秋战国时期就流行起来。《扁鹊传》记载："扁鹊在虢时为太子治尸厥。弟子子阳历针砭石，以取外三阳五会。"其中砭石即石块，作为刮拭穴位和经络的工具。在唐代，人们就用"苎麻"这一工具来刮治各种痧病。到元明时期，一些医学书籍有了更多的刮痧记载，如元代医家危亦林在1337年撰成的《世医得效方》卷二"沙证"，明代张凤逵《伤暑全书》记载"绞肠痧"。《医学正传》中写道："治痧证，或先用热水蘸搭臂膊而以苎麻刮之，甚者针刺十指出血，或以香油灯照视胸背，有红点处皆烙之。"这些书中都记载了关于痧证及刮痧的相关经验。到清代，郭志邃的《痧胀玉衡》对刮痧疗法进行了比较系统的介绍和研究。20世纪以来，吕季儒《吕教授刮痧健康法》，侯志新《经络微针穴区刮痧法》，王敬和杨金生的《中国刮痧健康法》，张秀勤和郝万山的《全息刮痧法》等从经验刮痧法到中医针灸理论指导、循经走穴、全息理论等内症外治的辨证刮痧疗法逐渐发展起来。刮痧疗法应用到内外妇儿病证中，痧疗法越来越受到社会的青睐，特别是对于越来越多的慢性病、亚健康状态，刮痧疗法以其独特的治疗和疗效得到了众多医务工作者和患者的接受和认可。现代医学认为刮痧是一种特殊的物理治疗方法，在促进机体细胞代谢、增强免疫力等方面起着重要的促进作用。

三、作用机制

（一）古代刮痧法作用机理

1. 传统中医一致认为各脏腑器官之间，脏腑与经络之间及脏腑与体、华、志、液、窍之间存在着密切的联系，当内脏和各组织器官发生病变时经络循行相应部位会出现敏感、疼痛、结节、痧象等，通过刮痧施治可治疗相对应的脏腑组织器官的疾病。对疾病早期诊断甚至超前诊断具有指导意义，为疾病的预防和机体的保健发挥一定的实用价值。

2. 疾病伤害人体，总是从皮毛，而络脉，而经脉，而血肉，而筋骨，而脏腑的。积极地对浅表络脉受邪的肌肤痧证进行治疗，有效地改善络脉受邪的功能失调状态，能够防止病邪传变或深入，以预防络脉深层的经脉、筋骨、脏腑乃至于精血等进一步的功能失调，甚或更加严重的器质性疾病。因此，在临床运用刮痧法，积极排解络脉病邪，有显著的中医"治未病"和预防医学的意义。

（二）现代刮痧法作用机理

1. 现代研究表明通过刮痧借助神经一体来调节体内各个组织脏器和系统的异常生物信息，来调节和增强人体的脏腑功能。

2. 现代研究通过刮痧来收缩伸展肌肉产生的热能和代谢产物的化学刺激，鼓舞和激发经气，经过经脉独特的能量传递效应，进而发挥经络整体性。

3. 现代研究刮痧疗法可以促进机体代谢，调节免疫抗炎系统和激素水平，改善经络血液微循环。当人体各组织器官不能及时排出血液中的代谢产物，加上时间的推移，组织细胞会发生病变，其营养物质和代谢产物不能正常交换，导致废物蓄积和微循环受阻，毒素形成，进一步加重自身疾病。进行刮痧治疗后，一方面使局部组织升温，皮下组织大部分血管扩张，毛细血管通透性增加，从而改善局部微循环，增加血氧和局部组织的代谢；另一方面，随着血管扩张，毛细血管破裂，形成瘀斑，体内的清道夫淋巴细胞和吞噬细胞开始从体内清除病理产物，刺激免疫机能，发挥抗炎等作用，提高机体的应激修复能力，上述过程可以统称为自身溶血现象。此外刮痧还可以通过神经反射或体液传递，向中枢神经系统发出信号，由中枢神经进行分析综合，调节自主神经系统、大脑的兴奋与抑制过程以及内分泌系统的平衡功能，做出健康的反应，促进机体修复。

四、操作方法

1. 首先要向患者做简要解释，以消除其紧张恐惧心，以取得信任、合作与配合。

2. 准备齐全刮痧器具与用品。检查刮具边缘是否光滑、安全，并做好必要的消毒工作。

3. 根据患者所患疾病的性质与病情。确定治疗部位，尽量暴露，用毛巾擦洗干净，选择合适的体位。

4. 刮拭部位均匀地涂布刮痧介质，用量宜薄不宜厚。

5. 一般右手持刮痧工具，灵活利用腕力、臂力，切忌生硬用蛮力，硬质刮具的平面与皮肤之间角度以45°为宜，切不可成推、削之势。

6. 用力要均匀、适中，由轻渐重，不可忽轻忽重，并保持一定的按压力，以患者能耐受为度，使刮拭的作用力传达到深层组织，而不是在皮肤表面进行摩擦。刮拭面尽量拉长，点线面三者兼顾，综合运用，点是刺激穴位，线是循径走络，面是作用皮部。

7. 刮痧时要顺一个方向刮，不要来回刮，以皮下出现轻微紫红或紫黑色痧点、斑块即可。应刮完一处之后，再刮另一处，不要无序地东刮一下、西刮一下。

8. 保健刮痧和头部刮治，可不用刮痧介质，亦可隔衣刮拭，以患者能耐受为度。

9. 任何病证，宜先刮拭颈项部，再刮其他患处。一般原则是先刮头颈部、背部，再刮胸腹部，最后刮四肢和关节。关节部位应按其结构，采用点揉或挤压手法。

10. 如刮取头、额、肘、腕、膝、踝及小儿皮肤时，可用棉纱线或头发团、八棱麻等刮之。腹部柔软处，还可用食盐以手擦之。

11. 刮拭方向原则按由上而下、由内而外的顺序刮拭。

12. 刮完后，擦干水渍、油渍。让患者穿好衣服，休息一会儿，再适当饮用一些姜汁糖水或白开水，会感到异常轻松和舒畅。

13. 一般刮拭后 30 min 左右，皮肤表面的痧点会逐渐融合成片，刮痧后 24~48 小时出痧表面的皮肤触摸时有痛感或自觉局部皮肤有微微发热。这些都属于正常反应，休息后即可恢复正常。一般深部出现的包块样痧或结节样痧在皮肤表面逐渐呈现紫色或青黑色，消退也较缓。

14. 刮痧时限与疗程，应根据不同疾病之间的性质及患者体质状况等因素灵活掌握。一般每个部位刮 20 次左右，以使患者能耐受或出痧为度。在刮痧治疗时，汗孔开泄，为了利于扶正祛邪，防止耗散正气，或祛邪而不伤正，所以每次刮治时间，以 20~25 min 为宜。初次治疗时间不宜过长、手法不宜太重，不可一味片面强求出痧。第二次间隔 5~7 日后或患处无痛感时再实施，直到原处清平无斑块，病证自然痊愈。通常连续治疗 7~10 次为 1 个疗程，间隔 10 日再进行下一个疗程。如果刮拭完成 2 个疗程仍无效者，应进一步检查，必要时改用其他疗法。

15. 刮痧后不宜立即洗澡：刮痧时，皮肤局部汗孔开泄，等于打开了人体的大门，这便于使毒邪排出体外，但痧疗后立刻洗澡易使身体遭受风寒之邪，邪风会通过开泄的毛孔直接进入身体，须待皮肤毛孔闭合（一般告知患者 2~4 小时后方可洗澡）。

16. 刮痧后需避风寒饮温水：刮痧后应饮用温水一杯（约 200 mL）。刮痧过程中，汗水排泄，邪气外排，会消耗体内部分津液，所以在刮痧后需饮用温水。如此不仅可以补充消耗的津液，还能促进新陈代谢，加速代谢产物的排出。注意避风寒和保暖。刮痧应当选择在温暖的室内进行，避免受风寒。在夏季，即使高温时也不可在电扇处或有对流风处刮痧，如此不但影响刮痧疗效，还会因感受风寒而引发新的疾病。刮痧期间，饮食一定要清淡，避免过多食用油腻厚重的食物，还要有针对性地调理脏腑营养。刮痧后，一定要注意休息，避免过度劳累。

五、适应证

刮痧法可以调理身体八大系统的疾病表现症状。

1. 四高症状

高血脂、高血糖、高血压、高尿酸。

2. 肝脏代谢功能紊乱症状

脂肪肝、酒精肝、肝囊肿、肝脏肿瘤等。

3. 运动系统损伤症状

颈、肩、背、腰、腿、膝、髋、肘、腕、足、风湿、类风湿、关节紊乱、筋腱、肌肉等部位。

4. 内分泌系统紊乱症状

月经不调、乳腺增生、失眠多梦、食欲不佳、情志失调、性功能低下、不孕不育等症状。

六、禁忌证

1. 患有出血倾向性疾病者，如血小板减少、过敏性紫癜、白血病等，不宜选择刮痧疗法。

2. 危重患者、各种急性传染性疾病、急性感染性疾病、心脑血管病急性期、各种急腹症者应慎用刮痧疗法。

3. 新发生的骨折部位不宜刮痧，须待骨折愈合后，方可在患部周边用痧疗补法，外科手术疤痕处在 2 个月以后方可接受局部刮痧疗法。

4. 恶性肿瘤部位禁止刮痧。

5. 恶性肿瘤手术后所形成的皮肤疤痕局部应慎用刮痧疗法。

6. 若患有传染性皮肤病、皮肤出现不明原因的包块等，不宜直接在病灶部位刮痧。

7. 年老体弱者、空腹、女性面部禁用泻法大面积刮拭。

8. 对痧疗恐惧或过敏者，禁用本法。

9. 孕妇、妇女经期禁止刮拭下腹部及三阴交穴、合谷穴、足三里穴等，且在其他部位刮拭时手法宜轻，可采用补法。

七、国内应用研究

洪士为、李俐等[1] 为了观察针刺结合刮痧对风痰瘀阻型脑梗死后下肢运动功能障碍的临床疗效，选取 2019 年 1 月至 2019 年 12 月福建中医药大学附属第二人民医院针灸科、脑病科和康复科确诊为风痰瘀阻型脑梗死后下肢运动功能障碍患者 74 例作为研究对象（纳入的患者为恢复期的脑梗死患者），随机分为针刺结合刮痧组（观察组）和针刺组（对照组），每组 37 例。观察组（针刺穴位：人中、内关、极泉、三阴交、委中、尺泽，刺患侧穴位。刮痧经络：督脉从大椎到命门，患侧足太阴经从箕门到三阴交）、对照组（针刺穴位同观察组）。发现观察组的简式 FMA（运动评分表）、iEMG（肌电积分值）和 RMS（均方根值）均较对照组明显升高，结论：①针刺结合刮痧及单纯针刺均能有效提高风痰瘀阻型脑梗死下肢偏瘫患者的 FMA 评分，增加患者iEMG、RMS 积分，且针刺结合刮痧优于单纯针刺。②针刺结合刮痧通过疏通偏瘫肢体的经络，宣通气血，对改善风痰瘀阻型脑梗死下肢运动功能障碍的临床疗效优于单纯针刺。Enneth 等[2] 通过对 HO-1 转基因小鼠运用荧光素成像检测手段观察刮痧后 HO-1 基因表达变化，发现小鼠刮痧后 HO-1 基因表达上调，提示刮痧具有抗氧化的作用。Chen 等[3] 对 BALB/C 小鼠进行刮痧干预，在小鼠皮肤组织中观察到血管扩张、红细胞外渗和免疫活性细胞比例增加，促炎细胞因子上调，免疫抑制细胞因子下调；对于抗炎细胞因子，未发现明显变化；刮痧组小鼠注射模型疫苗后，皮内注射诱导的 IgG 滴度高出 3 倍，且抗体亚型更偏向 Th1，说明刮痧治疗能上调皮肤的先天性和适应性免疫功能，增强对皮内抗原的应答。吴智聪等[4] 通过观察大鼠刮痧后皮下渗出物中免疫因子成分和血液成分的变化以及皮肤组织病理学的改变，发现刮痧组大鼠血液白细胞总数显著升高，皮肤 IL-1B、IFN-γ 含量显著升高，血液溶血率显著上升，但血液中 IL-1B、IL-6、IFN-γ 水平未见明显改变；显微镜下可见刮痧后皮肤严重水肿、血管充血扩张以及炎症细胞浸润。推测刮痧可快速调动机体免疫反应，"痧"中所含免疫成分有助于疾病的治疗。Jiang 等[5] 通过对 50 只雄性大鼠随机分组后，分别进行腰椎间盘突出症（LDH）的造模并给予不同的干预措施，结果显示刮痧组和口服药物治疗组大鼠 IL-1 水平较模型组显著降低，提示刮痧疗法能抑制大鼠自体髓核移植引起的 LDH 免疫炎症反应。唐也笑等[6] 通过对气滞血瘀证雌性大鼠进行刮痧干预，发现刮痧具有活血益气的作用，其机制可能与改善血液流变学及凝血功能、提高 SOD 活性及降低 MDA 浓度有关。谌河琴[7] 将 48 只 SD 雄性大鼠随机分成正常组、模型组、通阳刮痧组和人参皂苷组（阳性对照组），运用悬吊冷水游泳复合应激的方法进行模型复制，观察通阳刮痧疗法对慢性疲劳（CFS）大鼠行为学的影响并与人参皂苷组进行比较。结果显示，通阳刮痧组疗效显著优于人参皂苷组，认为通阳刮痧疗法能有效地干预 CFS 的行为学，可作为临床治疗 CFS 的有效方法。刘荣花等[8] 为探讨刮痧对于消除耐力训练大鼠运动性疲劳的作用及可能机制，在随机分组后，对耐力训练大鼠给予刮痧干预。结果显示，刮痧能明显延长大鼠跑台至力竭的时间，有效抑制运动训练造成的大鼠肌糖原、肝糖原含量下降，稳定运动中的血糖水平，并使 LDH、CK、ALT、AST 等血清酶呈现不同程度良性变化。因此认为刮痧能够延缓大鼠运动性疲劳的产生，提高其运动能力。薛慧等[9] 以临床护理人员为对象，采用随机对照的研究方法，评价刮痧对护理人员疲劳与睡眠改善的作用。结果显示，刮痧组护理人员的体力疲劳评分、疲劳总分及 PSOI 评分与对照组比较，差异均具有统计学意义。王兴泽等[10-12] 对举重运动员和健康志愿者进行刮痧干预，结果显示，刮痧疗法可提高竞技举重训练效果，降低主观质量感，避免焦虑等不良心理，提高心率变异性，调节交感和副交感神经功能，降低肌酸激酶和尿素氮水平并提高球蛋白含量，提升免疫功能，促进竞技举重运动员恢复，提升训练成绩。Xie 等[13] 对周围神经病变（DPN）的糖尿病患者进行随机对照试验，发现刮痧治疗组患者多伦多临床评分系统（TC-SS）、振动感知阈值（VPT）、踝臂指数（ABI）和空腹血糖的变化从基线到第十二周有明显变化，表明刮痧治疗在临床相关层面可有效降低 DPN 的严重程度，改善 DPN 患者的健康状况。张晓琪等[14] 将72 例感冒后咳嗽的患者随机分为刮痧组和假刮痧组，比较 2 组治疗后效果发现刮痧组有效率显著高于假刮痧组，刮痧可以明显降低感冒后咳嗽的积分，治疗效果显著。乳腺增生病的早期诊断、早期治疗对防治乳腺癌意义重大，而刮痧能够取得较好的疗效。Chiu 等[15] 对 54 例乳腺增生患者进行随机对照试验，发现刮痧治疗组患者的体温、乳房温度、乳腺增生程度、疼痛等级等均显著下降，推测刮痧治疗可能是一项治疗乳腺增生的有效治疗手段。王凤英[16] 对 130 例颈椎病患者进行随机对照研究，发现刮痧组疗效总有效率 100%，显著优于推拿组，认为刮痧治疗无严重不良反应，值得推广。Felix 等[17] 通过对 50 例慢性腰通患者进行随机分组，发现刮痧治疗组的患者 VAS 评分较低，总体情况较好。John 等[18] 设计了一项针对老年人下腰痛的随机交叉试验研究，结果显示刮痧治疗组的疼痛减轻程度和残疾改善程度高于热敷组，刮痧治疗后 TNF-α 和 HO-1 水平均呈下降趋势，但是在热敷后观察到这些生物标志物的反弹。表明相对于热敷，刮痧可能具有更持久的抗炎作用。Meng 等[19] 对 80 例围绝经期综合征患者进行一项前瞻性随机对照试验，发现刮痧治疗联合常规治疗组的患者 KI 指数和生活质量量表评分均较常规治疗组下降，而血清雌激素、促卵泡激素、黄体生成素水平无明显差异，表明刮痧疗法对围绝经期综合征患者缓解围绝经期症状，提高生活质量是有效和安全的。安红丽等[20] 通过对比单纯拔罐与刮痧结合拔罐治疗过敏性鼻炎的效果，发现 2 组患者的主要症状（喷嚏、流涕、鼻塞、鼻痒）总积分治疗后较治疗前均有显著差异，均能有效降低血液中 IL-4 含量，且刮痧结合拔罐组优于拔罐组。王惠敏等[21] 对 60 例持续性变应性鼻炎分别给予氯雷他定和刮痧结合氯雷他定干预，治疗 4 周后，2 组患者鼻部症状总评分（TNNS）、视觉模拟量表评分（VAS）及总 IgE、IL-4 值均明显降低，且治疗组优于对照组，治疗组临床疗效和远期随访效果也优于对照组。

参考文献：

[1]　洪士为.针刺结合刮痧对风痰瘀阻型脑梗死后下肢运动功能障碍的临床疗效观察 [D].福州：福建中医药大学，2020.

[2]　Kwong KK, Kloetzer L, Nong KK, et al. Biolumines-cence Imaging of Heme Oxygenase-1 Upregulation in the Gua Sha Procedure [J]. J Vis Exp, 2009（30）：1385.

[3]　Chen TT, Liu NH, Liu JX, et al. Gua Sha, a press-stroke treatmen of the skin, boosts the immune response to intradermal vaccination [J]. Peer J, 2016, 4: e2451.

[4]　吴智聪，刘诗雅，李良慧，等.中医刮痧渗出物中免疫成分及含量的研究 [J].广州中医药大学学报，2017，34（2）：209－212.

［5］　Jiang RR, Xu GH, Chen H, et al. Effect of scraping therapy on Interleukin-1 in serum of rats with lumbar discherniation ［J］. J Trad Chin Med, 2013, 33（1）: 109-113.

［6］　唐也笑, 万荷天一, 罗小光. 通络刮痧法对气滞血瘀证雌性大鼠的血液流变学的影响 ［J］. 贵州医科大学学报, 2019, 44（4）: 431-434.

［7］　谌河琴, 胡潘武. 通络刮痧疗法对慢性疲劳大鼠行为学的干预研究 ［J］. 中国中医药咨询, 2011, 3（16）: 496-497.

［8］　刘荣花, 马亚妮, 王保平, 等. 经络刮痧对耐力训练大鼠糖原含量及血清酶影响的实验研究 ［J］. 山西体育科技, 2009, 29（3）: 34-36. 40.

［9］　薛慧, 孟爱凤, 徐德静. 刮痧缓解护理人员疲劳的临床研究 ［J］. 上海针灸杂志, 2016, 35（5）: 549-551.

［10］　WANG XZ, EUNGPINICHPONG W, YANG JS, et al. Effect of scraping therapy on weight lifting ability ［J］. J TCM, 2014, 34（1）: 52-56.

［11］　王兴泽, 陈佩杰, 于杰, 等. 物理疗法刮痧干预竞技举重训练的实验研究 ［J］. 上海体育学院学报, 2018, 42（3）: 79-83.

［12］　WANG XZ, CHATCHAWAN U, NAKMAREONG S, et al. Effects of GUASHA on Heart Rate Variability in Healthy Male Vol unteers under Normal Condition and Weightlifters after Weightlifting Training Sessions ［J］. Evid Based Complementary Alternat Med, 2015, 2015: 268471.

［13］　XIE XL, LU LQ, ZHOU X P, et al. Effect of Gua Sha therapy on patients with diabetic peripheral neuropathy: A randomized controlled trial ［J］. Complementary Therapies in Clinical Practice, 2019, 35（2）: 348-352.

［14］　张晓琪, 邢亚情, 佘延芬, 等. 刮痧治疗感冒后咳嗽随机对照临床研究 ［J］. 河北中医药学报, 2017, 32（5）: 32-35, 50.

［15］　CHIU JY, GAU ML, KUO SY, et al. Effects of Gua-Sha Therapy on Breast Engorgement: A Randomized Controlled Trial ［J］. J Nurs Res, 2010, 18（1）: 1-9.

［16］　王凤英. 刮痧治疗颈椎病随机平行对照研究 ［J］. 实用中医内科杂志, 2015, 29（6）: 146-147.

［17］　FELIX JS，BRUMMERA G，LAUCHE R，et al. Gua Sha therapy for chronic low back pain：A randomized controlled trial ［J］. Complement Ther Clin Practice，2019，34（1）：64-69.

［18］　JOHN WMY，WILLIAM WNT，SONNY HMT，et al. The effects of Gua sha on symptoms and inflammatory biomarkers associated with chronic lowbackpain：Arandomizedactive-controlledcrossover pilot study in elderly ［J］. Complement Ther Med，2017，32（1）：25-32.

［19］　MENG F，DUAN P P，ZHU J Y，et al. Effect of Gua sha therapy on perimenopausal syndrome：a randomized controlledtrial ［J］. J North Amer Menop Soc，2016，24（3）：299-307.

［20］　安红丽，黄美. 刮痧结合拔罐治疗过敏性鼻炎的临床研究 ［J］. 南京中医药大学学报，2016，32（6）：537-539，570.

［21］　王惠敏，黄美，严道南，等. 循经刮痧配合氯雷他定治疗持续性变应性鼻炎的临床研究 ［J］. 南京中医药大学学报，2017，33（6）：583-586.

第七章　捏脊技术

一、概述

捏脊是推拿疗法的一种，主要用于儿科，常治疗小儿疳积，故曰"捏脊"。在明永乐三年（1405）的《袖珍小儿方》中，就提到了"秘传看惊掐筋口授"，其后有人依据中医的脏腑经络学说，结合小儿的生理特点，根据脊柱中行为督脉，督脉为阳脉之纲，背部两侧为足太阳膀胱经，五脏六腑的俞穴都在背部的理论，经过反复临床实践，形成了"捏脊疗法"。捏脊疗法发展悠久，广泛应用于临床，对内、外、妇、儿各科疾病都有很好的疗效。

二、技术渊源

有关捏脊手法的记载首见于东晋时期葛洪《肘后备急方·卷一·治卒腹痛方》第九，其曰："又方使患者伏卧……拈取其脊骨皮深取痛引之，从龟尾到顶乃止，未愈更为之。"此即后世捏脊手法的雏形，用于治疗"卒腹痛"，这是最早的手法用于脊背皮肤治疗的文字记载。此23个字对手法、作用部位、刺激强度、方向、疗效与操作次数进行了高度概括，对后世影响极深。唐代王焘所著《外台秘要》中也有多处对于捏脊手法的记载，如《外台秘要·骨蒸》方一十七首曰："患殗殜等病必瘦，脊骨自出，以壮大夫屈手头指及中指，夹患人脊骨，从大椎向下尽骨极楷，复向上，来去十二三回，然以中指于两畔处极弹之……取三指大青竹筒长寸半……以刀弹破所角处，又煮筒子重角之。"这里运用了捏脊与拔罐相结合的方法来治疗骨蒸病；另外在《外台秘要·小儿夜啼方十一首》曰："疗小儿夜啼，至明不安寐……又以儿母手掩脐中，亦以摩儿头及脊，验。"在这两部著作中，都对捏脊的手法、部位及当时的适应证做了较详细的阐述。

宋元时期，由于统治阶级的不重视及封建礼教的约束，使得以手法接触为主的按摩受到极大阻碍。

明清时期是按摩手法迅速发展的一个鼎盛时期，特别是明朝时期设立按摩专科，为其发展创造了得天独厚的条件，此时按摩术以推拿名义在儿科领域也取得较大突破。其中小儿捏脊因其操作方便、疗效好、见效快，在小儿疾病的治疗中运用广泛。其间，捏脊手法不再只是小儿推拿的一种手法，而是形成了独立的"捏脊八法"，不但能治疗儿科疾病，对某些成人疾病也有着显著疗效，故统称为"捏脊疗法"。但遗憾的是，这一时期关于小儿捏脊的专著未见传世，多数文献散在于大量的小儿推拿书籍中。如清代熊应雄《小儿推拿广义·杂症门》记载："脊骨自下缓缓推上，虽大人可吐也。"又如清代张振鋆《厘正按摩要术·寒证》曰："推骨节，由项下大椎，直推之龟尾，须蘸葱姜汤推之，治疗伤寒骨节疼痛。"

清末至民国时期，推拿按摩逐渐衰退，捏脊疗法在理论和手法上亦只是继承明清时期的学说，甚至在国民政府期间曾一度取缔中医，使推拿也处于异常艰难的处境。但由于捏脊疗法具有"简、便、廉、验"的优点，在民间仍有着强大的生命力，因此才得以流传下来。

而近现代时期，捏脊疗法又重新得到重视。特别是谢剑新在推拿捏脊理论的指导下，结合西医的一些知识著成《按脊术专刊》一书，此后传入美国，对美国流行的"整脊疗法"产生了较大影响。而散在于民间的捏脊医者大多以家传的方式得以流传，如北京地区的"冯氏捏脊术"至今仍是本领域的一大流派。目前捏脊疗法正被许多医学工作者运用于临床，并加以研究。更为可喜的是，捏脊疗法也逐渐深入到百姓心中，拥有越来越强大的群众基础。

捏脊疗法从家族治疗经验进入地方教材，再进入全国教材，最终进入全国及行业教材是逐渐实现的。1959年上海中医学院附属推拿医士学校编的第一本教材《中医推拿学》中无捏法、捏积、捏脊的描述。1960年上海中医学院附属推拿医士学校编的《推拿学》中列有食积和疳积但无捏脊的治疗方法。1961年上海中医学院编的《中医推拿学讲义》第一次在疳积的治疗中有了捏脊的治疗手法。1974年上海中医学院编写的上海市大学教材《推拿学》成人手法部分未列捏法，儿科部分手法列有捏法，穴位列有脊柱，疳积治疗中有捏脊。在捏法中虽无三指捏和二指捏的名称，但有相应的内容。这标志着"捏脊"和"脊柱作为儿科推拿特定穴位"正式进入了大学教材。1975年上海中医学院主编，24家院校共同参编的中医学院试用教材《推拿学》的小儿推拿部分手法列有捏法，穴位列有脊柱，疳积治疗中有捏脊。这标志着捏脊进入了全国中医学院教材。2003年于天源等编《按摩推拿学》第一次在教材中将捏脊分为二指捏和三指捏。2016年刘明军等主编全国中医药行业高等教育"十三五"规划教材《小儿推拿学》小儿厌食的治疗中亦采用捏脊。2017年廖品东主编的"十三五"规划教材《小儿推拿学》中专题介绍了"冯氏捏脊流派"，书中在小儿厌食、疳积的治疗中亦采用"捏脊"。捏脊疗法进入教材的过程，也是推拿发展的过程，影响的范围逐渐扩大，其深层含义是捏脊疗法被认可、被接受、被应用。

因捏脊疗法的良好疗效，捏脊疗法被其他儿科流派接纳就是必然的。金义成是目前海派推拿的代表人，1988年他在《小儿推拿学》的疳积的治疗中列有捏脊手法，并将其作用概括为"捏脊能健脾和胃消积除疳"。赵鉴秋是三字经流派的传承人，是目前三字经流派的代表人，1991年她在《幼科推拿三字经派求真》厌食、疳积的治疗和健脾保健推拿法中都列有捏脊，并在疳积的治疗中注明每天1次，6天为1个疗程。刘开运是湘西小儿推拿流派的代表人，汤伟等报道刘开运教授辨证取穴时，捏脊用于消食导滞。洪学滨是京派小儿推拿名家，2019年他在《洪学滨小儿按摩学术经验集》的进行性肌营养不良症、癫痫、消化功能紊乱、上感、夜惊、夜啼、腹痛、呕吐、耳聋、疳积、厌食治疗及脾系保健法里均使用了捏脊。

三、作用机制

（一）中医机理

1. 从生理解剖可看出人的五脏六腑基本都"挂"在了脊椎上。脊背两旁是足太阳膀胱经，这是人体循行部位最广最长的一条经脉，五脏六腑所有的背俞穴（即肺俞、厥阴俞、心俞、肝俞、胆俞、脾俞、胃俞、三焦俞、大肠俞、小肠俞、膀胱俞）都分布在膀胱经的第一侧线上。捏脊能够调理脏腑的气血，增强脏腑的功能。所以，捏脊实际上就是在"按摩调理"我们的五脏六腑。

2. 从尾骶部到颈项部，整个脊背分布着126个穴位，捏脊能够有效地激活、疏通这些穴位，从而快速调节、增强人体生命机能。经常捏脊对人体的上百种疾病都有不同程度的防治作用。

3. 脊背正中间是督脉，督脉为"阳经之海"，是全身气血运行的大枢纽，能够总督、统摄一身之阳，全身阳气的运行、分布无不与之密切有关。人体生命力就是阳气的体现。通过捏脊，能够畅通督脉，激活、升发人体的阳气，从而增强生命力。

4. 脾胃为气血生化之源，"四季脾旺不受邪"。捏脊能使人之脾胃健旺，饮食增加，运化正常，故能提高免疫功能。

5. 活血化积。人体在生活过程中由于内伤七情过激、外感六淫邪气，气血的运行容易出现瘀积、堵塞。背部长期的瘀积势必造成皮肉的粘连、板结。通过捏脊，能把瘀积在背部的气血通开，把这些粘连消除。

（二）西医机理

捏脊的层次为皮肤带动皮下组织到棘上韧带再到棘间韧带。体表部位和病变器官的感觉神经进入同一脊髓节段，推拿刺激穴位后，可使周围神经兴奋，加速其传导反射，引起肌肉感受器的传入活动，并通过脊神经前后根的传导，调节内脏的运动与感觉功能。同时皮肤、筋膜、竖脊肌、横突间韧带等其他富含胶原纤维的结缔组织等均可联系和调节器官，推拿通过刺激穴位周围的肌肉及血管产生反应，改善局部的血液循环、解除肌肉痉挛等，从而达到治疗内脏系统疾病的目的。当捏脊手法施术于背部脊柱穴位时，能调节同一节段神经支配的内脏和组织活动，如手法刺激第五胸椎棘突旁，可使贲门括约肌扩张。现代研究发现，提捏背部皮肤产生的刺激信息传入神经到达大脑皮层中枢及肠神经系统，通过交感神经、副交感神经的协调功能调节相应神经肽类物质的浓度，可使胃肠功能活动恢复正常。

四、操作方法

手法操作时注意推、捏、提的配合，其实就是在推的过程中捏提的配合复合手法。在捏脊的过程中，用力拎起肌肤，称为"提法"。每捏3次提1下，称"捏三提一法"；也可以单捏不提，最后一般在两侧肾俞用双拇指揉按 3~5 min，称为"封肾"，操作完毕，其中捏提手法还可分为"三指捏法"和"二指捏法"两种。前者是用拇指指腹与食指、中指指腹对合，夹持肌肤，拇指在后，食指、中指在前，边捏边向项枕部推移。后者是手握空拳，拇指指腹与屈曲的食指桡侧部对合，夹持肌肤，拇指在前而食指在后，边捏边向项枕部推移。其中，单捏不提法刺激量较轻，"捏三提一法"最强。 重复 3~5 遍后，一般每天或隔天捏脊1次，5次为1个疗程。慢性疾病在1个疗程后可休息1周，再进行第二个疗程。

督脉为手足三阳经之会，又为"阳脉之海"，督领一身阳气，统帅诸阳经；膀胱经为巨阳是诸阳之首，就其穴性而言应当属温热。而通过捏脊的手法可以调整温热强度，有"温"有"热"，是两种不同的效果。

（一）重手法，大热泻寒

如《肘后备急方》中的"深取痛引之，从龟尾至顶乃止""卒腹痛"，从其发病迅速可以判断其为实寒证，而"深取"为重手法，可以起到温中散寒、泻其寒实的作用，因而重手法捏脊对寒邪犯表、寒邪内侵等阴寒证的治疗有辅助作用。

（二）轻手法，温阳助长

轻手法捏脊，振奋阳气，对于卫阳不足的呼吸系统疾病、中阳不足的消化系统疾病、肾阳不足的生长发育疾病均有一定治疗作用。由于其性质偏温，可以助火，因此阳盛阴虚、肝旺多怒或热毒壅盛等证并不适宜使用。

（三）百家争鸣的操作方法

冯氏《小儿捏脊》中介绍为：从尾骶部长强穴开始，把皮肤捏起，沿着脊柱，随捏随拿随推随放，直到大椎穴，如是为常规捏，为了加强疗效可以重提几处相适应的背俞穴。又介绍了通过拿捏皮肤的厚薄、指力的轻重、推捻速度的快慢等体现手法的补泻，即提放次数少、捏拿皮肤薄、指力轻、速度慢为补，反之为泻，可概括为"轻补重泻"。

《中华推拿医学志——手法源流》中将捏脊手法分为补法、泻法、平补平泻法。补法即长强捏至大椎，捏3趟；泻法即大椎捏至长强，捏3趟；平补平泻即先由长强捏至大椎，再由大椎捏至长强，第三趟再由长强捏至大椎。此种补泻分类，类似于针灸补泻方法中的"迎随补泻"。

高等医药院校教材《推拿学》将捏法沿长强至大椎一线自下而上称为捏脊，可每捏3下再将背脊皮提1下，称为捏三提一法。

五、适应证

中医学认为本疗法有疏通经络、促进气血运行、改善脏腑功能以及增强机体抗病能力等作用。加上捏脊疗法疗效确切、痛苦小、无副作用，因此被广泛应用于小儿，治疗以胃肠道疾病为主，临床常用于治疗小儿疳积、消化不良、厌食、腹泻、呕吐、便秘、咳喘、夜啼、保健等方面。目前在临床上除了小儿疾患运用到捏脊外，在成人的内科、妇科疾患上的运用也很广泛，捏脊疗法临床适应证详见表2-7-1。

表2-7-1　捏脊疗法临床适应证

系统	病证
消化系统	小儿厌食症、小儿腹泻或泄泻、小儿疳积、消化不良、小儿营养不良、小儿脾虚证、肠胃功能失调、呕吐、脾胃病、气虚证、便秘、肠易激综合征、慢性肠炎、胃脘痛、肠机能紊乱、小儿肠梗阻、慢性胃炎
免疫系统	体质虚弱、预防疾病增强免疫力、脾虚易感、消除疲劳
泌尿生殖系统	月经不调、小儿遗尿、发育迟缓
神经系统	自主神经功能紊乱、脑性瘫痪、神经衰弱、失眠、腰背痛、多汗
呼吸系统	支气管哮喘、感冒、反复呼吸道感染、外感发热、慢性支气管炎
其他	小儿夜啼不宁、小儿顽疾

六、注意事项及禁忌证

（一）注意事项

1. 术者治疗前要注意自身卫生，洗手修剪指甲，不要戴戒指一类的装饰物，以免擦伤患者皮肤，尤其是儿童患者皮肤娇嫩，更易受伤。

2. 注意操作尽量向上提拉皮肤，术者拇指和食、中指对捏皮下组织，根据年龄和患者的反应情况，尽量采用最大的刺激强度。

3. 捏脊时要用指面着力，不能以指端着力挤捏，更不能将皮肤拧转，或用指甲掐压肌肤，否则容易产生疼痛。

4. 捏脊时皮肤厚薄松紧要适中，捏的皮肤太厚太紧，患者感到疼痛而且不易向前推进，捏的皮肤太慢太松，皮肤易从手中滑脱，捏不起来，容易影响疗效。

5. 捏脊手法要轻灵柔巧，稍有力度，切忌沉滞僵硬，沿直线捏，不能歪斜，不能将皮肤拧转，两手接替要连贯，在没有衔接之前不能松手。以捏为主，以推为辅，靠慢功奏效，不可急于求成。

6. 施术时当注意观察患者全身情况，若见恶心呕吐，面色苍白，甚则大汗淋漓者当立即停止操作。

7. 若在捏脊过程中出现晕厥现象，主要原因可能是患者精神紧张，体质虚弱，或过度疲劳，饥饱过度，或者是患者皮肤过于敏感造成。在治疗过程中若出现头晕、恶心、面色苍白、四肢冷汗出、心慌气促，甚至晕厥时，要立即停止操作，迅速将患者平卧，掐人中、十宣等穴，口服温糖水，一般会很快恢复。

8. 小儿皮肤娇嫩，易于抓破，成人皮肤若捏拿过度，也可能造成皮损或皮下出血，出现皮肤青紫、瘀点等现象，若皮肤抓破可局部消毒，外贴创可贴，愈后再继续治疗。

（二）禁忌证

1. 背部有破损、水肿、红肿、炎症感染、开放性创伤者，可加重损伤。

2. 紫癜、出血性疾病者，捏脊手法可引起局部出血。

3. 严重心脏病者，高热惊厥者，严重肾脏病者，以防发生意外。

4. 有椎体肿瘤、结核、骨折、严重的骨质疏松症者，可使肿瘤转移、骨质破坏。

5. 急腹症需手术者及孕期妇女不宜捏脊，否则，会加重病情或引起流产。

6. 精神不正常，不能与术者配合治疗者。

七、国内应用研究

胡定政[1] 研究发现，捏脊治疗后患者的胃液和胃蛋白酶增加，血清淀粉酶和尿淀粉酶活性回升，肠吸收功能改善。崔霞等[2] 运用捏脊治疗小儿厌食症与口服甘草锌组对比，患儿尿 D-木糖排泄率及血锌均显著升高，提示捏脊疗法比口服甘草锌更能改善肠黏膜的吸收功能，进而促进锌的吸收。马晓南[3] 运用捏脊疗法治疗小儿慢性腹泻 116 例，与对照组相比，取得更加良好的效果。耿少怡等[4] 用捏脊疗法治疗小儿营养不良总有效率为 94.1%，治疗 1 个月后，体重增加，各种兼证消失。曾华[5] 运用捏脊治疗小儿反复呼吸道感染并与西医常规治疗对照，总有效率为 91.11%，捏脊治疗小儿反复呼吸道感染具有佳效。陈秀珍[6] 选取 80 例小儿厌食症患者，治疗组 40 例采用推手摩腹配合捏脊的方法，对照组 40 例口服调脾合剂，4 个疗程（7 日/疗程）后统计结果显示，治疗组总有效率达 95.0%，高于对照组的 87.5%。张慧媛等[7] 用七味白术散配合捏脊治疗小儿脾虚泄泻 32 例，与对照组单纯使用七味白术散口服治疗比较有效率差异无统计学意义，但在止泻时间上治疗组明显高于对照组，从而证实捏脊具有增加胃酸、促进消化、健脾和胃、止泻固摄的作用。兰春梅等[8] 用儿宝 2 号膏配合捏脊法治疗小儿疳积 70 例，治愈 49 例，好转 17 例，总有效率达 94.29%，也验证了近年来实验研究证实的捏脊能提高患儿血红蛋白、血浆蛋白、血清淀粉酶指数，加强小肠的吸收功能，从而起到振奋阳气、调节脏腑的作用。黄济炎等[9] 采用，捏脊配合运动疗法治疗有运动障碍的脑瘫患儿，取得了较好疗效，表明捏脊配合运动疗法可通利关节、改善局部血液供给、缓解筋脉挛缩、降低肌张力以促进运动发育。

随着捏脊疗法的深入研究和发展，此法越来越多地被应用于成人疾病的治疗之中，而不是局限于儿科疾患。岳延荣[10] 用梅花针结合捏脊法治疗失眠症 42 例，痊愈 24 例，显效 13 例，有效 5 例，总有效率达 100%。而捏脊疗法则是通过提拉椎周软组织纠正脊椎关节错位，调节因此导致的自主神经功能紊乱的作用。田桓青[11] 用针刺配合捏脊疗法治疗慢性疲劳综合征，将 118 名患者随机分成 2 组，治疗组 68 例采用针刺配合捏脊治疗，对照组 50 例采用单纯针刺治疗，3 个疗程后治疗组有效率达 92.6%，对照组 82.0%。孙其斌等[12] 用捏脊加针刺治疗慢性胃炎 42 例，1 个疗程后观察疗效，痊愈 11 例，显效 14 例，有效 12

例，无效 5 例，总有效率达 88.1%，为该病的治疗提供了新方法。任跃等[13] 用改良型捏脊疗法对脾虚型亚健康状态患者进行干预，结果发现捏脊可促进胃动素、胃泌素分泌，且作用优于使用四君汤的对照组（$P<0.05$），其效果可能是通过改善胃肠激素分泌而起作用的。高朱萍[14] 运用捏脊治疗各型失眠，经过治疗 1 个疗程，37 例中痊愈 15 例，其中肝郁化火 3 例，阴虚火旺 5 例，心脾两虚 6 例，其他型 1 例，总有效率86.5%。华新宇[15] 运用捏脊治疗 35 例失眠症患者，全部有效。杨丽美等[16] 介绍捏脊在感冒、腹痛、痛经的治疗方面也有较好的效果。

参考文献：

[1]　胡定政. 捏脊疗法治疗小儿厌食症的临床观察 [J]. 按摩与导引，2000，16（5）：7.

[2]　崔霞，王素梅，吴力群. 捏脊疗法对小儿厌食症肠黏膜吸收功能的影响 [J]. 辽宁中医杂志，2008，35（3）：439-440.

[3]　马晓南. 捏脊法治疗小儿慢性腹泻 116 例中医外治疗法 [J]. 2006，15（6）：62.

[4]　耿少怡，张力，焦平，等. 推拿捏脊疗法治疗小儿营养不良 68 例 [J]. 江苏中医药，2005，25（5）：37.

[5]　曾华. 推拿捏脊为主治疗小儿反复呼吸道感染 45 例临床观察 [J]. 四川中医，2007，25（9）：92-93.

[6]　陈秀珍. 推手摩腹捏脊推拿法治疗小儿厌食症 40 例观察 [J]. 实用中医药杂志，2012，28（1）：36.

[7]　张慧缓，张丽保. 七味白术散配合捏脊疗法治疗小儿脾虚泄泻 32 例[J]. 中医儿科杂志，2012，8（1）：43-45.

[8]　兰春梅，李丽. 儿宝 2 号膏配合捏脊法治疗小儿疳积 70 例 [J]. 湖北中医杂志，2010，32（7）：53.

[9]　黄济炎，章芬. 捏脊配合运动疗法治疗小儿脑瘫的临床观察 [J]. 按摩与康复医学，2011，2（9）：16-17.

[10]　岳延荣. 梅花针结合捏脊法治疗失眠症 42 例 [J]. 针灸临床杂志，

2005，21（10）：30.

[11] 田桓青.针刺配合捏脊疗法治疗慢性疲劳综合征临床研究 [J] .中外医学研究，2012，10（17）：13-14.

[12] 孙其斌，肖国民.捏脊、针刺治疗慢性胃炎42例 [J] .甘肃中医学院学报，2011，28（3）：53-54.

[13] 任跃，朱玲，胡志平.改良型捏脊疗法对脾虚型亚健康状态患者的干预及对血清胃肠激素的影响 [J] .中国中医药科技，2009，16（3）：241-242.

[14] 高朱萍."捏脊"疗法治不寐证37例疗效观察 [J] .时珍国医国药，2001，12（11）：1024.

[15] 华新宇.捏脊疗法治疗失眠症临床观察 [J] .中医外治杂志，2001，10（4）：33.

[16] 杨丽美，梁岩.捏脊法在治疗成人疾患中的应用 [J] .时珍国医国药，2006，17（2）：254-255.

第八章　小儿推拿技术

一、概述

小儿推拿学是在中医基础理论和相关临床知识指导下，根据小儿的生理病理特点，研究在体表特定的穴位或部位施以手法，以防治疾病、助长益智的一种外治疗法，是一门独具特色的中医临床学科。小儿推拿学具有自身系统的理论体系和临床宝贵经验，是千百年来我国历代医家长期临床实践中不断积累和总结的结果，为小儿的健康及中华民族的繁衍昌盛做出了不可磨灭的贡献。小儿推拿是中医推拿学科的重要组成部分，随着儿科学理论体系的建立和临床推拿的广泛应用而逐步形成。

二、技术渊源

推拿原名按摩，它的创始早于针灸和药物，是祖国医学最早的发明，也是在劳动实践中成长起来的医学技术。在两千多年以前，我国古代医著就有"形类惊恐，经络不通，病生于不仁，治之以按摩"的记载。

在西汉古墓出土的《五十二病方》中，"婴儿病痫方"和"婴儿瘛方"是现今最早小儿推拿方法的文字记载。《内经》作为指导中医临床各学科的经典著作，也指导着小儿推拿的发展，如有关按摩工具，《灵枢·九针论》中就有关于"圆针"和"锟针"的记载。晋代葛洪在《肘后备急方》中首创的指针法、捏脊法、颠簸法等手法，如今仍广泛应用于小儿推拿的临床治疗中。

宋元时期，小儿推拿方面出现了运用掐法治疗新生儿破伤风的最早记载，《颅囟经》作为我国最早的儿科专著，著名儿科学家钱乙在此影响下结合自己的临床经验，著成了《小儿药证直诀》，标志着中医儿科学理论体系的建立，也为小儿推拿学的形成与发展奠定了坚实的基础。

明代初期，应用推拿防治小儿疾患的经验已经十分丰富，在明代中后期《小儿按摩经》《小儿推拿秘旨》《小儿推拿秘诀》这三部小儿推拿专著的相继问世标志着小儿推拿独立的学术体系真正形成。《小儿按摩经》是我国现存最早的小儿推拿专著，附录在《针灸大成》中题为《保婴神术》，也称《保婴神术·按摩经》，系统介绍了多种小儿推拿手法，如掐、揉、推、按、摩、运、摇、摘、搓、分、合、刮、扯等，对明代以前小儿推拿成就进行了总结，从诊法、辨证、穴位、手法、治疗等方面，对小儿推拿做了系统全面的论述，是小儿推拿学的奠基之作。

清代时期，小儿推拿的理论以及临床应用进一步发展，相关专著也陆续问世。如清代张振鋆《厘正按摩要术》，是对光绪十四年（1888）前小儿推拿集大成的著作，书中所创小儿推拿八法（按、摩、掐、揉、推、运、搓、摇）、胸腹按诊、穴位推拿等沿用至今，疗效显著，对临床具有实际指导意义。夏云集所著《保赤推拿法》专门论述推拿操作，介绍了43种手法，阐述了推、拿、挤、搓等11种手法的操作要领，还有徐谦光所著《推拿三字经》以三字为句，以取穴少、操作次数多为特点。这些著作，都对小儿推拿的适应证及治疗原则做了系统论述，在小儿推拿的理论和临床应用发展上具有重要的意义。

民国时期，小儿推拿学科活跃在民间，以不同地域流行特点和民间要求，形成了各具特色的推拿流派，如湘西的儿科推拿、北京小儿捏脊流派等。

中华人民共和国成立后，小儿推拿得到了快速发展，20世纪60年代初中期起，很多小儿推拿书籍得到了重印和再版，并新编出版了不少小儿推拿著作，如青岛医学院张汉臣编著的《实用小儿推拿》、上海金义成的《小儿推拿学》等。

在当今新时代，社会的进步、思想的繁荣都有力地推动了小儿推拿学术的快速发展。随着医学的发展，药物对人的毒副作用受到高度重视，尤其是抗生素的滥用，给儿童带来很大的危害。国家、社会和家庭已经认识到医源性疾病对儿童的危害性尤为严重，小儿推拿作为一种绿色安全疗法，疗效显著，无毒副作用，自然得到了人们的关注。在2017年"两会"上，人大代表陈颖带来了《关于〈尽快推广小儿推拿医术，降低抗生素过度使用，降低诊疗费用，确保婴幼儿体质健康〉的建议》的建议案。国家正在强势推行儿童健康医疗产业，以此促进我国儿童的健康发展，推动非药物疗法，从而直接或间接地推动小儿推拿事业的蓬勃发展。

三、作用机制

小儿推拿辨证也是在四诊八纲基础上进行的。祖国医学把疾病的产生归咎于"阴阳失调，脏腑违和，经络瘀阻，邪盛正衰……先以望、闻、问、切"，明确病因、病情，掌握疾病"阴、阳、表、里、寒、热、虚、实"来确定施治的方法。推拿疗法，同样是以"四诊"八纲"等理论为指导原则，在人体不同的部位或穴位，采用各种不同的手法如按、摩、推、拿、运……作用于人体皮肤、肌肉、筋腱、关节、神经、血管、淋巴等，通过经络气血循行的作用，促进阴阳气血调和、经络通畅，从而使机体由失调的病理状态，恢复平衡，即以各种推拿手法的机械刺激作用，促使血行旺盛，调节新陈代谢，消除疾病部分的过度紧张、镇静、安抚、调整兴奋神经技能，达到治愈疾病的目的。

而小儿脏腑娇嫩，形气未充，对于外界刺激敏感度高，推拿疗法通过刺激局部皮肤或穴位进而达到调理脏腑、疏经活络的目的，可操作性强、无痛苦、无副作用，同时疗效显著，小儿推拿作为一种非药物、无痛苦、无副作用且有效的外治疗法，可以得到患儿及家属的认可。

四、操作方法

小儿推拿手法的种类较少，清代张振鋆在《厘正按摩要术》中，首次将"按、摩、掐、揉、推、运、搓、摇"列为小儿推拿八法。随着小儿推拿的发展，许多成人推拿手法也变化运用到小儿推拿疗法中来，成为小儿推拿常用手法。主要有推、揉、按、摩、掐、捏、运、捣、拿、擦、搓、捻、刮、摇、拍、按揉、揉捏 17 种常用手法。

（一）推法

以拇指或食、中两指的螺纹面着力，附着在患儿体表一定的穴位或部位上，做单方向的直线或环旋移动，称为推法。临床上根据操作方向的不同，分为直推法、旋推法、分推法、合推法。

1. 操作

（1）直推法：以一手握持患儿肢体，使被操作的部位或穴位向上，另一手拇指自然伸直，以螺纹面或桡侧缘着力，或食、中两指伸直，以螺纹面着力单方向直线推动，频率约每分钟 250 次。

（2）旋推法：以拇指螺纹面着力于一定的穴位上，拇指主动运动，带动着力部分做顺时针方向的环旋移动，频率约每分钟 200 次。

（3）分推法：以双手拇指螺纹面或桡侧缘，或用双掌着力，稍用力附着在患儿所需要治疗的穴位或部位上，用腕部或前臂发力，带动着力部分自穴位或部位的中间，向两旁做直线或弧线推动，一般连续分推 20~50 次。

（4）合推法：合推法是与分推法相对而言，又称合法或和法。以双手拇指螺纹面或双掌着力，稍用力附着在患儿所需要治疗的穴位或部位的两旁，用腕部或前臂发力，带动着力部分自两旁向中间做相对方向的直线或弧线推动。主要是做直线合推，动作幅度较小，不要使皮肤向中间起皱。

2. 动作要领

（1）直推法：用拇指着力做直推法时，主要依靠腕部带动拇指做主动的内收和外展活动；用食、中指着力做直推法时，主要依靠肘部做适当的屈伸活动。操作时，动作要轻快连续，一拂而过，如帚拂尘状，以推后皮肤不发红为佳。操作时必须直线进行，不可歪斜。

（2）旋推法：肩、肘、腕、掌指关节均要放松，仅依靠拇指做小幅度的旋转推动。动作要轻快连续，犹如用拇指做摩法，仅在皮肤表面推动，不得带动皮下组织。要求动作协调，力度均匀柔和，速度较直推法稍缓慢。

（3）分推法：操作时主要依靠肘关节的屈伸活动，带动指、掌着力部分做横向直线分推，依靠腕部和拇指掌指关节的内收、外展活动，带动拇指着力部分做弧线分推。双手用力要均匀，动作要柔和而协调，节奏要轻快而平稳。

（4）合推法：动作和要求与分推法基本相同，推动方向相反，主要是做直线合推，不做弧线合推，动作幅度较小，不要使皮肤向中间起皱。

3. 注意事项

不能推破皮肤，一般需要辅以介质，随蘸随推。根据病情、部位和穴位的需要，注意掌握手法的方向、轻重快慢，以求利用手法的补泻作用，达到预期的疗效。

4. 适用部位

直推法适用于小儿推拿特定穴中的线状穴位和五经穴，多用于头面部、四肢部、脊柱部；旋推法主要用于手部五经穴及面状穴位；分推法适用于头面部、胸腹部、腕掌部及肩胛部等；合推法适用于头面部、胸腹部、腕掌部。

（二）揉法

以手指的指端或螺纹面，手掌大鱼际、掌根着力，吸定于一定的治疗部位或穴位上，做轻柔和缓顺时针或逆时针方向的环旋运动，并带动该处的皮下组织一起揉动，称为揉法。揉法是小儿推拿的常用手法之一，根据着力部位的不同，分为指揉法、鱼际揉法、掌根揉法三种。

1. 操作

（1）指揉法：以拇指或中指的指面或指端，或食、中、无名指指面着力，吸定于治疗部位或穴位上，做轻柔和缓、小幅度、顺时针或逆时针方向的环旋揉动，连带该处的皮下组织一起揉动。根据着力部位的不同，分为拇指揉法、中指揉法、食中两指揉法和食中无名三指揉法。

（2）大鱼际揉法：以大鱼际部着力于施术部位上，稍用力下压，腕部放松，前臂主动运动，通过腕关节带动着力部分在治疗部位上做轻柔和缓小幅度顺时针或逆时针方向的环旋揉动，连带该处的皮下组织一起揉动。

（3）掌根揉法：以掌根部着力，吸定在治疗部位上，稍用力下压，腕部放松，以肘关节为支点，前臂做主动摆动，带动腕部及着力部位连同前臂做轻柔和缓小幅度顺时针或逆时针方向的环旋揉动，连带该处的皮下组织一起揉动。

2. 动作要领

腕部放松，紧贴体表，带动皮下肌肉组织，动作宜轻柔。

3. 注意事项

揉法在操作时，着力部位不能与患儿皮肤发生摩擦，也不能用力下压。揉法的动作与摩法颇为相似，需注意区别。揉法着力相对较重，操作时要吸定治疗部位或穴位，并带动该处的皮下组织一起揉动；摩法着力相对较轻，操作时仅在体表做抚摩，不带动该处的皮下组织。

4. 适用部位

指揉法适用于全身各部位或穴位，鱼际揉法适用于头面部、胸腹部、胁肋部、四肢部，掌根揉法适用于腰背部、腹部及四肢部。

（三）按法

以拇指或中指的指端或螺纹面，或掌面（掌根）着力，附着在一定的穴位或部位上，逐渐用力向下按压，按而留之或一压一放地持续进行，称为按法，根据着力部位不同分为指按法和掌按法。

1. 操作

（1）指按法：分为拇指按法和中指按法。

拇指按法：拇指伸直，其余四指握空拳，食指中节桡侧轻贴拇指指间关节掌侧，起支持作用，以协同助力。用拇指螺纹面或指端着力吸定在患儿治疗穴位上，垂直用力，向下按压，持续一定的时间，按而留之，然后放松，再逐渐用力向下按压，如此一压一放反复操作。

中指按法：中指指间关节、掌指关节略屈，稍悬腕，用中指端或螺纹面着力，吸定在患儿需要治疗的穴位上，垂直用力，向下按压。余同拇指按法。

（2）掌按法：腕关节背伸，五指放松伸直，用掌面或掌根着力，附着在患儿需要治疗的部位上，垂直用力，向下按压，并持续一定的时间，按而留之。

2. 动作要领

操作时，按压的方向要垂直向下。按压的力量要由轻到重，逐渐增加，平稳而持续。按压时着力部位要紧贴在患儿体表的部位或穴位上，不能移动。

3. 注意事项

操作时，切忌用迅猛的暴力，以免造成组织损伤。按法结束时，不宜突然撤力，要逐渐减轻按压的力量。

4. 适用部位

指按法适用于全身各部的经络和穴位。掌按法适用于面积大而又较为平坦的部位，如胸腹部、腰背部等。

（四）摩法

以食、中、无名、小指的指面或掌面着力，附着在患儿体表一定的部位或穴位上，做环形而有节律的抚摩运动，不带动皮下组织，称为摩法。分为指摩法与掌摩法两种。

1. 操作

（1）指摩法：食、中、无名、小指四指并拢，指掌关节自然伸直，腕部微悬屈，以指面着力，附着在患儿体表一定的部位或穴位上，前臂主动运动，通过腕关节做顺时针或逆时针方向的环形摩动。

（2）掌摩法：指掌自然伸直，腕关节微背伸，用掌面着力，附着在患儿体表一定部位上，腕关节放松，前臂主动运动，通过腕关节连同着力部位做顺时针或逆时针方向的环形摩动。

2. 动作要领

肩、肘、腕均要放松。操作时，前臂要主动运动，通过放松了的腕关节使着力部位形成摩动。动作要和缓协调，用力要轻柔均匀。

3. 注意事项

操作时注意摩动的速度不宜过快，也不宜过慢；压力不宜过轻，也不宜过重。

4. 适用部位

指摩法和掌摩法主要适用于胸腹部。

（五）掐法

以拇指甲切掐患儿的穴位或部位，称为掐法，又称切法、爪法、指针法。

1. 操作

术者手握空拳，拇指伸直，指腹紧贴在食指中节桡侧缘，以拇指指甲着力，吸定在患儿需要治疗的穴位或部位上，逐渐用力进行切掐。

2. 动作要领

准确取穴。操作时，垂直持续用力切掐，也可以间歇性用力，以增强刺激。

3. 注意事项

掐法是强刺激手法之一，不宜反复长时间应用，更不能掐破皮肤。掐后常继用揉法，以缓和刺激，减轻局部的疼痛或不适感。

4. 适用部位

适用于头面部和手足部穴位。

（六）捏法

以单手或双手的拇指与食、中两指或拇指与四指的指面做对称性着力，夹持住患儿的肌肤或肢体，相对用力挤压并一紧一松逐渐移动，称为捏法。小儿推拿主要用于脊柱，故又称捏脊法。

1. 操作

（1）患儿取俯卧位，被捏部位裸露，术者双手呈半握拳状，拳心向下，拳眼相对，用两拇指面的前1/3处或指面的桡侧缘着力，吸定并顶住患儿龟尾穴旁的肌肤，食、中两指面前按，拇、食、中三指同时用力将该处的皮肤夹持住并稍提起，然后双手交替用力，自下而上，一紧一松挤压向前，移动至大椎穴处。

（2）患儿取俯坐位或俯卧位，被捏部位裸露，术者双手半握拳状，拳心相对，拳眼向上，食指半屈曲，用中节的桡侧缘及背侧着力，吸定并顶住患儿龟尾穴处的肌肤，拇指端前按，拇、食两指同时用力将该处的皮肤夹持住并稍提起，然后双手交替用力，自下而上，一紧一松挤压向前移动至大椎穴处。

2. 动作要领

肩肘关节要放松，腕指关节的活动要灵活协调。操作时，既要有节律性，又要有连贯性。操作时间的长短和手法强度的轻重及挤捏面积的大小要适中，用力要均匀。

3. 注意事项

捏脊时要用指面着力，不能以指端着力挤捏，更不能将肌肤拧转，或用指甲掐压肌肤，否则容易产生疼痛。捏拿肌肤不可过多，过多则动作呆滞不易向前推进，过少则易滑脱。用力过重易导致疼痛，过轻又不易得气。挤压向前推进移动时，需做直线移动，不可歪斜。

4. 适用部位

脊柱。

（七）运法

以拇指螺纹面或食、中指的螺纹面在患儿体表做环形或弧形移动，称为运法。

1. 操作

以一手托握住患儿手臂，使被操作的部位或穴位平坦向上，另一手以拇指或食指、中指的螺纹面着力，轻附着在治疗部位或穴位上，做由此穴向彼穴的弧形运动；或在穴周做周而复始的环形运动，每分钟操作60~120次。

2. 动作要领

操作时，术者着力部位要轻贴体表。用力宜轻不宜重，作用力仅达皮表，只在皮肤表面运动，不带动皮下组织，操作频率宜缓不宜急。

3. 注意事项

操作时一般配合使用润滑剂，以保护患儿皮肤。

4. 适用部位

多用于弧线形穴位或圆形面状穴位。

（八）捣法

以中指端，或食、中指屈曲的指间关节着力，有节奏地叩击穴位的方法，称为捣法。实为"指击法"或"叩点法"。

1. 操作

患儿取坐位，以一手握持住患儿食指、中指、无名指、小指四指，使手掌向上，用另一手的中指端或食指、中指屈曲后的第一指间关节突起部着力，其他手指屈曲相握，以腕关节做主动屈伸运动来发力，带动着力部位做有节奏的叩击，5~20次。

2. 动作要领

前臂为动力源，腕关节放松。捣击时取穴要准确，发力要稳，而且要有弹性。

3. 注意事项

捣击时不要用暴力。操作前要将指甲修剪圆钝平整，以免损伤小儿肌肤。

4. 适用部位

适用于手部小天心穴及承浆穴。

（九）拿法

以单手或双手的拇指与食中两指相对夹捏住某一部位或穴位处的肌筋，逐渐用力内收，并做一紧一松的拿捏动作，称为拿法，有"捏而提起谓之拿"的说法。

1. 操作

以单手或双手的拇指与食、中两指的螺纹面的前 1/3 处相对着力，稍用力内收，夹持住某一部位或穴位处的肌筋，并进行一紧一松轻重交替持续不断的提捏动作。

2. 动作要领

肩、肘、腕关节要放松，手掌空虚，着力部位要贴紧患儿被拿处的肌肤。操作时，要蓄劲于掌，贯注于指，拇指与余指主动运动，以其相对之力进行捏提揉动。用力要由轻而重，缓慢增加，逐步渗透，使动作柔和而灵活。

3. 注意事项

操作中，不能用指端与指甲内扣。操作时不可以突然用力或使用暴力，更不能拿住不放，拿后宜以揉摩手法缓解不适。

4. 适用部位

主要适用于颈项、肩部、腹部、四肢部。

五、临床应用

（一）咳嗽

咳嗽是小儿肺部疾患中的一种常见证候，小儿为稚阴稚阳之体，脏腑娇嫩，肺常不足，易受风寒或风热侵袭，邪郁犯肺，郁闭不宣，其气上逆，而为咳嗽。

1. 临床表现

（1）外感咳嗽

①风寒咳嗽：咳嗽频作，痰白稀薄，无汗恶寒，发热头痛，鼻塞流

清涕，舌苔薄白，脉浮紧，指纹浮红。

②风热咳嗽：咳嗽不爽，痰黄黏稠，不易咯出，口渴咽痛，鼻塞流脓涕，伴有发热、头痛、微微汗出，舌苔薄黄，脉浮数，指纹浮紧。

（2）内伤咳嗽

①肺热咳嗽：咳嗽痰多，黏稠难咯，发热口渴，面赤唇红，目赤口苦，小便短赤，大便干燥，烦躁不宁，舌红少津，苔黄，脉滑数，指纹沉紫。

②阴虚燥咳：干咳无痰，或痰少而黏，不易咯出，口渴咽干，喉痒声嘶，手足心热，咳痰带血，午后潮热，舌红少苔或薄苔似地图，脉细数，指纹淡紫。

③痰湿咳嗽：咳嗽痰壅，色白而稀，胸闷纳呆，舌质淡红，苔白腻，脉滑，指纹色红。

④肺虚久咳：咳咯无力，痰白清稀，面色㿠白，气短懒言，语声低微，喜温畏寒，体虚多汗，舌质淡嫩，脉细少力，指纹淡红。

2. 治疗

（1）外感咳嗽

①风寒咳嗽

治则：疏风散寒，宣肺止咳。

处方：开天门50次，推坎宫50次，揉太阳50次，清肺经160次，揉外劳100次，掐揉二门100次，推揉膻中、乳旁、乳根各100次，推揉肺俞100次，拿肩井5次。

方义：开天门祛风解表，推坎宫疏风解表、醒脑明目，揉太阳、掐揉二门发汗解表，清肺经宣肺理气，揉外劳祛风散寒，推膻中宽胸理气、止咳化痰，揉乳旁、乳根宣肺理气、止咳化痰，揉肺俞益气补肺、止咳化痰，拿肩井发汗解表、宣通气血。

②风热咳嗽

治则：疏风清热，宣肺止咳。

处方：开天门 50 次，推坎宫 50 次，推太阳 50 次，清肺经 160 次，揉耳后高骨 100 次，清天河水 200 次，推揉膻中、乳旁、乳根各 100 次，推揉肺俞 100 次，揉天突 100 次。

方义：开天门、推坎宫、揉耳后高骨疏风解表，揉太阳发汗解表，清肺经宣肺理气，清天河水清热，推揉膻中、乳旁、乳根宣肺理气、止咳化痰，揉肺俞、揉天突穴益气补肺止咳。

（2）内伤咳嗽

①肺热咳嗽

治则：泻肺清热，化痰止咳。

处方：清肺经 160 次，清肝经 160 次，清胃经 160 次，清大肠 160 次，清小肠 160 次，揉小天心 100 次，清天河水 200 次，退六腑 100 次，推揉肺俞 100 次，揉天突 100 次，开璇玑 50 次，揉掌小横纹 100 次，推下七节骨 30 次。

方义：清肺经宣肺理气，结合退六腑清热凉血，清肝经平肝泻火，清胃经和胃气，联合清大小肠经调和胃肠，揉小天心、清天河水清热，揉肺俞益气补肺、揉天突穴镇咳化痰，开璇玑宽胸利肺，揉掌小横纹清热散结、止咳化痰，推下七节骨泻热导滞。

②阴虚燥咳

治则：滋阴养肺，润燥止咳。

处方：补肺经 160 次，揉二人上马 160 次，清天河水 100 次，推揉膻中 100 次，推揉肺俞 100 次（葱姜水中加入细盐粉拌和揉肺俞，对虚咳效果好），揉天突 100 次，捏脊 5 遍。

方义：补肺经、揉肺俞益气补肺，揉二人上马、清天河水滋阴清热，推揉膻中、揉天突穴止咳化痰，捏脊调和阴阳气血。

③痰湿咳嗽

治则：健脾祛湿，化痰止咳。

处方：补肺经 160 次，揉板门 160 次，揉外劳 100 次，揉天突 100

193

次，运内八卦 100 次，开璇玑 50 次，推揉肺俞 100 次，按揉足三里 100 次，按揉丰隆 100 次。

方义：补肺经益气补肺，揉板门健脾和胃，揉外劳理气和中，揉天突穴、推揉肺俞止咳化痰，运内八卦顺气化痰，开璇玑宽胸理气化痰，按揉足三里、丰隆和胃气、化痰湿。

④肺虚久咳

治则：健脾益气，补肺止咳。

处方：补肺经 160 次，补脾经 160 次，揉外劳 100 次，推三关 100 次，运内八卦 100 次，揉肾顶 100 次，揉中脘 100 次，捏脊 5 遍，擦热肺俞、脾俞。

方义：补肺经、补脾经健脾补肺，揉外劳理气和中，推三关补脾益气，运内八卦顺气化痰，揉肾顶收敛元气，揉中脘和胃健脾，捏脊调和脏腑。擦肺俞、脾俞健脾止咳。

（二）发热

发热是指人体口腔温度>37.5 ℃，肛温>38 ℃，或 1 天中体温波动超过 1.0 ℃即可认为发热。小儿基础体温是指直肠温度。正常体温范围：肛温≤37.5 ℃，口温≤37.2 ℃，腋温≤37.0 ℃。以肛温为标准，发热分为低热（37.5 ℃~38.5 ℃），中度发热（38.6 ℃~39.5 ℃），高热（39.6 ℃~40.5 ℃），超高热（>40.5 ℃）。

1. 临床表现

（1）外感发热

偏于风寒者可见发热，恶风寒，头痛，无汗，鼻塞，流涕，舌质淡红，苔薄白，脉浮紧，指纹鲜红；偏于风热者可见发热，微汗出，口干，鼻流黄涕，苔薄黄，脉浮数，指纹红紫。

（2）阴虚发热

午后发热，手足心热，形瘦神疲，盗汗，纳食减少，舌红苔剥，脉细数无力，指纹淡紫。

（3）肺胃实热

高热，面红，气促，不思饮食，便秘烦躁，渴而引饮，舌红苔燥，脉数有力，指纹深紫。

（4）气虚发热

活动劳累后发热，低热，语声低微，懒言乏力，动则自汗，食欲不振，形体消瘦或食后即泻，舌质淡，苔薄白，脉虚弱或沉细无力，指纹色淡。

2. 治疗

（1）外感发热

治则：清热解表，发散外邪。

处方：推攒竹30次，推坎宫30次，揉太阳30次，清天河水200次。风寒者加推三关200次，掐揉二扇门30次，掐风池5次；风热者加推脊100次。

方义：清肺经、清天河水宣肺清热，推攒竹、推坎宫、揉太阳疏风解表，发散外邪，风寒者加推三关，掐揉二扇门、掐风池发汗解表，驱散风寒，风热者加推脊以清热解表。

加减：若兼咳嗽，痰鸣气急，加推揉膻中、揉肺俞、揉丰隆、运内八卦；兼见脘腹胀满，不思乳食，嗳酸呕吐，加揉中脘、推揉板门、分腹阴阳、推天柱骨；兼见烦躁不安，睡卧不宁，惊惕不安，加清肝经、掐揉小天心、掐揉五指节。

（2）阴虚内热

治则：滋阴清热。

处方：补脾经300次，补肺经300次，揉上马300次，清天河水200次，推涌泉300次，按揉足三里、运内劳宫各200次。

方义：补肺经、揉上马滋肾养肺、滋补阴液，配清天河水、运内劳宫以清虚热，补脾经、按揉足三里健脾和胃，增进饮食，推涌泉引热下行以退虚热。

加减：烦躁不眠加清肝经、清心经、按揉百会，自汗盗汗加揉肾顶、补肾经。

（3）肺胃实热

治则：清泄里热，理气消食。

处方：清肺经300次，清胃经300次，清大肠300次，揉板门50次，运内八卦100次，清天河水200次，退六腑300次，揉天枢100次。

方义：清肺经、清胃经可以清肺胃两经实热，配清大肠、揉天枢疏调肠腑结滞以通便泻火；清天河水、退六腑清热除烦；揉板门、运内八卦理气消食。

（4）气虚发热

治则：健脾益气，佐以清热。

处方：补脾经、补肺经、运内八卦、摩腹、分手阴阳、揉足三里、揉脾俞、揉肺俞各200次，清天河水、清大肠各100次。

方义：补脾经、补肺经、运内八卦、摩腹、分手阴阳、揉足三里、揉脾俞、揉肺俞以健脾益气；清天河水、清大肠以清热。

加减：若腹胀、纳呆，加运板门、分推腹阴阳、摩中脘；若大便稀溏，有不消化食物残渣，加逆时针摩腹、推上七节骨、补大肠、板门推向横纹；若恶心呕吐，加推天柱骨、推中脘、横纹推向板门、揉右端正。

（三）腹泻

腹泻是以大便次数增多，粪质稀薄或如水样为特征的一种小儿常见病。本病一年四季均可发生，尤以夏秋两季发病为多。发病年龄以婴幼儿为主，其中以6个月至2岁的小儿发病率高。

1.临床表现

（1）寒湿泻

泻下清稀，甚至如水样，色淡不臭，腹痛肠鸣，脘闷食少，或兼有恶寒发热，鼻塞头痛，小便清长，苔薄白或白腻，脉濡缓，指纹色红。

（2）湿热泻

大便水样，或如蛋花汤样，气味秽臭，或见少许黏液，泻下急迫，势如水注，或泻而不爽，腹痛时作，食欲不振，或伴呕恶，神疲乏力，或发热烦闷，口渴，小便短赤，舌质红，苔黄腻，脉滑数，指纹紫。

（3）伤食泻

腹痛肠鸣，泻后痛减，大便稀溏，夹有乳凝块或食物残渣，气味酸臭，或臭如败卵，脘腹痞满，嗳气酸馊，或有呕吐，不思乳食，夜卧不安，舌苔垢浊或厚腻，或微黄，脉滑实，指纹滞。

（4）脾虚泻

大便时溏时泻，色淡不臭，多于食后作泻，时轻时重，反复发作，稍有饮食不慎，大便次数即增多，夹见水谷不化。饮食减少，脘腹胀闷不舒，面色萎黄，肢倦乏力，形体消瘦，舌淡苔白，脉缓弱，指纹淡。

2. 治疗

（1）寒湿泻

治则：散寒化湿，温中止泻。

处方：推三关、揉外劳宫、摩腹、补脾经、补大肠各300次，揉龟尾100次。

方义：推三关、揉外劳宫温中散寒，补脾经、补大肠与摩腹能健脾化湿；揉龟尾能理肠止泻。全方共奏散寒化湿、温中止泻之功。

（2）湿热泻

治则：清热利湿，分利止泻。

处方：清大肠、退六腑各300次，清补脾经、清胃经各200次，推下七节骨、揉龟尾各100次。

方义：清大肠、退六腑能清泻肠道湿热，清胃经及清补脾经能泻脾胃湿热，推下七节骨能泻热通便，揉龟尾能理肠止泻。全方共奏清热利湿、分利止泻之功。

（3）伤食泻

治则：消食导滞，助运止泻。

处方：补脾经、运内八卦、摩腹各 300 次，清胃、清大肠、退六腑各 200 次，揉龟尾 100 次。

方义：补脾经能健脾消食，运内八卦能消宿食、降胃逆，摩腹善消宿食，清胃、清大肠及退六腑能清胃热、消食导滞，揉龟尾能理肠止泻。全方共奏消食导滞、助运止泻之功。

（4）脾虚泻

治则：健脾益胃，温阳止泻。

处方：补脾经、补大肠、摩腹各 300 次，揉外劳宫 200 次，推上七节骨、揉龟尾各 100 次，捏脊 20 次。

方义：补脾经与补大肠能健脾益气，揉外劳宫温中健脾，摩腹、捏脊能温阳消食，推上七节骨、揉龟尾能理肠止泻。

（四）厌食

厌食是指儿童较长时期食欲不振，甚至拒食的一种病证。发病原因主要是喂养不当，导致脾胃不和，受纳运化失职。本病多见于 1~6 岁儿童。

1. 临床表现

（1）脾失健运

面色少华，不思纳食，或食物无味，拒进饮食，形体偏瘦，精神状态一般，大小便基本正常，舌苔白或薄腻，脉尚有力。

（2）胃阴不足

口干多饮而不喜进食或拒食，皮肤干燥，缺乏润泽，大便多干结，舌苔多见光剥，也有光红少津者，舌质偏红，脉细数。

（3）脾胃气虚

精神疲惫，面色萎黄，全身乏力，不思乳食或拒食，若稍进食，大便中夹有不消化残渣，伴形体消瘦，易汗，舌质淡，苔白，脉细弱。

2. *治疗*

（1）脾失健运

治则：和脾助运。

处方：补脾经、摩中脘各 300 次，运内八卦、按揉脾俞、胃俞、肝俞各 200 次，掐揉四横纹 100 次。

方义：补脾经、摩中脘健脾和中，运内八卦配合按揉脾、胃、肝俞和中消食，掐揉四横纹以增强运脾理气作用。

（2）胃阴不足

治则：滋阴养胃。

处方：分手阴阳（阴重阳轻）、揉板门、补胃经各 300 次，补脾经、运内八卦、揉中脘各 200 次，按揉胃俞、三焦俞、肾俞穴各 100 次。

方义：分手阴阳、揉板门、补胃经养胃生津，补脾经、揉中脘、运内八卦健脾助运，按揉胃、三焦、肾俞加强养胃生津作用。

（3）脾胃气虚

治则：健脾益气和胃。

处方：补脾经、运内八卦各 300 次，推大肠、补肾经各 200 次，摩腹 100 次，捏脊 20 次。

方义：补脾经、摩腹、运内八卦健脾和胃、益气生血，推大肠温中止泻，补肾经温养下元，捏脊能健脾和胃。

（五）肌性斜颈

小儿肌性斜颈以头向患侧斜、前倾，颜面旋向健侧为特点。临床上，斜颈极个别为脊柱畸形引起的骨性斜颈，视力障碍的代偿姿势性斜颈和颈部肌麻痹导致的神经性斜颈，一般系指一侧胸锁乳突肌挛缩造成的肌性斜颈。

1. 临床表现

（1）发病初期颈部一侧可以发现有梭形肿物（有的经过半年后，肿物自行消退），以后患侧的胸锁乳突肌逐渐挛缩紧张，呈条索状改变，患儿头部向患侧倾斜而颜面部旋向健侧，少数患儿仅见患侧胸锁乳突肌在锁骨的附着点周围有骨疣样改变的硬块物。

（2）中期不及时治疗，患侧颜面部的发育会受影响，健侧一半的颜面部也会发生适应性的改变，使颜面部不对称。

（3）晚期一般伴有代偿性的胸椎侧凸。

2. 治疗

治则：舒筋活血，软坚消肿，局部为主。

处方：患儿取仰卧位。术者推揉患侧的胸锁乳突肌300次；拿患侧胸锁乳突肌300次；术者一手扶住患侧肩部，另一手扶住患儿头顶，使患儿头部渐渐向健侧肩部倾斜，逐渐拉长患侧胸锁乳突肌，反复进行数次。最后，再推揉患侧胸锁乳突肌300次。

方义：推揉及拿捏患侧胸锁乳突肌，能舒筋活血，改善局部血运供给，缓解肌肉痉挛，促使肿物消散；伸展扳拉患侧胸锁乳突肌，能改善和恢复颈部活动功能。

（六）注意力缺陷（多动症）

注意力缺陷（多动症），又称轻微脑功能障碍综合征，是一种较常见的儿童时期行为障碍性疾病。主要临床特征是注意力涣散或集中困难、活动量过多、自制力弱，并常常伴有情绪不稳、冲动任性及学习困难，智力正常或基本正常。本病男孩多于女孩，多见于学龄期儿童。

1. 临床表现

（1）肝肾阴虚

手足多动，难以静坐，冲动任性，注意力难以集中，或有记忆力及学习成绩欠佳，或有遗尿、腰酸乏力，或有五心烦热、盗汗多梦、大便秘结，舌质红，舌苔薄，脉细弦。

（2）心脾两虚

神思涣散，注意力不能集中，神疲乏力，形体消瘦或虚胖，多动而不暴躁，言语冒失，做事有头无尾或难以集中精力做完一件事，睡眠不实，记忆力欠佳，伴自汗盗汗，偏食纳少，面色无华，舌质淡，苔薄白，脉虚弱。

（3）痰火内扰

多动多语，烦躁不宁，冲动任性，难以制约，兴趣多变，难以集中精力，做事丢三落四，胸中烦热，懊恼不眠，纳少口苦，便秘尿赤，舌质红，苔黄腻，脉滑数。

2. 治疗

（1）肝肾阴虚

治则：滋养肝肾，平肝潜阳。

处方：补肾经、揉二人上马、清肝经、摩腹各 300 次，按揉百会及四神聪、捏脊、擦督脉及膀胱经第一侧线各 20 次。

方义：补肾经滋补肝肾、祛除虚火，揉二人上马滋阴补肾，二者结合清肝经，更能滋养肝肾、平肝潜阳。摩腹、捏脊、擦督脉及膀胱经第一侧线，能调和五脏、平衡阴阳，从而达到阴阳平衡、动静协调的正常健康状态。

（2）心脾两虚

治则：补益心脾，养心安神。

处方：补脾经、清心经、摩腹各 300 次，按揉足三里、捏脊、擦督脉及膀胱经第一侧线各 20 次。

方义：补脾经、按揉足三里，能健脾生血、养心安神；清心经宁心安神；摩腹、捏脊并结合擦督脉及膀胱经第一侧线，可调和五脏、平衡阴阳。

（3）痰火内扰

治则：清热泻火，化痰宁心。

处方：补脾经、清心经、清肝经、摩腹各 300 次，揉小天心、搓摩胁肋、分推膻中、按揉丰隆、捏脊、擦督脉及膀胱经第一侧线各 20 次。

方义：补脾经与按揉丰隆意在健脾化痰，清心经与肝经能开郁除烦，揉小天心清热安神，搓摩胁肋、分推膻中可疏肝理气、宽胸除烦，摩腹、捏脊、擦督脉及膀胱经第一侧线可调和五脏、平衡阴阳。

六、适应证

小儿推拿疗法的对象一般是 6 岁以下的小儿，尤其适用于 3 岁以下的婴幼儿。小儿推拿适应证较广，常用于感冒、咳嗽、发热、腹痛、腹泻、呕吐、咽炎、肥胖、消化不良、少食厌食、疳积、哮喘、支气管炎、夜啼、梦呓、惊风、肌性斜颈、脑瘫、佝偻病、近视、盗汗、脱肛、湿疹、跌打损伤等治疗以及小儿保健与预防。

七、禁忌证及注意事项

（一）禁忌证

1. 各种皮肤病患处以及皮肤有破损如发生烧伤、烫伤、擦伤、裂伤等皮肤炎症，以及疔疮、疖肿、脓肿、不明肿块以及有伤口瘢痕等。

2. 感染性疾病如骨结核、骨髓炎、蜂窝组织炎、丹毒等。

3. 急性传染病如猩红热、水痘、病毒性肝炎、肺结核、梅毒等。

4. 有出血倾向疾病如血小板减少性紫癜、白血病、血友病、再生障碍性贫血、过敏性紫癜等以及正在出血和内出血的部位，应该禁用推拿手法，手法刺激后可导致再出血或加重出血。

5. 部分骨科疾病如骨与关节结核和化脓性关节炎，可能存在的肿瘤、外伤骨折、脱位等不明疾病，局部应避免推拿。

6. 其他严重的心、肺、肝、肾等脏器疾病，有严重症状而诊断不明确者慎用。

以上的禁忌证多是指某些不适宜采用推拿疗法的小儿病证，在小儿推拿的适应证治疗时，同样要注意手法力度和方向等，如果应用不当也会出现一些意外和危险。

（二）注意事项

1. 推拿诊室应选择避风、避强光、安静的房间，室内要保持清洁卫生，温度适宜，保持空气流通，尽量减少闲杂人员走动。

2. 术者要态度和蔼，耐心仔细，认真操作，随时观察小儿的反应，保持双手清洁，操作前洗手，不能佩戴戒指、手镯等影响推拿的饰物。经常修剪指甲，刚剪过的指甲，要用指甲刀锉平，保持指甲圆滑，以免损伤小儿肌肤。天气寒冷时，保持双手温暖，避免小儿因此着凉而加重病情。每次推拿治疗完一个患儿后，术者要认真清洗双手，保持清洁，避免交叉感染发生。

3. 推拿的时间应根据患儿年龄大小、病情轻重、体质强弱及手法的特性而定，一般不超过 20 min，也可以根据病情灵活掌握，通常每日治疗 1 次，高热等急性病每日治疗 2 次。

4. 上肢部穴位，习惯只推一侧，无男女之分；其他部位的双侧穴位，两侧均可治疗。

5. 治疗时应配合滑石粉等推拿介质，目的是润滑皮肤，防止擦破皮肤，又可以提高治疗效果。

6. 对于惊厥的患儿，经治疗施术后，如症状仍不减轻，应注意保持其侧卧位，保持呼吸道通畅，防止窒息，并及时请有关科室会诊，以免贻误病情。

7. 小儿过饥过饱，均不利于推拿疗效的发挥，最佳的小儿推拿时间宜在饭后 1 h 进行。在小儿哭闹时，应先安抚小儿再进行推拿治疗。推拿时应注意小儿体位，以使小儿舒适为宜，能消除小儿恐惧感，便于临床操作，推拿后注意保暖避风寒，忌食生冷。

（三）常见操作意外的处理

1. 常见意外

小儿推拿常见意外是软组织损伤和（或）皮下出血。

2. 处理措施

（1）操作者力度适宜，手法要缓和轻柔，避免粗暴简单。

（2）操作前安抚患儿情绪，取得患儿配合。

（3）如果已经造成皮肤擦伤的，可以局部消毒，一般不须包扎，让其自然结痂。

八、国内应用研究

国内研究[1]表明小儿推拿治疗相关疾病涉及 11 个系统，但呈现不均匀分布状态，且优势病种较为集中，主要集中在消化和呼吸两大系统。例如消化系统的腹泻是由多因素引起的以大便次数增多和大便性状改变为特点的疾病。《幼幼集成·泄泻证治》说："夫泄泻之本，无不由于脾胃。"故小儿推拿治疗腹泻多以调理脾胃以达到止泻目的。临床上小儿推拿治疗腹泻多选取推脾经、推大肠经、揉天枢、摩腹、揉脐、揉龟尾等手法。西医认为，推脾经、推大肠、揉天枢、摩腹能调节胃肠蠕动，增强消化吸收功能，从而起到健脾和胃止泻的作用。揉脐[2]可以改变紊乱的肠道微循环，促进其消化吸收功能的恢复，同时抑制过度的肠管运动，从而缓解腹泻症状。现代研究[3]认为揉龟尾可兴奋支配肛门括约肌的神经，恢复肛门括约肌正常运作功能，最终以达到止泻的目的。小儿厌食的发病机制多为胃肠促消化动力不足、胃肠内消化液分泌减少、胃肠消化酶活性降低，而有研究表明，推拿可加强胃肠蠕动，促进消化液、消化酶的分泌，增加消化酶活性，加强小肠吸收功能，增加胃肠激素及生长激素分泌，促进患儿消化及生长。小儿推拿治疗厌食主要手法为补脾经、补胃经、运内八卦、揉板门、推四横纹、摩腹。研究表明补脾胃经能健脾助运消食；顺运内八卦可行滞消食；四横纹是治疗厌食症要穴，可消积消胀；板门为脾胃之门，揉之能健脾和胃，除胀满；摩腹可健脾和胃，消食和中，调理大小肠。此外，推拿还可促进微量元素（钙、铁、锌）的吸收，增加体重量，提高临床疗效，值得临床推广应用。

中医学认为，"推脾土以补为主……补之进饮食"，为了探讨其理论机制（推拿的作用机理），张汉臣、于伟卿在青岛医学院生理教研室吕运明教授的协助下，对补脾穴和逆运内八卦穴，分别进行了探讨，共进行了 3 个试验。分别是中医推拿补脾穴对正常人体胃液分泌的初步观察，中医推拿补脾穴和逆运内八卦对正常人体胃运动影响的初步观察[4]，后为进一步探讨补脾穴对胃的作用，张汉臣、于伟卿、吕运明、田常英又继做了第 3 个试验，推拿正常人体补脾穴对蛋白质和淀粉消化能力的影响初步观察。[5] 综合以上 3 个试验，对推拿的治疗机制得出一些基于现代生理学的结论：一是推补脾穴能促进饮食的理论机制，可能是通过胃酸分泌、胃运动、胃蛋白酶三者的增加而实现的；二是逆运内八卦穴有调节胃运动的功能。

小儿腹泻是一种由多病原、多因素引起的以排便次数增多和粪便性状改变为特点的儿科常见病，我国 5 岁以下小儿中约有 2.98 亿人次患腹泻，发病率为平均每年 2.5 次/人，连续病程 2 周以内的腹泻为急性腹泻，病程 2 周至 2 个月为迁延性腹泻，慢性腹泻的病程为 2 个月以上。[6] 小儿急性腹泻的治疗既往已有循证医学的证据总结，一般是针对病因予以治疗。迁延性、慢性腹泻病因较复杂，现代医学多给予补液疗法，同时结合饮食疗法、口服给药等进行综合治疗。[7] 由于慢性腹泻或迁延性腹泻多为难治性腹泻，且患儿多为营养不良或免疫力低下，药物或其他口服补液疗法长期干预导致患儿的接受程度比较低、效果也未得到研究证据的支持。而现代研究中纳入了多项随机对照试验，包含小儿推拿对照西医综合治疗、小儿推拿合并其他疗法（含西医综合疗法、中药或饮食疗法）对照其他疗法两种对照类型。以临床痊愈率为主要结局指标进行分析，采用西药（包括含止泻功能的蒙脱石散）作为对照组的纳入研究显示，西药的平均治愈率为 31.5%，单纯采用小儿推拿治疗小儿迁延性、慢性腹泻的治愈率约为西药组的 2.70 倍，小儿推拿联合西药的治愈率是单纯西药治疗的 1.76 倍。同时单项研究[8]的结果也显示小儿推拿辅助中药参苓白术散或饮食疗法的治愈率是单纯中药或饮食疗法的 2.35 或 2.70 倍。[8] 因此小儿推拿这种中医非药物疗法成了医者和相当一部分患儿家长的选择。作为外治法，小儿推拿相对于药物更易被患儿接受，尤其是服药困难的低龄儿。

参考文献：

[1] 易宝秀，毛强健，邓根，等.基于现代文献的小儿推拿临床优势病种及适应证分析 [J].江西中医药，2020，51（12）：41-45.

[2] 廖娜，王海泉，贾学秀.推拿治疗小儿脾虚型腹泻的研究概况 [J].中医外治杂志，2013，22（3）：49-50.

[3] 江浩，谭燕泉.推拿治疗小儿秋季腹泻 186 例疗效观察 [J].山东中医杂志，2000（2）：92-93.

[4] 张汉臣，于偉卿，吕运明.中医推拿补脾穴对正常人体胃液分泌影响的初步观察 [J].青医学报，1962，5（1）：1-9.

[5] 张汉臣，于偉卿，吕运明，等.中医推拿正常人体补脾穴对蛋白质和淀粉消化能力影响的初步观察 [J].青医学报，1962，5（3）：43-45.

[6] 孙钰玮，赵小菲.儿科学 [M].北京：中国医药科技出版社，2017：168-171.

[7] 霍晶晶.健脾止泻推拿法治疗婴幼儿脾虚泄泻临床观察 [D].济南：山东中医药大学，2016.

[8] 彭蓉晏，王瑞婷，程诺，等.小儿推拿治疗 12 岁以下儿童迁延性、慢性腹泻随机对照试验的系统综述及 GRADE 评价 [J].中医杂志，2018，59（20）：1747-1752.

第九章　涂药技术

一、概述

涂药技术是将各种外用药物，直接涂于患处或穴位的一种外治方法，患处涂药后达到祛风除湿、解毒消肿、止痒镇痛等效果。

二、技术渊源

《山海经》载有薰衣草"佩之，可以已厉（疠）"，是药物外用防治疾病的最早记载。

秦汉时期的《五十二病方》记载了皮肤科、外科、妇科、男科疾病的外治疗法，并有水剂、膏剂、散剂等方剂的记载。

明代医家陈实功用冰硼散涂抹咽喉，治疗咽喉红肿、口噤舌强等病证。

最早的医药著作《内经》已有汤、酒、丸、散、膏的制备和使用方法的记载。晋代葛洪所著的《肘后备急方》中已有油、丹熬炼而成膏的记载。膏药常应用于消肿、拔毒、生肌、祛风寒、和气血、消痰痞、通经活络、祛风湿、治跌打损伤等。

外用膏剂不仅在中国创用很早，在国外亦较早应用，尤其是近代，在软膏的基质和制法等方面有了较快的发展。

涂药技术是中医内病外治的一项特色，是祖国医学重要组成部分。临床应用是将中药制成水剂、酊剂、油剂、膏剂等剂型，涂抹于患处或涂抹于纱布外敷于患处，达到祛风除湿、解毒消肿、止痒镇痛的目的，也可促进血液循环。

水剂：以水为药物溶剂，将药物与水按一定比例调配制成的一种制剂。常用水剂：生理盐水、硼酸溶液、姜汁水、红花水。用法：清洗、涂抹、湿敷。

酊剂：用规定浓度的乙醇将药物有效成分浸出，或溶解而制成的澄清体制剂。常用酊剂：碘酊、痛肿灵、消肿止痛酊等。用法：供内服或外用。

油剂：是指用油脂浸出药中的有效成分，制成含药的油，或用具有药性的动植物油配制成的药剂。常用油剂：谷糠油（祛风除湿）、紫草油（活血化瘀）。用法：外用治疗。

软膏剂：指药物与适宜基质均匀混合制成的具有一定稠度的半固体外用制剂。常用软膏剂：红霉素眼膏。用法：涂抹。

三、作用机制

依据病情选药物，把药物研成细末，因患病部位及皮损程度不同，可把药末与水、酒精、植物油、动物油或矿物油调成洗剂、酊剂、油剂、软膏等不同剂型外涂患处，外用药物作用于局部皮肤，通过吸收而达到治疗全身疾病的目的。皮肤外用药物无胃肠道反应，对肝、肾功能的影响小，给药方便。外用药物能加速毛细血管再生，改善创面的血液循环，获得很好的疗效。研究发现烫洗使创面周围肌肤升温，并推动血行，令药物直达病所，具有清热解毒、利湿消肿、改善创面血液循环，从而加速新生肉芽生长，促进伤口愈合的作用。

四、操作方法

（一）评估

1. 当前主要症状、临床表现、既往史及药物过敏史。

2. 患者体质及涂药部位的皮肤情况。

3. 对疼痛的耐受程度。

4. 心理状况。

（二）目标

患处涂药后可获得祛风除湿、解毒消肿、止痒镇痛等治疗效果。

（三）告知

局部涂药后可出现药物颜色、油渍等污染衣物。

（四）物品准备

治疗盘、遵医嘱配制的药物、弯盘、棉签、镊子、盐水棉球、干棉球、纱布、胶布、绷带、橡胶单、中单等。

（五）操作程序

1. 备齐用物，携至床旁，做好解释，核对医嘱。

2. 根据涂药部位，取合理体位，暴露涂药部位，注意保暖，必要时屏风遮挡。患处酌情铺橡胶单、中单。

3. 清洁皮肤，将配制的药物用棉签均匀地涂于患处。面积较大时，可用镊子夹棉球蘸药物涂布，蘸药干湿度适宜，涂药厚薄均匀。

4. 必要时用纱布覆盖，胶布固定。

5. 涂药完毕，协助患者衣着，安排舒适体位，整理床单位。

6. 清理物品，做好记录并签字。

（六）护理及注意事项

1. 涂药需清洁局部皮肤。

2. 涂药次数依病情、药物而定，水剂、酊剂用后须将瓶盖盖紧，防止挥发。

3. 混悬液先摇匀后再涂药。

4. 霜剂则应用手掌或手指反复擦抹，使之渗入肌肤。

5. 涂药不宜过厚、过多，以防毛孔闭塞。

6. 涂药后观察局部皮肤，如出现丘疹、奇痒或局部肿胀等过敏现象，应停止用药，并将药物拭净或清洗，遵医嘱内服或外用抗过敏药物。

7. 涂药后若敷料脱落或包扎松紧不适，应及时告知护士。

8. 涂药后可能出现药物颜色、油渍等污染衣物的情况。

9. 中药可致皮肤着色，数日后可自行消退。

五、适应证

适用于痤疮，带状疱疹，带状疱疹后遗神经痛，丹毒，蜂窝组织炎，急性皮炎，跌打损伤，烫伤，烧伤，疖痈，静脉炎等。

六、禁忌证

婴幼儿面部禁用。刺激性较强的药物，不可涂于面部。

七、国内应用研究

研究中医适宜技术中药涂药法在桡骨远端骨折患者中应用的临床效果，为后期治疗提供依据。金汉婵[1] 收治的 110 例桡骨远端骨折患者，采取抛硬币的方式随机分为研究组和对照组，每组患者各 55 例。对照组患者采取常规护理方案，研究组患者采取中药涂药为主的中医适宜技术护理，比较两组患者的满意度、住院费用、平均住院时间、治疗效果。结果显示采用中医适宜技术中药涂药法的研究组患者平均住院时间、住院费用显著低于对照组，组间比较差异显著（$P<0.05$），研究组患者的满意度以及临床治疗效果高于对照组，组间比较差异显著（$P<0.05$）。因此应用中医适宜技术中药涂药法可以明显缩短患者住院时间，降低治疗费用，减少并发症发生率，患者的疗效和满意度显著提高，值得临床推广。其主要采用的中药涂药法是根据患者的实际病情，采取适宜的各种外用中药，碾碎后用蜂蜜调剂混合成糊状物，直接涂于发生骨折的部位，通过药物的直接作用从而起到消肿止痛以及活血化瘀作用，该方法具有治疗费用低、治疗时间短的特点，相比于常规治疗方法，患者治疗效果更加显著，治疗的总体满意度也明显提高，且治疗的总体费用比较低，能够满足经济困难患者的治疗需求。

中医涂药法属于中医适宜技术护理的重要组成部分，可促进血液循环。同时能够舒筋通络、活血化瘀，促进骨折位置的愈合，配合其他中医适宜技术护理和药物熏蒸等措施能够促进患者康复。

艾盒灸配合中药涂药对闭合性软组织损伤的应用及护理效果。许玉凤、谭祖明等[2]对收治的70例闭合性软组织损伤患者，根据护理方法的不同将患者分为研究组和对照组，每组35例。对照组采用传统方法，研究组采用艾盒灸配合中药涂药进行辅助治疗。比较两组患者治疗效果、住院时间、功能恢复及疼痛缓解时间、护理满意度等情况。结果显示研究组患者治疗总有效率为94.3%，明显高于对照组的45.7%，差异具有统计意义（$P<0.05$）；艾盒灸配合中药涂药的临床应用，达到缓解患者的症状、体征，避免关节屈伸不利等并发症的发生。艾盒灸配合中药涂药是一种操作简单、疗效可靠、经济实惠的治疗方法，这种方法治疗安全，经济技术条件不高，中药材药源广，取材容易，使用方便，患者易接受。而且能使闭合性软组织损伤患者减少并发症的发生，缩短住院治疗时间，降低治疗成本，减少科室的支出。在闭合性软组织损伤24 h后通过艾盒灸配合中药涂药的临床应用，能够促进患者的伤处功能早日康复，提高治疗效果和生活质量，缩短住院时间，降低住院费用，同时促进护理效果的提高，值得在临床上推广应用。

参考文献：

[1]　金汉婵.中医适宜技术中药涂药法在桡骨远端骨折患者早期治疗中的应用效果［J］.中外女性健康研究，2019，17（2）：24-26.

[2]　许玉凤，谭祖明，刘凡铭，等.艾盒灸配合中药涂药对闭合性软组织损伤的应用及护理效果［J］.中国实用医药，2017，12（10）：154-156.

第十章　贴药技术

一、概述

贴药技术是指在中医理论指导下,在人体体表局部或穴位上贴敷药物,通过药物经皮肤吸收,刺激局部经络穴位,激发全身经气,以达到预防和治疗疾病作用的一种外治方法,又称穴位贴敷。

分类有膏贴、饼贴、叶贴、皮贴、花贴、药膜贴等。

二、技术渊源

贴药技术,即我们常用的穴位贴敷,又称为"天灸""自灸"等,是中医学中具有独特性的外治疗法,一直沿用至今。该疗法通过经络与药物的双重作用,疏通经络气血,调理脏腑阴阳,从而达到防治疾病的目的。中医用穴位贴敷疗法防治疾病,历史悠久。长沙马王堆汉墓出土的《五十二病方》记载了约 300 个医方,外用药方就有 106 个,其中大部分是贴敷剂,用以治疗创伤等疾患,如"炕……以蓟印其中颠……"。《素问》中记载了"豕膏"含于口中可治疗结喉痛,《灵枢》中的"马膏"疗法也指穴位贴敷疗法。在晋代葛洪《肘后备急方》中,也出现穴位贴敷疗法的记载,如"治疗、痈、肿毒,以斑蝥一枚,去足、翅,捻破,复以针画疮上作米字,以之封上,俟发赤起即揭去"。

唐代《孙真人海上方》有穴位贴敷治疗小儿夜啼的相关记载:"小儿夜哭最堪怜,彻夜无眠苦逼煎,牛甲末儿脐上贴,清清悄悄自然安。"唐代医家孙思邈《备急千金要方》中记载 "治中恶风头痛方:芥子末醋和，敷头一周时"，其对药物发泡治疗疾病进行详细的论述，并描述了穴位贴敷需发泡的特点，扩大了发泡疗法的敷贴和治疗范围。宋代王执中明确提出"天灸"疗法，为天灸疗法的系统发展奠定了基础。其《针灸资生经》载有："乡居人用墨旱莲锤碎，置于手掌上一夫，当两筋中。以古文钱压之，系之以故帛。未久即起小泡，谓之天灸。"

金元时期，贴敷疗法与穴位配合运用更为广泛。如朱丹溪《丹溪手镜》治疗小便不通、脐下急满，曰："甘遂和蒜捣饼，安脐孔，合实，着艾灸三十壮。"对于耳痛的治疗记载："乌附尖、茱萸、大黄同为末，贴涌泉即脚底心也。"明清时期，穴位贴敷疗法的使用更为广泛。明代《普济方》有"鼻渊脑泻，生附子末，葱涎和于泥，罨涌泉穴"的记述。李时珍的《本草纲目》记载"山人截疟，采叶挼贴寸口，一夜作泡如火燎，故呼为天灸、自灸"，自灸一词始见于此。又有"治大腹水肿，以赤根捣烂，入元寸，贴于脐心，以帛束定，得小便利，则肿消"，其中记载的吴茱萸贴涌泉穴治疗口舌生疮方法现仍广泛使用，具有很好的临床疗效。

清代是穴位贴敷疗法较为成熟的阶段，出现了不少中药外治的专著，其中以《急救广生集》《理瀹骈文》最为著名，二者较为完整的理论体系标志着贴敷疗法的成熟。《急救广生集》又名《得生堂外治秘方》，是程鹏程耗数十年精心汇聚而成，详细地记载了清代嘉庆前千余年的穴位外敷治病的经验和方法，并强调在治疗过程中应注意"饮食忌宜""戒色欲"等，是后世研究和应用外治的经典之作。

清代外治大家吴尚先《理瀹骈文》一书对穴位贴敷疗法做了较为详细的总结，其中涉及穴位贴敷疗法的治疗原理、辨证施治、贴敷药物的选择、赋形材料、具体的用法用量及操作流程等，都做了全面的论述。并以穴位贴敷疗法治疗内、外、儿、五官、皮肤等科疾病，"效如桴鼓"，坚持外治可"与内治并行，而能补内治之不足"，为穴位贴敷疗法的继承和发扬做出了巨大贡献。清代张璐《张氏医通》的冷哮方治疗冷哮的历史记载，堪称贴敷疗法的经典。穴位贴敷疗法在历代众多医家的不断发挥和完善下，在理论研究和临床应用方面都有了较大进展和突破，成为中医防治疾病的一个重要方法和手段。

中华人民共和国成立以后，专家学者们对历代文献进行考证、研究和整理，大胆探索，不但用穴位贴敷治疗常见病，还应用本法治疗肺结核、肝硬化、冠心病、高血压各种传染病以及其他疑难病种。如用抗癌中药制成的化瘀膏，外用治疗癌症取得了可靠效果，不仅有止痛之效，还有缩小癌瘤之功。现在许多边缘学科及交叉学科的出现为穴位贴敷疗法注入了新的活力，一方面运用现代生物、理化等方面的知识和技术，研制出新的具有治疗作用的仪器并与穴位贴敷外治协同运用，另一方面研制出不少以促进药物吸收为主，且使用方便的器具。尤为可喜的是专家学者们开始注意吸收现代药学的成果，用来改革剂型和贴敷方式，包括加入化学发热物质后配制成的熨贴剂，如代温灸膏等；用橡胶和配合剂（氧化锌、凡士林等）作为基质，加入中药提炼的挥发油或浸膏制成的硬膏剂，如麝香虎骨膏、关节止痛膏等；使药物溶解或分解在成膜材料中制成的药膜状固体帛制剂或涂膜剂，如斑蝥发泡膜等；还有在贴敷方中加入透皮吸收促进剂来促进治疗性药物高效率地均匀持久地透过皮肤的贴敷剂，如复方洋金花止咳平喘膏等。

穴位贴敷疗法不但在国内影响广泛，在国外也逐渐兴起，被越来越多的人所接受。如德国慕尼黑大学医学部发明的避孕膏，贴敷在腋下可收到良好的避孕效果；日本大正株式会社研制的具有温经活血止痛作用的辣椒膏，在市场上也深受人们的欢迎。穴位贴敷疗法操作简便易学，使用安全，毒副作用极小，患者乐于接受，尤其适用于老幼体弱的患者，对于攻补难施之时、不能服药之症、不肯服药之人，更具有内服疗法所不具备的诸多优点，因此被广泛应用于临床各科疾病的治疗，获得越来越多的推崇。

三、作用机制

贴药疗法作用机制主要分为两个方面：一是通过刺激特定部位穴位，激发经气，起到疏通经络、调节全身气血阴阳的作用；二是贴敷药物经皮毛腠理吸收，可对全身或局部产生药理作用。清代名医徐灵胎在《医学源流论》中指出："……汤药不足尽病，用膏药贴之，闭塞其气，使药性从毛孔而入其腠理，通经贯络，或提而出之，或攻而散之，较之服药尤有力，此至妙之法。"吴尚先提出："……皮毛隔而毛窍通，不见脏腑恰直达脏腑。"

中医学认为，人体是一个有机整体，在结构上不可分离，功能上相互联系，病理上相互影响，并以五脏为中心，依靠经络之间的密切联络而实现。整体观念贯穿于中医学的生理、病理、诊疗及预后等各方面。《灵枢·海论》云："夫十二经脉者，内属于府藏，外络于支节。"穴位贴敷疗法以此为基本指导，通过相关穴位刺激和药物吸收达到治疗作用。《素问·至真要大论》曰："病有远近，证有中外……""审察病机，无失气宜。"并以"病机十九条"作为辨证的实例示范。穴位贴敷较为常用的辨证方法有经络辨证、脏腑辨证、八纲辨证等，皆可在《内经》中找到其发展渊源。张仲景在《伤寒论》中写道："观其脉证，知犯何逆，随证治之。"其以"证"为中心形成较为完善的理、法、方、药临床辨证体系。穴位贴敷疗法在辨证论治的指导下，选取特定的贴敷部位和贴敷中药来提高临床疗效。《内经》中有"内者内治，外者外治"的相关记载。随着时代变迁，历代医家在此理论基础指导下，逐渐发展为"内者亦可外治"。吴尚先在《理瀹骈文》中重点指出："外治之理即内治之理，外治之药亦即内治之药，所异者，法耳……虽治在外，无殊治在内也。外治之学，所以颠扑而不破者此；它与内治并行，而能补内治之不及者，此也。"《理瀹骈文》又指出"外治必如内治者，先求其本。本者何？明阴阳，识脏腑也。……通彻之后，读书皆无形而有用，操纵变化自我，虽治在外，无殊治在内也"，且为"内外同治之理"奠定了穴位贴敷这一外治法的基本理论基础。

《理瀹骈文》曰"切于皮肤，彻于肉里，摄入吸气，融入渗液"，详细描述了贴敷药物经皮部进入机体腠理，从外向内，渗入经络系统，融于气血，并直达病所，以达调和阴阳、驱邪扶正之功，使机体功能恢复正常。虽然内治与外治给药方式不同，但其亦能将中药之四气五味通过皮部直达经脉，并经过经络系统的密切联系，达到内外贯通之效。其同内治一样，随辨证配伍组方，借助贴敷中药的四气五味之偏性、升降浮沉之运动趋势、作用归经之导向，纠正机体之寒热虚实、气血盛衰，以达扶正气、通营卫、调升降、理阴阳、调五脏以资化源之功。贴敷之药除遵从内服之用药原则外，多选用辛香走窜和引经活络之品来促进药物透皮吸收、疏通脏腑、直达病所，如肉桂、吴茱萸等。《理瀹骈文》中又言："膏中用药味，必得通经走络，开窍透骨，拔病外出之品为引……""膏中之药必得气味俱厚者，方能得力。"穴位贴敷疗法正是根据贴敷中药的这些属性，经过严谨的辨证施治、组方遣药，使之在病体的相应穴位进行吸收，祛除病邪，消除病因；并通过纠正阴阳盛衰、调整脏腑功能，达到和内治法一样的治疗功效。

穴位是经气运行通路中的交汇点，是"脉气所发"和"神气所游行出入"的门户所在，是脏腑气血汇聚之处。穴位通过经络循行与脏腑密切联系，其可反映人体各脏腑生理功能及病理状态，同时是平衡脏腑阴阳、气血的有效刺激点。穴位具有良性双向调节的作用，可以纠正脏腑乃至机体的阴阳失衡。吴尚先提出外治部位"当分十二经"，药物当置于相关经穴上，其"经络穴选……与针灸之取穴同一理"的观点，为穴位贴敷选穴提供理论依据。经络是运行气血及联络机体内外的重要通路，其使机体在生理、病理上构成一个有机整体，经络的疏通与否可以直接影响疾病的发生、发展与转归。在临床上，运用穴位贴敷疗法，通过药物对穴位的持续刺激作用，经络发挥其传导效应，使药效直达病所，从而使机体达到"阴平阳秘，精神乃治"的状态，系统达到驱邪外出、平衡阴阳之效。

贴药技术借助不同的药物属性，直接作用于病所，或由经脉联系相应病变脏腑，直捣病所。临床疗效是综合了经络穴位和贴敷药物的双重作用，根据所用药物和选经取穴的不同，穴位贴敷能祛邪外出、扶助正气、提高人体抗病能力以达治疗作用。

药理分析证实部分中药有抗菌、抗病毒的化学成分，因而对局部有良好的抗感染作用，同时部分药物还有抑制或杀灭真菌的作用。对外敷药化腐生肌作用的研究表明其可促进细胞的增生分化和肉芽组织的增长速度，在一定程度上加速伤口愈合。穴位贴敷能促进巨噬细胞的游出，而巨噬细胞具有吞噬细菌、异物和坏死组织碎片，提高局部抗感染能力的作用，以及调节胶原代谢的作用，对伤口愈合有重要意义。因此穴位贴敷可改善创面血液循环，增加局部血氧供给，加速创面新陈代谢，促进创面愈合。穴位贴敷可刺激皮肤的神经末梢感受器，通过神经系统形成新的反射，从而破坏原有的病理反射联系。药物的刺激在大脑皮层形成一个新的兴奋灶，遗留下痕迹反射，长期的抑制作用改变了下丘脑—垂体—肾上腺皮质轴的机能状态，改善机体的免疫状态，增强机体抗病能力。

四、操作方法

（一）评估

1. 评估患者病情、症状、药物过敏史。

2. 评估患者贴药部位的皮肤情况。

3. 评估患者心理状态，配合程度。

（二）用物准备

治疗盘、皮肤消毒液、棉签、弯盘、药膏、敷贴片、纸胶布、手消毒凝胶，必要时备屏风。

（三）操作步骤

1. 仪表大方，修剪指甲，洗手。

2. 携用物至患者床旁，核对床尾卡、手腕带。

3. 评估患者发病部位，症状及相关因素，心理状态，贴敷部位皮肤情况。

4. 做好解释，取合适体位，暴露贴敷部位。

5. 确定贴敷部位及腧穴，将药膏放置在敷贴片内并贴于确定好的腧穴上。

6. 询问患者的反应以及是否有过敏反应，及时调整。

7. 协助患者着衣，安排合理舒适体位，整理床单位，洗手。

8. 嘱患者注意观察。

9. 记录并签字。

（四）评价

1. 选穴准确、操作熟练。

2. 贴药后患者是否出现不良反应，程度如何，贴药后患者的效果如何。

3. 患者是否合作，是否获得相关用药知识。

五、临床应用

（一）感冒

感冒又称伤风、冒风、冒寒，为风邪侵袭肌表，侵犯肺卫所致。临床以鼻塞流涕、咳嗽、喷嚏、头痛、恶寒、发热、全身不适为主要表现。一般以风寒、风热两者为多见，夏令暑湿之邪亦可为病。本病四季皆可发生，以冬春季常见。

【临床表现】

1. 风寒感冒：恶寒发热，无汗，流清涕，鼻塞，咳嗽，痰量不多质清稀，可伴有咽部不适感、头痛、关节酸痛等症状，舌苔薄白，脉浮紧。

2. 风热感冒：身热恶风，头痛，咳嗽，痰色黄，可伴有咽部肿痛、口渴喜饮，舌苔薄白或微黄，脉浮数。

3. 阴虚感冒：发热恶风，干咳少痰，口干咽燥，五心烦热，舌质红，舌苔薄白，脉细数。

4. 阳虚感冒：恶寒重、发热轻，自汗，面色㿠白，舌质淡胖，舌苔薄白，脉沉细。

5. 气虚感冒：恶寒发热，热势不甚，咳嗽，头痛，鼻塞，气短乏力，舌质淡，舌苔薄白，脉浮无力。

6. 血虚感冒：身热恶风，头痛，头晕，无汗或少汗，心悸，可伴有耳鸣等症状，面色无华，口唇苍白，舌质淡，脉细无力。

【治疗】

处方一

用药：胡椒 15 g，丁香 9 g，葱白适量。

用穴：大椎，劳宫。

用法：将上述药物研成细末，加入葱白捣烂混匀成糊状，取适量涂于穴位上，胶布固定 1 h。早晚各 1 次，2~3 日为 1 个疗程。

主治：风寒感冒。

处方二

用药：连翘 15 g，薄荷 9 g，淡豆豉 30 g，葱白适量。

用穴：风池，大椎，神阙。

用法：将上述药物研成细末，取 20 g 药末加入适量葱白，捣烂混匀成糊状，取适量涂于风池、大椎上，胶布固定。再取药末 15 g 填于神阙，将清水滴于药末之上，周围以纱布或面糊围住以防止水从脐中溢出，胶布固定 1~2 h，每日 1 次，2~3 日为 1 个疗程。

主治：风热感冒。

处方三

用药：党参 10 g，黄芪 10 g，生地黄 10 g，当归 10 g，川芎 10 g，

柴胡 10 g，陈皮 10 g，羌活 10 g，白术 10 g，防风 10 g，细辛 8 g，甘草 8 g，生姜、葱白、大枣适量。

用穴：膻中。

用法：将上述药物研成细末，按膏药的制作方法用麻油熬黄丹收。每次取膏药适量涂于穴位上，胶布固定。每日或隔日换药 1 次，3~5 次为 1 个疗程。

主治：气虚感冒及血虚感冒。

处方四

用药：紫苏叶 15 g，贯众 15 g，薄荷 15 g，葱白 15 g。

用法：将上述药物捣烂成糊状，填于脐中，周围以纱布或面糊围住以防药物从脐中溢出，胶布固定。每日换药 1 次，3 日为 1 个疗程。

主治：流行性感冒。

处方五

用药：鲜地龙 10 条，白糖、面粉适量。

用穴：囟门，神阙。

用法：将地龙放入容器内撒入白糖，待地龙体液外渗后加入面粉调和成黏稠糊状，制成直径 3 cm 的药饼，分别于穴位上贴敷 4~6 h，早晚各 1 次，2~3 日为 1 个疗程。

主治：小儿风热感冒。

（二）咳嗽

咳嗽既是一个独立的证候，又是肺系疾病的一个症状。一般而言有声无痰为咳，有痰无声为嗽，临床上多痰声并见，难以严格区分。咳嗽的病因有外感、内伤之分，外感为六淫之邪犯肺，内伤为脏腑功能失调，内邪扰肺。其病机均为肺失宣肃，气机上逆。咳嗽相当于现代医学的急、慢性支气管炎，支气管扩张，肺炎，支气管哮喘等病。

【临床表现】

1. 风寒咳嗽：咳嗽，痰稀白，可伴有恶寒发热，鼻塞，流清涕，头痛，关节酸痛等症状，舌苔薄白，脉浮。

2. 风热咳嗽：咳嗽，痰色黄，可伴有恶寒发热，出汗，头痛，咽干，口渴喜饮，舌苔薄黄，脉浮数。

3. 痰湿咳嗽：咳嗽，痰多而稀白，可伴有胸脘满闷，纳呆便溏，神疲乏力，舌苔白腻，脉濡滑。

4. 燥热咳嗽：干咳无痰或痰黏稠而难出，痰中可带血丝，伴有鼻咽干燥，舌尖红，舌苔薄黄少津，脉细数或弦数。

5. 肺虚咳嗽：干咳少痰，痰中带血，可伴有口燥咽干、两颧红热、失眠盗汗、神疲乏力，舌质红，少苔，脉细数。

【治疗】

处方一

用药：白芥子 20 g。

用穴：膻中，大椎，肺俞，涌泉。

用法：白芥子炒黄，研为细末。将药末用温水调成糊状，取适量涂于穴位上，胶布固定，局部有烧灼感或刺痛时去掉。每日 1 次，7 日为 1 个疗程。

主治：风寒咳嗽。

处方二

用药：鱼腥草 15 g，青黛 10 g，蛤壳 10 g，冰片 0.3 g，葱白适量。

用穴：神阙。

用法：鱼腥草、青黛、蛤壳研为细末，冰片、葱白与上述药末共同捣烂成糊状，填于脐中，胶布固定。每日 1 次，5 日为 1 个疗程。

主治：风热咳嗽。

处方三

用药：白芥子 150 g，甘遂 50 g，细辛 35 g，黄丹 400 g（以上熬膏）；白芥子 350 g，甘遂 75 g，冰片 75 g（以上研末）。

用穴：肺俞。

用法：白芥子 150 g，甘遂 50 g，细辛 35 g，按膏药的制作方法用麻油熬黄丹收之；白芥子 350 g，甘遂 75 g，冰片 75 g，研末，将 0.5 g 药末置于穴位上，再将膏药烘烤至适宜温度，覆盖于药末之上，胶布固定。每 3 日换药 1 次，9 日为 1 个疗程。

主治：痰湿咳嗽。

处方四

用药：瓜蒌 1 个，青黛 15 g，川贝母 50 g，蜂蜜适量。

用穴：肺俞，大杼，后溪。

用法：将瓜蒌、青黛、川贝母研为细末，与蜂蜜调和成膏状，取适量涂于穴位处，外用纱布覆盖。每日 1 次，3~5 日为 1 个疗程。

主治：燥热咳嗽。

处方五

用药：罂粟壳 30 g，五味子 30 g，蜂蜜适量。

用穴：神阙。

用法：将罂粟壳、五味子研为细末，与蜂蜜调和成膏状，取适量涂于脐部，外用纱布覆盖。每日 1 次，10 日为 1 个疗程。

主治：肺虚咳嗽。

（三）哮喘

哮喘是一种特征明显的疾病，多在几分钟内发作，可持续几小时甚至几天，以胸闷气喘、呼吸困难、喉中哮鸣有声为特征，严重者可见张口抬肩，鼻翼翕动，甚至唇甲紫暗，平卧不能。哮喘有一定的时间节律性，常在夜间及凌晨发作或加重，一年中常在秋冬季节发作或加重。此外，遇到诱发因素时哮喘也可呈发作性加重。

【临床表现】

1. 发作期

（1）寒哮：呼吸急促，喉中哮鸣有声，胸膈满闷如室，咳不甚，痰少咳吐不爽，白色黏痰，口不渴，或渴喜热饮，天冷或遇寒而发，形寒怕冷，或有恶寒、喷嚏、流涕等表寒证，舌苔白滑，脉弦紧或浮紧。

（2）热哮：气粗息涌，喉中痰鸣如吼，胸高胁胀，张口抬肩，咳呛阵作，咯痰色黄或白，黏浊稠厚，排吐不利，烦闷不安，汗出，面赤，口苦，口渴喜饮，舌质红，苔黄腻，脉弦数或滑数。

2. 缓解期

（1）肺虚哮喘：气短声低，动则尤甚，或喉中有轻度哮鸣声，咳痰清稀色白，面色㿠白，常自汗畏风，易感冒，每因劳倦、气候变化等诱发，舌淡苔白，脉细弱或虚大。

（2）脾虚哮喘：平素痰多气短，倦怠无力，面色萎黄，食少便溏，或食油腻易于腹泻，易因饮食不当诱发哮病，舌质淡，苔薄腻或白滑，脉细弱。

（3）肾虚哮喘：平素短气息促，动则尤甚，吸气不利，或喉中有轻度哮鸣，腰膝酸软，脑转耳鸣，劳累后易诱发哮病；或畏寒肢冷，面色苍白，舌淡苔白，质胖嫩，脉象沉细；或颧红，烦热，汗出黏手，舌红苔少，脉细数。

【治疗】

处方一

用药：细辛 5 g，生半夏 5 g，甘遂 5 g，延胡索 5 g，肉桂 5 g，白芥子 10 g，生姜适量。

用穴：大椎，心俞，肺俞，膈俞。

用法：上药研为细末，生姜榨汁，以姜汁将药末调成糊状，取适量涂于穴位处，胶布固定 1~2 h。每年盛夏初伏、中伏、末伏各贴 1 次，可连续贴 3 年。

主治：寒哮。

处方二

用药：石菖蒲 10 g，葱白 3 根，生姜 30 g，艾叶 30 g，花椒 30 g。

用穴：肺俞，厥阴俞，心俞，督俞，膈俞。

用法：上述药物研成细末，炒热后装入布袋中，从肺俞穴向下摩擦至膈俞。每次 20 min，每日早晚各 1 次，连续 10 日为 1 个疗程。注意热敷治疗时药包不可过热，防止烫伤皮肤。

主治：寒哮。

处方三

用药：黄芩 15 g，石膏 30 g，芫花 10 g，鲜桃皮 50 g，鲜芦根 30 g，鲜桑皮 30 g。

用穴：肺俞，厥阴俞，心俞，督俞，膈俞。

用法：上述药物研成细末，炒热后装入布袋中，从肺俞穴向下摩擦至膈俞。每次 20 min，每日早晚各 1 次，连续 10 日为 1 个疗程。注意热敷治疗时药包不可过热，防止烫伤皮肤。

主治：热哮。

处方四

用药：桑皮 10 g，杏仁 10 g，生石膏 30 g，黄芩 10 g。

用穴：华盖，膻中，膈俞，肺俞。

用法：将上述药物研成细末，加清水调成稠糊状，制成直径 3 cm 的药饼，分别贴于穴位上，胶布固定，4~5 小时，每日 1 次，连续 10 日为 1 个疗程。

主治：热哮。

处方五

用药：天南星 30 g，白芥子 30 g，生姜适量。

用穴：涌泉，中脘。

用法：上述药物研为细末，生姜榨汁，以姜汁将药末调成糊状，取适量涂于穴位处，胶布固定 3~5 小时，每日 1 次，10 日为 1 个疗程。

主治：哮喘见痰多气急者。

处方六

用药：黄芪（酒炒）300 g，鹿茸 100 g，上肉挂 20 g，防风 150 g，生黄芪 150 g，白术 150 g，党参 150 g，明附片 100 g，母丁香 30 g，炮姜 30 g，全瓜蒌 20 g，苏叶 20 g，黄丹 270 g，茶油 2 L。

用穴：肺俞。

用法：肉桂、丁香研为细末，其余药物用清水浸泡后按膏药的制作方法用茶油熬黄丹收之，最后加入肉桂及丁香末，混合均匀。收膏摊于布上，每张约 25 g 重，用时取膏烘热贴于穴处。隔日换药 1 次，10 次为 1 个疗程。

主治：哮喘属虚者。

（四）泄泻

泄泻，又称腹泻，是指排便次数增多，粪便稀薄，或泻出如水样，一般无脓血和里急后重。大便质薄而势缓者为泄，大便如水而势急者为泻。本病一年四季均可发生，以夏秋两季多见，临床可分为急性泄泻和慢性泄泻两类。泄泻多见于西医学的急慢性肠炎、胃肠功能紊乱、过敏性肠炎、溃疡性结肠炎、肠结核等。

【临床表现】

1. 寒湿泄泻：发病势急，大便清稀，水谷相混，肠鸣腹痛，口不渴，身寒喜温，舌淡，苔白滑，脉迟缓。

2. 湿热泄泻：腹痛，泻下急迫，便稀有黏液，泻而不爽，肛门灼热，口渴喜冷饮，小便短赤，舌红，舌苔黄腻，脉濡数。

3. 伤食泄泻：肠鸣腹痛，便色黄褐，伴有未消化的食物，气味恶臭，泻后痛减。嗳腐吞酸，不思饮食，舌苔垢浊或厚腻，脉滑。

4. 脾虚泄泻：发病势缓，病程较长，稍进食油腻则大便次数增加，便溏薄，时作时止，腹胀肠鸣，面色萎黄，神疲体倦，舌淡苔薄，脉细弱。

5. 肾虚泄泻：黎明之前腹中微痛，肠鸣即泻，泻后痛减，形寒肢冷，腰膝酸软，舌淡苔白，脉沉细。

【治疗】

处方一

用药：白胡椒 20 粒，炮干姜 3 g，雄黄粉 3 g，肉桂 3 g，吴茱萸 3 g。

用穴：神阙。

用法：上述药物研成细末，填于脐中，盖以纱布，胶布固定。每日 1 次，中病则止。

主治：寒湿泄泻。

处方二

用药：去油巴豆仁 2 粒，去核熟大枣 1 枚。

用穴：涌泉，天枢。

用法：巴豆仁与熟大枣共同捣烂，用油纸或纱布包裹，压成饼状，贴于穴位处。每日 1 次，每次 2~3 h，发挥作用至局部发泡。注意发泡后尽量保持水泡处皮肤完好，对水泡表面涂以龙胆紫待其自行吸收。

主治：寒湿泄泻。

处方三

用药：车前草 60 g，甘草 3 g，滑石 6 g。

用穴：神阙，天枢。

用法：将上述药物研成细末，用茶水调成糊状，取适量涂于穴位上，盖以纱布，胶布固定，每日1次，中病则止。

主治：湿热泄泻。

处方四

用药：苦参20 g，苍术20 g，米醋适量。

用穴：涌泉。

用法：上述药物研成细末，用米醋调成糊状，取适量涂于穴位上，盖以纱布，胶布固定4~6 h，每日1次，中病则止。若热重者则改苦参与苍术比例为3:1，湿重者则改为1:3。

主治：湿热泄泻。

处方五

用药：藿香50 g，苏叶50 g，白芷50 g，桔梗50 g，升麻50 g，柴胡50 g，姜半夏60 g，厚朴60 g，白术60 g，山楂60 g，莱菔子60 g，山药60 g，大腹皮60 g，猪苓40 g，茯苓40 g，泽泻40 g，陈皮40 g，枳实40 g，桂枝30 g，砂仁30 g，干姜30 g。

用穴：气海，足三里，神阙，天枢。

用法：上述药物研成细末，加入75%的乙醇使其与药粉之比为1:15，浸泡1周后去渣取汁，蒸馏提纯后备用。应用时将脱脂棉或纱布在药液中浸泡，待脱脂棉或纱布吸取足量药液后，敷于穴位上，外盖油纸或塑料薄膜，胶布固定30 min，每日2次。

主治：伤食泄泻。

处方六

用药：白芷30 g，干姜30 g，蜂蜜适量。

用穴：神阙。

用法：白芷、干姜研成细末，与蜂蜜调和成膏状，取适量涂于穴位上，盖以纱布，胶布固定。用热水袋或炒热的盐粒袋热敷，注意热敷时不可过热，防止烫伤皮肤，每日 1 次。

主治：脾虚泄泻。

处方七

用药：苍术 15 g，吴茱萸 15 g，砂仁 15 g，丁香 6 g，胡椒 15 粒。

用穴：神阙。

用法：将上述药物研成细末，用植物油调成糊状，取适量涂于穴位上，盖以纱布，胶布固定，每日 1 次。

主治：脾虚泄泻。

处方八

用药：肉豆蔻 60 g，五味子 60 g，补骨脂 120 g，吴茱萸 30 g。

用穴：神阙。

用法：将上述药物研成细末。用棉布制成 20 cm 见方的布袋，内铺薄棉花。将药末均匀地撒在棉花上，将布袋封口，盖于脐上，用布带束腰固定，每 5 日更换药末 1 次。

主治：肾虚泄泻。

处方九

用药：苍术 30 g，厚朴 30 g，陈皮 30 g，炙甘草 30 g。

用穴：神阙。

用法：上述药物研成细末，炒热装入布袋中，热敷于穴位处，药凉后重复加热使用，每日 1 次。注意热敷时不可过热，防止烫伤皮肤。

主治：各种泄泻。

（五）便秘

便秘指粪便在肛管内通过困难，运出时间延长，排出次数明显减少，粪质干硬成结，排出困难的病理现象。便秘的主要表现是大便次数减少，间隔时间延长，或次数正常但粪质干燥，排出困难，或粪质不干但排出不畅。

【临床表现】

1. 热秘：大便干结，小便短赤，可伴有腹胀腹痛，面红身热，口干口臭，牙龈肿痛，甚者可见心烦失眠，舌红苔黄或黄燥，脉滑数。

2. 冷秘：大便排出艰涩，小便清长，可伴有小腹冷痛、四肢不温、喜热怕冷，腰酸腿重，舌质淡，苔薄白，脉沉迟。

3. 气秘：大便干结，排出不畅，虽有便意却排不出，伴胸腹胀闷、疼痛，嗳气频出，舌苔薄腻，脉弦。

4. 虚秘：气虚型见粪便虽不干却排便无力，伴有汗出、气短、便后疲乏、肢倦懒言、神疲乏力。舌质淡嫩，苔薄白，脉虚。血虚型见大便干燥呈球状，排出困难，伴头晕目眩、心悸，唇舌色淡，脉细涩。

【治疗】

处方一

用药：商陆 10 g。

用穴：鸠尾。

用法：商陆研成细末，用清水调成糊状，取适量涂于穴位上，盖以纱布，胶布固定。

主治：热秘。

处方二

用药：巴豆 1 g，肉桂 1 g，吴茱萸 3 g。

用穴：神阙，足三里。

用法：上述药物研成细末，炒热，装入布袋，热敷于穴位处。注意热敷时不可过热，防止烫伤皮肤。每日 1 次。

主治：冷秘。

处方三

用药：生姜 30 g，连须葱白 50 g，食盐 15 g，淡豆豉 10 g，面粉适量。

用穴：神阙。

用法：上述药物一同捣烂成糊状，加入适量面粉，制成直径 3 cm 的药饼，放在火上烘热，敷于穴位上，冷后再换。每次 6~12 h，每日 1 次。注意热敷时不可过热，防止烫伤皮肤。

主治：气秘。

处方四

用药：附子 15 g，公丁香 15 g，炮川乌 9 g，白芷 9 g，胡椒 3 g，去皮大蒜 1 头。

用穴：神阙。

用法：大蒜捣烂，其余药物研成细末，用清水调成糊状，取适量涂于穴位上，盖以纱布，胶布固定，每日 1 次。

主治：虚秘。

处方五

用药：大戟 1.5 g，大枣 5~10 个。

用穴：神阙。

用法：大戟与大枣一同捣烂成糊状，贴于穴位处，每日 1 次。

主治：虚秘。

处方六

用药：大黄 12 g，火麻仁 8 g，枳实 6 g，巴豆 6 g，麝香 0.3 g，芒

硝 8 g。

用穴：神阙，上髎，次髎，中髎，下髎。

用法：上述药物研成细末，用油脂调成膏状，制成直径 3 cm 的药饼，分别于穴位上贴敷 4~6 小时，每日 1 次。

主治：便秘。

六、适应证

1. 缓解或消除各种疮疡疔肿、跌打损伤。

2. 缓解慢性疾病的部分临床症状。如：体虚感冒、支气管哮喘、慢性阻塞性肺病、慢性支气管炎、变应性鼻炎、小儿反复呼吸道感染、冠心病、脑血管病、偏头痛、便秘、失眠、耳鸣耳聋、高脂血症、慢性胃炎、慢性结肠炎、口腔溃疡、痛经、乳腺小叶增生、子宫肌瘤、慢性盆腔炎、股骨头坏死、颈椎病、退行性骨关节病变、小儿夜啼、厌食、遗尿、流涎及临床疾病的保健和辅助调理。

七、禁忌证及注意事项

（一）禁忌证

1. 贴敷局部皮肤有创伤、溃疡、感染或有较严重的皮肤病者，应禁止贴敷。

2. 对胶布、药物过敏、瘢痕体质、水肿的患者应慎用。

3. 颜面五官部位、关节、心脏及大血管附近，慎用贴敷，不宜用刺激性太强的药物进行发泡，避免发泡遗留瘢痕，影响容貌或活动功能。

4. 女性患者妊娠期腹部、腰骶部以及某些可促进子宫收缩的穴位，如合谷、三阴交等，应禁止贴敷，有些药物孕妇禁用，如麝香等，以免引进流产。

5. 糖尿病、血液病、发热、严重心肝肾功能障碍者慎用。

（二）注意事项

1. 凡用溶剂调敷药物时，需即配即用，以防蒸发。

2. 若用膏药贴敷，在温化膏药时，应掌握好温度，以免烫伤或贴不住。

3. 对胶布过敏者，可改用绷带固定贴敷药物。

4. 对刺激性强、毒性大的药物，贴敷穴位不宜过多，贴敷面积不宜过大，贴敷时间不宜过长，以免发泡过大或发生药物中毒。

5. 对久病体弱消瘦以及有严重心脏病、肝脏病等的患者，使用药量不宜过大，贴敷时间不宜过久，并在贴敷期间注意病情变化和有无不良反应。

6. 对于孕妇、幼儿，应避免贴敷刺激性强、毒性大的药物。

7. 对于残留在皮肤的药膏等，不可用汽油或肥皂有刺激性物品擦洗。

8. 药物在皮肤上停留时间不宜过长，一般成人 4~6 h，儿童 2~4 h 为宜。

9. 贴药期间，应避免寒凉或过咸的食物，避免烟酒，忌进食海鲜、辛辣及牛、羊肉等食物。

（三）常见操作意外及处理

1. 局部过敏：若患者出现局部皮肤异常（如瘙痒、发红、水泡）等临床表现，应立即停止贴敷并取下药膏贴片；用温水洗净局部皮肤，并严密观察。

2. 若发生全身过敏不适，应立即告知医者做相应处理。

3. 贴敷处出现水泡，处理措施同烫伤。

八、国内应用研究

穴位贴敷疗法是中医外治法的特色疗法之一，运用时必须以中医基础理论为指导，在整体观念的指导下，坚持辨证论治的原则，并积极发挥经络与中药的作用。在实际临床中，病患常有不耐汤药之苦者，不忍针灸之痛者。而穴位贴敷在达到同样临床疗效的前提下，还可避免针刺之痛、汤药之苦。并且大量的临床实践已证实，穴位贴敷融合了经络与中药的双重作用，并具有放大效应，起到一加一大于二的整体叠加作用。

随着内服药物毒副反应和耐药性的增加，穴位贴敷疗法的优势日渐显著，与内服药物相比，其不受胃肠道酶、消化液、pH 值等诸多因素导致的胃肠灭活的影响，又可避免肝脏的"首过效应"，故可提高血液浓度。加之操作相对简单易行，安全有效且不良反应少，大量研究结果显示其疗效确切，现已成为临床许多疾病的常用治法之一，尤其针对肺系疾病和消化系统疾病。[1]

例如我们所知的慢性阻塞性肺疾病（COPD）是一种呼吸系统的常见病、多发病，以持续存在的呼吸道症状和气流受限为特征的可以预防及治疗的疾病，病变常累及肺实质与小气道，导致不完全可逆的气流受限，临床以慢性咳嗽、喘息、胸闷、呼吸困难为主要症状。因该病病程长，病情缠绵难愈，肺功能呈进行性减退，疾病中后期往往易累及心脑肾等多脏系统，病情复杂。现代医学使用贴药技术基于"天人合一"的理论，根据人体之阴阳随自然界四季阴阳消长的变化而变化规律，选择在一年中阳气最旺的夏至，人体得天阳相助；冬至人体阳气消退到了极点，而又在阳气复生的转机之时，施于穴位贴敷，一方面可加强穴位贴敷整体疗程的温阳力度，另一方面又可在冬至之时帮助阳气复生，抵抗阴气胜复达到顶点之势，从而提高慢阻肺患者机体抗病能力，改善临床症状，减少，甚至阻止慢阻肺的发作、加重，调整机体阴阳平衡，减少年感冒次数，从而延长慢阻肺患者的稳定期，改善生活质量。

"冬夏并治"贴药治疗慢性阻塞性肺疾病最佳疗程是≥3 年。主要药物有白芥子、细辛、甘遂、延胡索，以上药物用生姜汁、甘油按一定比例调成糊状，做成小药丸，每丸 1.5 g。将药丸用大小适宜的胶布固定于背部腧穴（大椎，双侧肺俞、膏肓、心俞）。夏季于三伏天的初、中、末伏的第一天进行穴位贴敷，共贴 3 次，每次贴 4~6 小时；冬季于冬至开始敷贴，每隔 10 日 1 次，共贴 3 次。

研究[2] 发现，穴位贴敷不仅能够减轻炎症反应，而且可以改善患者的免疫功能，有利于提高人体抗病能力。胡凤臻等[3] 研究显示：加用三伏贴、三九贴穴位贴敷对慢阻肺稳定期患者治疗后，IgE 水平、CD4[+]、CD4[+]/CD8[+] 得到明显改善，与对照组相比，治疗组免疫功能指标明显降低。邢筱华 [4] 选取 150 例证候属寒痰阻肺型慢阻肺稳定期患者，其中 76 例予消喘散穴位贴敷治疗，观察治疗前后及与对照组（安慰剂）细胞免疫与体液免疫指标的变化，发现血清 CD3[+]、CD4[+]、CD4[+]/CD8[+] 水平，免疫球蛋白 IgA、IgG 水平均高于治疗前与对照组（$P<0.05$），说明中药外治穴位贴敷法对慢阻肺免疫功能的调节有确切疗效，是提高慢阻肺患者抗病能力、改善生活质量的有效治疗手段。

现代医学研究表明"冬病夏治"穴位敷贴可降低支气管哮喘缓解期患者血清 IgE 水平，具有调节免疫的作用，可有效改善慢性阻塞性肺病患者的临床症状、中医证候。《素问·脉要精微论》有言："夏至四十五日，阴气微上，阳气微下。"随着季节的交替，通过"冬病夏治"扶助起来的体内阳气在冬至之日将消退到极点，阴气的胜复也达到了顶点，结合慢阻肺"痰瘀伏肺"的重要病理特点，此时伏留于体内的痰瘀阴邪与外界隆盛的阴寒之气内外相引，极易诱发、加重疾病。所以，在"冬病夏治"的基础上，选在冬至之时再加一次穴位敷贴，即为"冬夏并治"穴位贴敷治疗。即在冬至阳气最为衰弱、并将复升之时，再施加一次辛温燥热之品刺激穴位，加强了穴位敷贴整体疗程的温阳力度，帮助阳气复生，抵抗阴气胜复达到顶点之势，从而减少，甚至阻止慢阻肺的发作、加重。贴敷的药物以辛温燥热之品为主，具有温肺散寒，助阳行瘀的功效，敷贴于背部足太阳膀胱经与督脉上，药穴结合，既可激发全身阳经脉气，又能使药物性能直达病所，从而起到治疗疾病与增强机体抵御病邪入侵的双重疗效。

文献报道三伏穴位贴敷疗法在呼吸系统疾病的治疗中应用广泛，临床上取得了很好的疗效。如王伟等 [5] 将生白芥子、甘遂、制延胡索、细辛等制成贴剂，选膻中、大椎、定喘、肺俞等穴治疗支气管哮喘，取得了很好的疗效。曹建梅等 [6] 选用中药白芥子、延胡索、甘遂、细辛、肉桂为组方，选择肺俞、心俞、膈俞 6 个穴位贴敷，指出贴敷法是预防儿童哮喘的简便有效方法之一。宋超等[7] 用白芥子、细辛、甘遂、防风、辛夷、白芷、薄荷、麝香等组成的药饼贴在太渊、肺俞及风门穴上治疗过敏性鼻炎，总有效率为 98.67%。三伏穴位贴敷疗法是以中医基本理论和中医经络学说为理论依据，在三伏天对穴位进行药物贴敷的一种治疗方法，是中医学"冬病夏治"理论的经典阐释，具有可靠的理论渊源及坚实的理论基础，在临床治疗上已经取得了很大的进步，其治疗效果也得到了广大临床医师的认可。

参考文献：

[1]　赵亚楠，吴文忠，刘成勇，等.基于"内外同治之理"探讨穴位贴敷疗法的中医理论体系 [J].针灸临床杂志，2019，35（7）：5-8.

[2]　居来提·艾买提，努尔买买提·艾则孜.中药穴位贴敷联合西医常规治疗对老年慢性阻塞性肺疾病患者炎症因子及免疫功能的影响 [J].现代中西医结合杂志，2016（30）：3393-3396.

[3]　胡凤臻，孙红红，武自力，等.中药穴位贴敷对慢性阻塞性肺疾病稳定期患者免疫功能的影响 [J].现代中西医结合杂志，2017，26（20）：2203-2205，2280.

[4]　邢筱华.冬病夏治穴位贴敷对慢性阻塞性肺疾病稳定期患者免疫因子的影响 [J].陕西中医，2014，35（8）：949-951.

[5]　王伟，孙占玲，徐晓.中药穴位贴敷治疗支气管哮喘 120 例 [J].实用中医药杂志，2003，19（2）：92.

[6]　曹建梅，王明明，陆力生.冬病夏治中药穴位贴敷法治疗儿童哮喘缓解期临床观察 [J].中医儿科杂志，2006，2（6）：33-35.

[7]　宋超一，王继兵.三联疗法治疗过敏性鼻炎 150 例 [J].中医外治杂志，2006，15（1）：27.

第十一章　内痔硬化剂注射技术

一、概述

内痔硬化剂注射法是在枯痔疗法基础上发展的内痔疗法之一。系将枯痔药制成注射液经针管注射于痔核基底部位，从而使痔核部位硬化萎缩、坏死、脱落，适用于内痔及混合痔之内痔部分。

二、技术渊源

内痔注射疗法在西方国家沿用至今已经100多年的历史。1869年，英国都柏林医师 Morgan 首次应用硫酸铁溶液进行内痔注射，因此药腐蚀作用太强，这一实践成果备受非议。1899年，美国芝加哥医师 Swinford Edwards 首先应用10%~20%苯酚甘油水溶液，1928年 Blanchard 用5%酚（苯酚）杏仁油，适当大剂量注射于内痔上方的直肠上的动脉部位，取得了较好的临床效果，成为治疗一、二期内痔的首选方法。1975年，肛肠病专家 Golighter J C 在他的专著中，对痔注射疗法有较大篇幅的论述。其他如 Terrell（1959）、Parks（1962）等亦做出了许多贡献。在他们的著作中，制定了注射疗法的明确标准，从而减少了注射疗法的并发症或后遗症，使痔注射疗法更趋规范化。

祖国传统医学中，关于内痔硬化剂注射疗法的记载最早见于宋代《魏氏藏方》的枯痔疗法；明代《外科正宗》有一品三条枪治疗痔疾。从1950年开始我国在枯痔疗法的基础上，进行综合注射疗法。如1956年重庆李雨农等为了减少传统枯痔散可能引起砒中毒的可能，创制先注射内痔，再涂敷枯痔散的综合疗法。在此基础上，他们又制成新 6 号枯痔液。1957 年黄德良、张省则用 20%明矾作注射液进行注射压缩疗法。1958 年，陈济民用内痔枯脱油做注射疗法，获得了较好的疗效。20 世纪 70 年代，消痔灵问世，史兆岐研究员带领广安门医院肛肠科做了大量关于消痔灵注射技术的临床研究。目前，临床研制出许多中药注射液，常用的有：①消痔灵注射液（中国中医研究院广安门医院史兆岐研制）；②聚桂醇注射液（陕西天宇制药有限公司生产）；③芍倍注射液（中日友好医院安阿玥研制）；④母痔基底硬化剂（山西稷山痔漏医院任全保研制）；⑤矾黄消痔液（南京市中医院研制）；⑥复方诃子液（湖南中医学院附院贺执茂研制）；⑦603 消痔液（江苏省中医院和研究院研制）；⑧痔全息液（山西省杨里颖研制）；⑨新 6 号枯痔液（重庆市中医院研究所李雨农研制）。其中前 7 种属于硬化剂，后 2 种属于坏死剂，作用不完全相同。

三、作用机制

硬化剂注射疗法是目前临床上最常用的治疗方法，指在直肠黏膜局部注射硬化剂，由于异物刺激和炎症反应的共同作用，痔组织发生无菌性炎症反应，直肠与周围组织或直肠黏膜与肌层之间出现纤维化进而粘连固定，并引起局部血管的血管炎，动、静脉血栓形成和增生性动脉内膜炎。其机理是在纤维化尚未完成前压迫痔血管，减少痔血流。压迫作用还为纤维组织紧缩甚至栓塞痔血管创造了极为有利的条件。所以，在压迫和纤维化共同作用下，达到硬化治疗的目的。在纤维化完成后，痔血管即使发生栓塞也不致缺血坏死，这是因为在炎症修复过程的同时，再生血管亦在逐渐形成，纤维化完成，再生血管亦已形成，供血而不致缺血。例如消痔灵注射液是中药五倍子和明矾的混合制剂，其为中药清热利湿剂，体现了"酸可收敛，涩可固脱"的中医中药治法。消痔灵的主要成分包括明矾、鞣酸、低分子右旋糖酐、三氯叔丁醇，次要成分为枸橼酸钠、甘油、亚硫酸氢钠。五倍子具有明显的收敛止血、止痛、抗菌作用。研究表明，五倍子中鞣酸含量最高可达 60%。鞣酸是一种较强的收敛剂，能促进蛋白凝固及血管收缩从而达到止血作用；并对多种细菌有抑制和渗出作用，如大肠杆菌、金黄色葡萄球菌、铜绿假单胞菌、链球菌等都可产生一定的杀菌、抑菌以及抗渗的作用，能够减轻急性炎症的渗出反应。明矾中所含有的铝离子在注射后可对局部组织起较强的致炎效应，能促进局部组织的纤维化改变；明矾在较低浓度下可产生消炎及收敛的功效，可加快蛋白的凝固，使黏膜硬化，从而达到止血的目的，其对 G^+、G^- 有一定的抑制作用。三氯叔丁醇能够产生止血、止痛、防腐的作用。而甘油以及低分子右旋糖酐则都具有一定的脱水作用，两者都能够延长药物在局部的作用时间。亚硫酸氢钠的主要作用为抗氧化、抗炎及抗菌。消痔灵注射液利用药物所产生的收敛作用促使局部组织凝固及坏死，加快局部急性无菌性炎症的发生发展，能够使动、静脉血栓形成，并出现增生性动脉内膜炎，继而使周围形成胶原纤维瘢痕化，作用于腺体内细胞组织，可以使腺体细胞凝固干燥，减少或者停止分泌，从而导致内痔的萎缩和消退，达到导致痔组织纤维化，但不引起坏死，组织不坏死，不损伤肛管黏膜，从而达到保护和固定肛管的目的。

四、操作方法

（一）消痔灵注射液

这是中国中医研究院广安门医院史兆歧根据中医"酸可收涩、涩可固脱"的理论研制而成，经实验研究证实能使内痔硬化萎缩，是最常用的内痔注射术。

1. 操作评估

（1）核对患者基本信息（姓名、性别、床号、年龄）。

（2）患者评估：评估患者生命体征、症状、既往史、药物过敏史、体质、有适应证、无禁忌证等。

（3）环境评估：操作前 30 min 治疗室尽量减少人员走动，进行紫外线消毒，保持无菌环境，备屏风。

2. 术前准备

（1）戴帽子、口罩（头发、鼻孔不外露），洗手。

（2）器械：喇叭式肛镜 1 套、5 mL 注射器 1 支、5 号长针头 1 支。

（3）药物：1:1 液（2% 利多卡因与消痔灵等量）、2:1 液（2% 利多卡因 2 份+消痔灵 1 份）和消痔灵原液。

（4）查血常规，出血和凝血时间，排尽大小便。

（5）另备凡士林纱条、血管钳和纱布块等。

3. 手术步骤

四部注射法：

（1）用窥肛镜插入肛内检查内痔部位、大小、数目，再以示指触摸原发痔区有无动脉搏动。

（2）将消痔灵原配液 1:1 液（2% 利多卡因与消痔灵等量）按四步法依次注射。

第一步：直肠上动脉右前、右后和左侧分支注射。予母痔区上极 0.2 cm 进针，进针至黏膜上层深部，边退针，边注药。3 个母痔上极分别注射 4 mL，共 12 mL。

第二步：母痔的黏膜下层注射。先在母痔中心进针，入黏膜、黏膜固有层、黏膜基层、黏膜下层深部，针尖接触基层有抵触感，不要深入基层，稍退针尖开始注药，以药量稍大于痔体，以痔核呈弥漫性肿胀为宜，每个痔核分别注射 4~6 mL，即完成第二步。

第三步：黏膜固有层注射。当第二步注射完毕，在缓缓退针时，往往有一落空感即到黏膜固有层，注药，药量为第二步的 1/3，以痔黏膜呈水疱状，血管网清。

第四步：右前、右后和左侧的窦状静脉下极注射。在母痔下极齿状线上 0.1 cm 处进针，至黏膜下层深部的窦状静脉区，每痔注射 4 mL，

3 个共注药 12 mL。

（3）注射完毕，用拇指反复揉压注药部位，使药液均匀散开，总药量 50~70 mL，送回肛内，外敷纱布固定。

4. 操作后处理

（1）整理床单位，撤去屏风，清洗双手，向患者交代相关注意事项，填写操作记录。

（2）物品整理和医疗垃圾分类。

（二）聚桂醇注射液

又名 1%乙氧硬化醇、聚多卡醇，为聚氧乙烯月桂醇醚化合物。

1. 操作评估

（1）核对患者基本信息（姓名、性别、床号、年龄）。

（2）患者评估：评估患者生命体征、症状、既往史、药物过敏史、体质、有适应证、无禁忌证等。

（3）环境评估：操作前 30 min 治疗室尽量减少人员走动，进行紫外线消毒，保持无菌环境，备屏风。

2. 术前准备

（1）戴帽子、口罩（头发、鼻孔不外露），洗手。

（2）器械：喇叭式肛镜 1 套、5 mL 注射器 1 支、5 号长针头 1 支。

（3）药物：聚桂醇注射液 10 mL/支 1~2 支，2%利多卡因 10 mL（因利多卡因不需要试敏）。

（4）查血常规，出血和凝血时间，排尽大小便。

（5）另备凡士林纱条、血管钳和纱布块等。

3. 手术步骤

（1）常规消毒、铺巾。

（2）患者侧卧位，肛门内放置肛门镜，检查内痔分布、数目及大小。

（3）取 5 mL 注射器抽取聚桂醇注射液原液，5 号细长针头（斜面向上 30°~45°），做痔黏膜下层注射，按先小后大先上后下顺序见痔进针，推注给药，饱满为度，痔体颜色变灰白。I 期内痔只需做痔核本体注射，II、III 期内痔应做黏膜下层做高低位注射，即每个内痔分别做内痔本体稍上方和内痔本体隆起最高点两点注射，混合痔只需注射内痔部分，针刺后回抽无血，可注入 2~3 mL 药液，以黏膜隆起鱼泡样改变、血管纹理清晰为标准，同一部位可重复注射，每个痔核≤8 mL。

（4）每次结束时边拔针边推注药液，后用 0.05%碘伏棉球再次消毒，并用于棉球压迫针眼 2~3 min，防止药液渗出和出血。

（5）如果注射第二个痔核，可继续上述方法，每次治疗≤3 个痔核。术毕肛内塞入太宁栓 1 枚。

4. 操作后处理

（1）整理床单位，撤去屏风，清洗双手，向患者交代相关注意事项，填写操作记录。

（2）物品整理和医疗垃圾分类。

（三）芍倍注射液

原名为安氏化注射液，是 1990 年安阿玥根据中医"酸可收涩"的理论研制的软化萎缩剂。

1. 操作评估

（1）核对患者基本信息（姓名、性别、床号、年龄）。

（2）患者评估：评估患者生命体征、症状、既往史、药物过敏史、体质、有适应证、无禁忌证等。

（3）环境评估：操作前 30 min 治疗室尽量减少人员走动，进行紫外线消毒，保持无菌环境，备屏风。

2. 术前准备

（1）戴帽子、口罩（头发、鼻孔不外露），洗手。

（2）器械：喇叭式肛镜 1 套、5 mL 注射器 1 支、5 号长针头 1 支。

（3）药物：芍倍注射液 10 mL/支 1~2 支，2%利多卡因 10 mL（因利多卡因不需要试敏）。

（4）查血常规，出血和凝血时间，排尽大小便。

（5）另备凡士林纱条、血管钳和纱布块等。

3. 手术步骤

局麻下插入肛门镜检查内痔分布和大小，将芍倍注射液和0.5%利多卡因，按2:1稀释后，按先小后大先上后下顺序见痔进针，推注给药，饱满为度，痔面颜色变浅。同一部分可重复注射，一处用量1~5 mL，总量视痔大小而定，注射后不需要包扎和换药，正常进食和排便，对混合痔只注射内痔部分。

4. 操作后处理

（1）整理床单位，撤去屏风，清洗双手，向患者交代相关注意事项，填写操作记录。

（2）物品整理和医疗垃圾分类。

（四）5%苯酚植物油注射液

这是西医传统注射法，1968年我国喻德洪开始用5%碳酸植物油注射液注射痔核，疗效满意。

1. 操作评估

（1）核对患者基本信息（姓名、性别、床号、年龄）。

（2）患者评估：评估患者生命体征、症状、既往史、药物过敏史、体质、有适应证、无禁忌证等。

（3）环境评估：操作前30 min治疗室尽量减少人员走动，进行紫外线消毒，保持无菌环境，备屏风。

2. 术前准备

（1）戴帽子、口罩（头发、鼻孔不外露），洗手。

（2）器械：喇叭式肛镜1套、5 mL注射器1支、5号长针头1支。

（3）药物：5%苯酚植物油注射液10 mL/支1~2支，2%利多卡因10 mL，因利多卡因不需要试敏。

（4）查血常规，出血和凝血时间，排尽大小便。

（5）另备凡士林纱条、血管钳和纱布块等。

3. 手术步骤

（1）低位注射：在齿线上 0.5 cm 处进针，过低至齿状线则疼痛。

（2）高位注射：在内痔上方进针。

（3）高低位都要注射在黏膜下层 0.5 cm 左右，进针后针尖能左右摆动即达黏膜下层，如刺入肌层针尖不易移动，应退出少许，抽吸无血，即可进药。每个痔核注药 2~4 mL，痔黏膜松弛者可注 6 mL，注后黏膜微血管清晰可见，如黏膜苍白即刺入过浅，再刺入少许注药，刺入过深至肌层会产生疼痛、坏死和出血。每次可注射 3 个内痔，量要足，总量 10~15 mL。

4. 操作后处理

（1）整理床单位，撤去屏风，清洗双手，向患者交代相关注意事项，填写操作记录。

（2）物品整理和医疗垃圾分类。

五、适应证

（一）消痔灵注射液

适用于：①无并发症的各期内痔，特别是Ⅰ期、Ⅱ期内痔；②年老体弱，严重高血压，有心、肝、肾等内痔疾患者。

（二）聚桂醇注射液

适用于：①Ⅰ~Ⅲ内痔、静脉曲张性混合痔；②肛门反复手术严重影响功能，不能再次手术；③高龄、高血压、糖尿病和严重贫血，不能耐受手术的内痔患者；④痔结扎术、套扎术等其他肛肠手术后的辅助治疗；⑤直肠前突、直肠内套叠。

（三）芍倍注射液

适用于内痔、静脉曲张性混合痔。

（四）5%苯酚植物油注射液

适用于：①内痔，内痔可消除或减轻脱垂；②内痔切除术后复发者，年老体弱，合并其他疾病不太严重者。

六、禁忌证

（一）消痔灵注射液

1. 任何外痔及有并发症的内痔（如栓塞、感染或溃疡等）或嵌顿痔。

2. 合并肛缘炎症感染，肛周湿疹患者。

（二）聚桂醇注射液

1. 任何外痔及有并发症的内痔（如栓塞、感染或溃疡等）或嵌顿痔。

2. 有出血倾向、严重心脑肺疾患、肝肾衰竭或合并有精神障碍者。

3. 对聚桂醇硬化剂过敏者。

4. 妊娠前 3 个月和妊娠第 36 周者。

（三）芍倍注射液

1. 任何外痔及有并发症的内痔（如栓塞、感染或溃疡等）或嵌顿痔者。

2. 有出血倾向、严重心脑肺疾患、肝肾衰竭或合并有精神障碍者。

3. 对芍倍注射液过敏者。

（四）5%苯酚植物油注射液

禁用于内痔感染、溃烂、并发血栓者。

七、国内应用研究

韩宝等[1] 在使用消痔灵结合手术治疗痔病的研究中，发现采用手术治疗配合消痔灵内痔注射术比单纯行外剥内扎术治疗的患者，试验组的疼痛程度有所减轻，并且在愈合时间上也明显缩短。齐昌业[2] 选取了 86 名患者，进行了混合痔外剥内扎术的基础上使用硬化剂注射的临床观察，观察组将常规母痔痔核进行胶圈套扎，同时保证各个套扎点未处于同一水平，并且根据术中具体情况选择性地将其他痔核也进行套扎，但总的套扎数目控制在 6 个以内，随后将 1:1 消痔灵注射液硬化剂注入套扎组织痔核中，所需注射量以组织充盈为度，结果得出使用观察组疗法的患者在术中可以适当缩小外痔部分，减少了外痔切除时所形成的创面，同时降低了肛管皮肤损伤和术后疼痛，在内痔痔核上注射消痔灵，不但能够防止胶圈过早脱落而出血，而且在基底部注射，也可使黏膜与肌层粘连，使之不再脱出，从而达到降低复发率的目的。黄璇等[3]在对痔病采用硬化剂的观察中，将消痔灵行 4 步注射，使局部组织动、静脉形成血栓栓塞，促进痔间质纤维化，加剧黏膜层、下层与肌层的粘连，使得原本相对松弛的韧带粘连固定，使肛垫产生进一步的上提。张禄芳等[4]在治疗内痔出血的研究中使用肾上腺素配合消痔灵注射，共观察了 95 例患者，都给予改良消痔灵注射术治疗，结果表明，内痔出血的患者在以上两药的配合使用治疗下，药物用量相对较小，所出现的术后并发症少，而且临床实际操作相对简单。孙树君[5]在套扎器加硬化剂注射配合外痔切除治疗混合痔的临床研究中，于远端注射消痔灵、利多卡因、0.9%氯化钠的混合液，其比例为 2:1:1，注射过程中以组织黏膜变为苍白色为佳，研究表明，硬化剂疗法可使术后出血量减少，术区疼痛改善较为明显。

刘先秒、侯延平、张艳华[6]对收治的 86 例出血性Ⅱ、Ⅲ期内痔患者进行了结肠镜下聚桂醇硬化注射治疗，经由 3 个月的电话随访、门诊复查、结肠镜复查，结果提示采用聚桂醇硬化剂注射内痔治疗，总有效率为 94.2%，术后 1 例出血、2 例瘙痒、2 例疼痛，术后未出现如直肠尿道瘘、直肠穿孔及坏死性筋膜炎。减少了传统 Ferguson 闭合式痔切除切口较大、出血较多的弊端。经结肠镜聚桂醇硬化剂注射治疗Ⅱ~Ⅲ期内痔具有手术时间短、术中失血量少、创面愈合时间短、无须住院、治疗费用低均显著低于传统的 Ferguson 闭合式痔切除术，且从术后短期随访的结果来看，并未明显增加并发症的发生率，值得临床推广应用。李显芳、覃泳缤等[7]对 72 例内痔患者进行内镜下聚桂醇泡沫硬化剂注射治疗，研究发现聚桂醇泡沫硬化剂注射治疗内痔，可有效改善患者的临床症状，缩短住院时间，减少聚桂醇用量、手术费用及并发症的发生。付鑫垚[8] 通过 60 例Ⅲ期内痔患者分别行注射法和 PPH 手术，并观察术前病情、术后疗效、并发症及花费等相关情况，研析Ⅲ期内痔的最佳治疗方式，研究表明：①肛门镜下聚桂醇注射治疗Ⅲ期内痔疗效与 PPH 手术疗效无明显差异；②肛门镜下聚桂醇注射治疗较 PPH 手术并发症少，无须承受过多痛苦，且花费少，治疗时间短，有更好的经济和社会效应；③肛门镜下聚桂醇注射法较 PPH 手术临床操作简便，疗效可靠，适合向基层医院推广。谢叶清、刘旅游等[9] 对 62 例环状混合痔患者，予以聚桂醇内痔注射联合外剥内扎治疗，观察患者术中出血量、术后 VAS 评分、肛缘水肿时间、排尿困难等术后不良反应，治疗有效率为 100%（31/31），研究得出聚桂醇内痔注射联合外剥内扎治疗环状混合痔，可降低术后出血、肛门溢出、肛门狭窄、切口感染发生率，保证临床治疗效果，手术相关症状良好，并发症发生率低，安全可靠，具有推广应用价值。

刘超、黎小平[10] 对收治的 54 例中重度痔疮患者行选择性痔上黏膜切除术（TST）+芍倍注射液治疗，与传统 TST 术治疗进行对比，芍倍注射液联合手术治疗中、重度痔疮临床效果显著，治愈率高，可缓解疼痛，近远期并发症较少，且术后肛门恢复情况良好，具有良好的临床应用价值。谢心[11] 观察 40 例混合痔的患者在腰腧穴麻醉+静脉强化麻醉下行外剥内扎术。术中予芍倍注射液（芍倍注射液+生理盐水，配比浓度为 1:1）直接注入痔核结扎基底处、结扎线上 1 cm 黏膜下以及为结扎的、较小的内痔内注射。观察患者术后肛缘水肿、术后疼痛、出血、坠胀、肛门狭窄、大小便、术后复发率等情况。研究得出：芍倍注射液联合外剥内扎术医治混合痔的综合性医疗方法，操作简单，易于掌握，创伤破坏小，几乎无不良反应，复发概率相对低，并发症及后遗症少，从最大程度上减少了肛管局部解剖结构的损坏，最佳地保护了肛门的功能

（主要是保护黏膜，修复肛垫，不破坏或损伤正常组织），提高疗效的同时能有效提高患者术后生活质量，为临床上医治混合痔提供一个安全、可靠、有用、有效的医疗方式。潘平东、丁喜坤等[12] 对收治的 56 例环状混合痔患者，给予选择性外剥内扎术配合芍倍注射液治疗，与传统外剥内扎术进行对比，观察外剥内扎术配合芍倍注射液临床治疗效果，继发出血 3 例，肛周水肿 5 例，肛门狭窄 1 例，1 年内的复发率 2 例。研究表明：选择性外剥内扎术配合芍倍注射液的方法治疗环状混合痔简单易行，可以降低术后疼痛，减少术后出血，减轻肛门水肿，缩短伤口愈合时间，降低肛门狭窄发生率和复发率，治疗效果良好。

参考文献：

[1] 曹科，韩宝，徐慧岩，等.消痔灵注射结合外剥内扎术治疗环状混合痔的临床研究 [J].北京中医药，2013，5：328-330.

[2] 齐昌业.内痔套扎硬化剂注射加外痔剥离术治疗混合痔的临床疗效观察 [J].实用医技杂志，2019，26（11）：1440-1441.

[3] 黄璇，李建生.消痔灵注射结合外剥内扎术治疗混合痔 60 例 [J].江西中医药，2016，40（8）：47-48.

[4] 张禄芳，李康平，喻登明，等.肾上腺素配合消痔灵内痔区注射治疗内痔出血的临床疗效评价 [J].海南医学，2014，25（21）：3242-3244.

[5] 孙树君.套扎器加硬化剂注射配合外痔切除治疗混合痔的临床观察 [J].临床医药文献电子杂志，2019，6（3）：45-46.

[6] 刘先秒，侯延平，张艳华.经结肠镜聚桂醇硬化剂注射治疗Ⅱ、Ⅲ期内痔的临床观察 [J].现代消化及介入诊疗，2015，20（3）：250-252.

[7] 李显芳，覃泳缤，黎振林，等.内镜下聚桂醇泡沫硬化剂治疗内痔的疗效观察 [J].微创医学，2020，15（2）：242-243.

[8] 付鑫垚.聚桂醇局部注射治疗Ⅲ期内痔的临床疗效观察 [D].石河子大学，2019.

[9] 谢叶清，刘旅游，杨峰.聚桂醇内痔注射联合外剥内扎治疗环状混合痔的临床应用 [J].当代医学，2019，25（2）：165-167.

[10] 刘超，黎小平，罗竟勇，等.芍倍注射液联合手术治疗中重度痔疮的疗效观察 [J]．现代诊断与治疗，2020，31（5）：703-705.

[11] 谢心.芍倍注射液联合外剥内扎术治疗混合痔的临床疗效观察 [D]．成都中医药大学，2020.

[12] 潘平东，鞠大闯，丁喜坤.选择性外剥内扎配合芍倍注射液治疗环状混合痔临床分析 [J]．中外医学研究，2018，16（26）：24-26.

第十二章　中药保留灌肠技术

一、概述

中药保留灌肠，又称肛门纳药法，是将中药煎剂，由肛门经直肠灌入结肠，以帮助患者清洁肠道排便、排气或由肠道供给药物或营养，达到确定诊断和治疗目的的一种方法。根据灌肠的目的可分为保留灌肠和不保留灌肠，根据灌入的液体量又可将不保留灌肠分为大量不保留灌肠和小量不保留灌肠。

二、技术渊源

中药保留灌肠技术是国家中医药管理局确定的肛肠科 5 种中医优势技术之一，中医特色鲜明，中医优势显著，临床疗效满意。

中医学认为，肺与大肠，一脏一腑，一阴一阳，经络相关，表里络属，在脏腑联系中最为密切。《内经》云"肺者，相傅之官……朝百脉，主治节"，就是说全身各部的血脉都直接或间接地汇聚于肺，输布全身。直肠给药，通过肺的宣发与肃降作用使药物输布全身，从而起到治病的目的。

中药灌肠技术最早见于汉代张仲景《伤寒论》中"阳明病，自汗出，若发汗，小便自利者，此为内竭，虽鞭不可攻之，当需自欲大便，宜秘煎导而通之，若土瓜根及大猪胆汁，皆可为导"，可谓首创灌肠法。虞抟《医学正传》记载："令侍婢口含香油，以小竹筒一个套入肛门，以油吹入肛内。"可谓首次记载了简易灌肠术。清代吴师机《理瀹骈文》

云："外治之理，即内治之理；外治之药亦即内治之药，所异者法耳。"说明中药直肠给药也是以辨证论治为理论指导，能达到与中药内服一样的效果。《肘后备急方》云："治大便不通，土瓜根捣汁。筒吹入肛门中，取通。"葛洪指出了灌肠的器具筒，且吹气加压使药物更好地进入肠内。孙思邈指出用盐水灌肠治疗腹胀等。

到了近代，中药保留灌肠技术在传统基础上不断改良和完善。临床应用范围不断扩展，可治疗涉及多学科领域的多种疾病，且现代医学研究表明，消化、呼吸系统的大多数器官的腺上皮、黏膜上皮和肺泡上皮皆来自内胚层，亦为中药直肠给药提供了有力的理论依据，在治疗溃疡性结肠炎等结肠、直肠的局部病变方面疗效显著。

三、作用机制

中医学认为，大肠具有传化糟粕、吸收部分水液的功能，由于肺与大肠通过经脉络属构成表里关系，药物自大肠吸收入体内，通过经脉复归于肺，肺朝百脉，宣发通降，将药物输布于五脏六腑四肢百骸，从而达到整体治疗作用，若病位在肠腑，灌肠疗法可使药物直达病所，充分发挥局部疗效。

西医认为，结肠的吸收能力强，药物灌肠后保留在肠道，透过肠黏膜，经直肠、结肠静脉丛和肠道淋巴系统吸收，可很快地提高溃疡部位药物浓度和血药浓度，改善局部血液循环，保护肠道溃疡面，促进炎症消除和溃疡愈合。中药灌肠可避免部分肝脏循环，减少肝脏的首过效应，也可避免胃肠道消化液、消化酶对药物的影响，更好地发挥药效。同时，灌肠药物直接作用于肠道溃疡部位，起到抗菌消炎、促进溃疡愈合和炎症物质吸收、止血止痛等作用。此外，灌肠药液的温热刺激能使肠黏膜的血管扩张，促进局部血液循环和淋巴循环，促进新陈代谢，改善局部组织营养和全身机能。经直肠给药的用药途径也避免了中药汤剂的口感对患者造成的影响，避免了苦涩味道给患者带来的痛苦，提高了患者的依从性，且中药毒副作用小，患者易于接受。

四、操作方法

（一）评估

1. 核对医嘱、建立治疗卡

双人核对床号、姓名、住院号、诊断、治疗方法。

2. 评估患者

病情及发病部位，大便的性状及肛周皮肤情况，心理状态或对治疗疾病的信心，接受配合程度。

评估情况：肛周皮肤完好无破损、无出血，适合操作。

3. 评估环境

环境安静、清洁、舒适，温度适宜，必要时备屏风。

（二）计划

1. 预期目标

患者各种疾病引起的腹痛等症状得到解除或缓解。

2. 准备

（1）自身准备：衣帽穿戴整齐，修剪指甲，洗手，戴口罩。

（2）用物准备：中药液、50 mL 注射器、少量温水，小号肛管、弯盘、止血钳、润滑剂、棉签、卫生纸、治疗巾、10 cm 高的小枕、水温计、手套、手消毒液。

（3）患者准备：缓解紧张情绪，排空大小便。

（三）实施

1. 带齐用物至床旁，再次核对床头卡、治疗卡、腕带，与患者交流，做好解释。

2. 协助患者取舒适体位，双膝屈曲，臀移至床沿，上腿弯曲，下腿伸直稍弯曲，注意防寒并保护患者隐私。

3. 将治疗巾置于患者臀下，垫小枕于治疗巾下以抬高臀部。

4. 戴手套，检查药液温度，注射器抽吸药液，连接肛管，润滑肛管前端，排气，夹紧肛管并放于清洁弯盘内，弯盘置于臀下。

5. 左手用卫生纸分开臀部，显露肛门，右手持止血钳夹住肛管前端轻轻插入 15 cm，松开左手，固定肛管，松开止血钳，缓慢推入药液，注入时间宜在 15~20 min 内。

6. 药液罐毕，夹紧肛管，分离注射器，抽 5~10 mL 温水从肛管缓慢注入。

7. 分离注射器，抬高肛管，反折或捏紧肛管，右手用卫生纸包住肛管拔出置弯盘，左手用卫生纸轻柔肛门处。

8. 操作完毕，协助患者整理衣着及床单位，清理用物，洗手，做好记录。

9. 10~15 min 后，取出小枕及治疗巾，询问患者感受，嘱患者在床上平躺 1 h，让药液充分发挥作用。

10. 治疗盘放于治疗车上，用物按规定处理。

（四）总体评价

1. 患者卧位正确，感觉舒适，暴露少，无污染，防寒、保护患者隐私。

2. 护士操作方法正确、熟练，药温适宜，剂量准确，肛管插入深度符合要求。

3. 注意事项

（1）操作前先了解患者的病变部位，以便掌握灌肠的卧位及肛管插入的深度。如慢性痢疾病变多在直肠和乙状结肠，应取右侧卧位，插入深度以 15~20 cm 为宜；溃疡性结肠炎病变多在乙状结肠或降结肠，插入深度以 18~25 cm 为宜；阿米巴痢疾病变多在回盲部，应取左侧卧位。

（2）为减轻肛门刺激，宜选小号肛管，压力宜低，药量宜小；为促进药物吸收，插管不宜太浅。灌肠前应排空肠内粪便，每次灌肠的药液不应超过 200 mL。

（3）肠道疾病应在睡前灌入，并减少活动。

（4）灌肠筒、肛管使用后消毒灭菌。

（5）清热解毒药温度应偏低，以 10 ℃~20 ℃为宜；清热利湿药温度则稍低于体温，以 20 ℃~30 ℃为宜；补气温阳、温中散寒之药温度 38 ℃~40 ℃为宜；老年人药温稍高，冬季药温宜偏高，夏季可偏低。

五、适应证

慢性结肠炎、慢性肾功能衰竭、慢性痢疾等疾病引起的便秘及其他不适，高热持续不退，腹部手术后、慢性盆腔炎引起的腹痛、带下等症状。

六、禁忌证

肛门、直肠和结肠等手术或大便失禁的患者、下消化道出血者、妊娠妇女等。

七、国内应用研究

中药保留灌肠治疗慢性肾功能衰竭临床研究，吴智鹏、孙梦洁等[1]观察大黄龙骨牡蛎汤保留灌肠治疗慢性肾衰竭（chronic renal failure, CRF）脾肾气虚证的临床疗效。《素问·阴阳应象大论》云："清阳出上窍，浊阴出下窍。"据此对于 CRF 患者采用结肠透析联合中药保留灌肠，以泄浊排毒、健脾温肾。中药灌肠法可以"开鬼门，洁净府，去宛陈莝"，具有避免药物首过效应、减轻消化道症状等优点。方中黄芪具有补气健脾、利尿消肿等功效，具有延缓肾小球硬化，增加 GFR 和肾脏血流灌注量的作用。[2] 全方温阳、解毒、活血、化浊，诸药相配，标本兼顾，气血双调，寒热同治，收泻并用，可使肾功能衰竭患者瘀滞得畅、浊毒得消、气机得通、水邪得利。研究[3] 显示在治疗 CRF 的基础上，加用大黄龙骨牡蛎汤灌肠治疗，能够有效改善患者的临床症状，提高血液内红细胞水平，改善 BUN、SCr、蛋白尿等临床指标，保护肾脏功能，对 CRF 患者有较好的临床疗效。

郭焱[4] 观察热敷消炎散结合中药保留灌肠辅治盆腔炎性包块的效果，收集 148 例患者采用随机数字表法分为两组各 74 例。两组用抗生素治疗，观察组加用热敷消炎散结合中药保留灌肠治疗。观察组总有效率高于对照组（$P<0.05$），观察组治疗后 VAS 评分低于对照组（$P<0.05$），观察组包块小于对照组（$P<0.05$），复发率低于对照组（$P<0.05$）。结果显示热敷消炎散结合中药保留灌肠辅治盆腔炎性包块效果较好，且复发率较低。盆腔炎性包块属中医"妇人腹痛""癥瘕"范畴，因感受寒湿、湿热之邪，与血相搏结，瘀阻冲任，胞脉血行不畅，渐积成块，不通则痛。[5] 治疗当调经行气、温经止痛、消癥散结。[6] 结肠灌注药液可经直肠渗透到盆腔，直肠黏膜可直接吸收药物离子入血，增加局部血液循环，加速血流，增加盆腔组织局部病灶浓度，增强药效，消除盆腔组织炎症，松解粘连，促进组织再生。[7, 8]

参考文献：

[1] 郑平东. 慢性肾衰竭病因病机与临证辨治 [J]. 上海中医药大学学报，2008，22（2）：1-3.

[2] 马思佳，赵明明，常美莹，等. 黄芪治疗慢性肾炎中的网络药理学研究 [J]. 世界中西医结合杂志，2020，15（8）：1467-1472.

[3] 吴智鹏，孙梦洁，王东，等. 中药保留灌肠治疗慢性肾功能衰竭临床研究 [J]. 安徽中医药大学学报，2021，40（2）：40-44.

[4] 郭焱. 热敷消炎散结合中药保留灌肠辅治盆腔炎性包块临床研究 [J]. 实用中医药杂志，2021，37（4）：587-589.

[5] 尤彩兰. 盆腔炎汤保留灌肠联合小剂量氟罗沙星治疗慢性盆腔炎临床疗效研究 [J]. 西部中医药，2018，31（10）：100-102.

[6] 顾莹，芮宇聘，周芳，等. 金刚藤咀嚼片辨证治疗湿热蕴结证慢性盆腔炎性包块的临床效果评价 [J]. 中国性科学，2018，27（10）：115-118.

[7] 宋霞. 中医辨证施护对输液式中药保留灌肠治疗慢性盆腔炎患者心理状态及临床疗效的影响 [J]. 护士进修杂志，2019，34（9）：834-836.

[8] 梁卓，凌娜. 中药涝渍联合中药保留灌肠治疗盆腔炎性疾病后遗症疗效观察 [J]. 辽宁中医药大学学报，2019，21（10）：38-40.

第十三章　肛瘘挂线技术

一、概述

肛瘘挂线术是中医治疗肛瘘的传统而有效的术式。明代《古今医统大全》引用元代李仲南所著《永类钤方》记载："用芫根煮线……上用草探一孔，引线系肠外，坠铅锤悬，取速效。"即用药线引入瘘管，故名挂线。因挂铅锤活动不便，改为收紧打结，每日紧线勒开瘘管，又因每日紧线太烦琐，现已改用橡皮筋，以其弹力勒开接管，可防止急性切开高位肛，引起肛门失禁。亦可称为慢性切开引流法。但橡皮筋勒开组织时可产生剧痛，故应选用长效简化骶麻或长效局麻手术或双阻滞麻醉，术后应用长效止痛剂（以亚甲蓝为常用），维持一周内不剧痛，仅有微痛。

二、技术渊源

挂线术最早见于明代的《古今医统大全》，书中专门设立"痔漏门"，详细阐述了肛瘘的症状、治法和方药，在治疗上云："（肛瘘）病深者又不同也，用稻草心顶替针丸，探入鹅管屈曲处，再用火针开之，或替针丸咬开。次用稻草叶撚紝之，取去死肌，鹅管路尚未断，又依前法，以鹅管死肌去尽为度。穿肠者治之亦愈，但穿处不能完补耳。"阐述了高位瘘管采用直接切开手术的方法和步骤，同时也认识到高位瘘管直接切开可造成肛门缺损的后遗症；为解决高位肛瘘治疗效果不佳的问题，采用了挂线法，引《永类钤方》治法，"予患此疾一十七年，遍览群书，悉尊古法，治疗无功，几中砒毒，寝食忧惧。后遇江右李春山，指用芫根煮线，挂破大肠，七十余日，方获全效"，治疗效果为"必是庶可通达而除根矣""百治百中"。挂线术在后世医家不断发展，在《医门补要》《外科大成》《外科图说》《疡科荟萃》等书籍中均有挂线术的记载。经过众多医家的不断改良，挂线疗法日趋完善，至清代已为临床广泛应用，并成为一种成熟的治疗方法。《外科大成》记载"有漏者插以药丁，通肠者挂以药线"，说明肛瘘挂线术已被广泛采用；又云"出脓成漏，尤内先通肠，而后外溃也，必有附管，治非取管挂线不能收功"，明确描述了肛门脓肿溃脓后可形成肛瘘，并肯定了肛瘘挂线术的临床疗效。而《疡医大全》中云："既溃之后，每每多成漏管，不能收口者……医家妄用刀针，药线系扎，铅丸悬坠，利剪割切……"虽然提出反对意见，却从反面说明在清朝用挂线术治疗肛瘘已很普遍。近代研究发现，肛瘘不会自愈，必须手术治疗，手术的目的是切除感染灶和上皮化的瘘管，并尽量减少肛门功能损伤，挂线术是手术方法中最具有代表性的。

三、作用机制

（一）古代肛瘘挂线术作用机制

挂线的作用机理在《古今医统大全》中已有阐述："药线日下，肠肌随长，僻处既补，水逐线流……譬筑堤决防，水既归漕，众流俱涸，有何汛滥？"其中"药线日下，肠肌随长"，说明了挂线的慢性勒割作用，挂线上方肌肉断端又粘连生长；"僻处既补，水逐线流"，认识到挂线的引流和切割作用可使瘘管在被切开的同时可使肌肉长出填补缺损。

（二）现代肛瘘挂线术作用机制的研究

目前认为其总的作用机理是通过引流脓液、标志瘘管、异物刺激、慢性切割达到治疗肛瘘的目的，具体来说就是利用橡皮筋的弹力收缩

(药线还有腐蚀作用)，被勒割组织血运障碍，逐渐压迫坏死，橡皮筋尚有引流作用使瘘管内渗液排出，防止发炎。在勒割时基底创面生长肉芽组织，同时边勒割边修复不致括约肌急剧切断，故不会造成肛门失禁。肛管周围组织缺损，瘢痕小不会造成肛门畸形。

1. 切开实挂法作用机制

切开外括约肌清除病灶后紧挂以将高位括约肌缓慢切开，从根源上治疗达到引流及局部组织边分离边生长的目的，肌肉断端与周围组织获得相同支持点而减小断端距离并减少创面瘢痕来避免肛门失禁，既能促进创面愈合又能保护括约肌功能。文岩等[1] 采用紧挂法治疗肛瘘，疗效优于对照组的单纯切开法（$P<0.05$）。

2. 低位切开高位实挂法作用机制

适于高位肛瘘，将肛管直肠环以下低位瘘管及外口切开扩创引流，清除坏死组织及感染肛腺并切除支管，高位瘘管予紧挂以保护括约肌功能，避免瘢痕挛缩及肛门失禁。宋学民等[2] 采用切开缝合挂线术治疗45 例高位肛瘘，总有效率达 97.78%，仅 1 例无效。

3. 虚挂法作用机制

用于克罗恩肛瘘，切开低位瘘管处理外口和瘘管，高位管道取浮挂，降低内口压力，肉芽填满及创面新鲜再抽去挂线直至痊愈，避免紧线造成的痛苦、降低肛门失禁及锁眼畸形的发生率。李香琼[3] 应用虚挂治疗高位肛瘘，认为低位切开高位虚挂术治疗效果与实挂线术接近，但虚挂预后好、疼痛较轻、并发症少，肛门功能恢复快。

4. 药线挂线作用机制

药线治疗在制备及具体操作上有所不同，但疗效满意。杨云等[4]采用中药药线行对口引流来治疗高位复杂性肛瘘，能加快肉芽生长，促进创面愈合，提高临床疗效。杜再坪[5] 采用药线挂线治疗高位复杂性肛瘘患者 298 例，治愈 296 例，好转 2 例，随访 1 年复发 2 例，随访 3 年复发 6 例，疗效满意。

四、操作方法

（一）术前准备

1. 明确患者当前主要症状、临床表现、既往史及药物过敏史。

2. 查血常规、出血和凝血时间。

3. 肛门周围备皮。

4. 术前排净大小便，必要时灌肠排便。

5. 术前禁食。

（二）手术步骤

1. 体位：截石位或患侧卧位。

2. 麻醉：首选简化骶麻、长效局麻，幼儿用氯胺酮分离麻醉。

3. 右手食指伸入肛内引导，将球头探针自外口插入，沿瘘管缓缓向肛内探入，于齿状线附近找到内口。如内口闭合可在针指向最薄处仅一膜之隔穿出，切忌盲目粗暴造成假道。

4. 将探针头折弯在食指引导下由内口拉出肛外，在探针尾端缚一橡皮筋。

5. 然后将探针自肛内完全拉出，使橡皮筋经外口进入又从内口拔出，贯通整个瘘管。

6. 切开内、外口之间皮肤及皮下组织，提起橡皮筋两端合并一起拉紧。

7. 松紧适宜后钳夹橡皮筋，紧贴肛周皮肤于钳下，用丝线结扎橡皮筋。

8. 高位肛瘘应将球头探针弯曲，沿瘘管插入最高位时可将探针横起寻找内口后穿出，先切开皮层，再沿切开部拉紧结扎。女性前方低位单纯瘘和幼儿肛瘘则不需切开皮层，而且不要拉得太紧。

9. 修剪创缘，提起橡皮筋，在被橡皮筋勒割组织内注射长效止痛剂，外用塔形纱布压迫，丁字带固定。

（三）术中注意事项

1. 要正确找到内口，可先注射亚甲蓝染色，用探针探查内口时动作轻柔，切忌盲目、暴力，以免形成假道。

2.挂线（橡皮筋）不宜太紧，则脱落快，达不到慢性切割作用，不利于创面愈合，且易产生肛门失禁或肛门移位。

3. 对位置较高的肛瘘，可延迟紧线时间，利用挂线的慢性切割、持续引流，炎症范围相对缩小，创腔缩小后再多次紧线。首次紧线一般在术后 10 日左右，橡皮筋已松动，无切割作用，但不要紧线过多、过紧，以支管已愈合、无创腔情况下橡皮筋脱落为佳，最好在 15~18 日脱落。

4. 不要忘记在被橡皮筋勒割组织内注射长效止痛剂。

5. 幼儿行氯胺酮麻醉应有专人管理。

（四）术后处理

1. 术后进半流食 2~3 日，排便照常，保持大便通畅。

2. 应用抗生素 5~7 日。

3. 每便后熏洗坐浴后，肛内填以凡士林纱布。

4. 术后 10 日橡皮筋松弛时可紧线 1 次（紧线方法：将已结扎的橡皮筋牵拉出来，接紧贴近肛门侧钳夹，钳下用丝线结扎即可）。

5. 勒开瘘管后创面换红粉纱条或生肌散纱条至愈合。

五、适应证

1. 适用于 3~5 cm 内，有内外口低位或高位单纯性肛瘘。

2. 作为复杂性肛瘘切开、切除的辅助治疗。

3. 低位前方单纯瘘，幼儿肛瘘。

六、禁忌证

低位单纯瘘、癌症并发的肛瘘。

七、国内应用研究

陈白波[6] 将挂线疗法的作用机制概括为：肛瘘局部组织在丝线的慢性勒割作用产生压迫性缺血性坏死而慢慢分离，括约肌分离、组织修复在这一过程中同步进行，确保分离后的括约肌有附着点，缩小分离后距离，减少功能障碍。括约肌断端和周围组织在药线或橡皮筋异物刺激作用下出现炎症反应产生纤维化而粘连固定。病灶深部产生的分泌液在药线或橡皮筋的引导下排出，减少脓菌繁殖，减少感染。挂线为在处理瘘管、切开已纤维化的括约肌时，明确外口与内口的关系、寻找准确的切开位置提供了标志作用。在具体的操作过程中，挂线方法因瘘管位置的高低、长度及复杂程度的不同而不同。侯云祥等[7]对80例肛瘘患者进行挂线术疗效观察，发现挂线疗法总有效率达到97.5%，其中71例患者术后没有明显的疼痛感，认为挂线法治疗肛瘘疾病效果比较满意，值得临床推广应用。于雷[8]对18采用挂线疗法治疗的婴儿肛瘘患者进行观察，发现18例婴幼儿患者术后肛门排便功能正常，没有肛门失禁、狭窄、溢液等不良反应。他总结挂线疗法治疗婴幼儿肛瘘的优点是避免了瘘管因新生的肉芽组织生长过快而造成桥型愈合，对婴幼儿机体损伤小，对肛门功能影响小，能有效缩短愈合时间，并强调手术探查婴幼儿肛瘘内口及挂线时动作要轻柔，防止造成人工假道。栾洪[9]介绍了PPH联合挂线治疗混合痔合并肛瘘的方法，研究结果表明此方法具有疗效高、并发症少、复发率低等优点，解决了传统分期手术疗程长，及一次手术要松解括约肌，扩大术野，分段结扎术结扎痔块及瘘管切除、开放伤口导致创伤大、术后疼痛剧烈，愈合期长的问题，这为伴有混合痔的肛瘘疾病寻找到了一种新的手术方法。农村广[10]认为在低位切开高位挂线治疗肛瘘疾病时挂线松紧及紧线时机是关键，其应用低位切开高位挂线法治疗高位复杂性肛瘘患者128例，一组64例按照橡皮筋宽度的1/2紧线割勒量每间隔7~8日进行紧线，另一组按照橡皮筋宽度的1/4紧线割勒量每间隔7~8日进行紧线，结果显示：1/4组比1/2组在疼痛评分上有优势。结论：中医挂线治疗肛瘘安全有效，用低位切开高位挂线且按橡皮筋宽度的1/4紧线割勒量每间隔7~8日进行紧线治疗高位复杂性肛瘘，既可使患者术后疼痛减轻，又可降低疾病复发率，进一步提高远期治愈效果。高彦江[11] 报道用肛瘘挂线术结合浮线引流瘘管旷置术治疗高位复杂性肛瘘 21 例，一次性治愈率 100%。总结该手术的优点为：引流充分，改善肛管直肠内高压，避免重复感染，促进伤口愈合；肛瘘挂线术在不同张力下完成括约肌慢性切割，通过适当调节张力，尽量减轻患者疼痛；术中结合浮线引流瘘管旷置术，处理了主内口，彻底清除了原发病灶，从根本上治愈了肛瘘；避免大面积切开皮肤及皮下组织，最大限度保持肛门完整外观，保证肛门正常功能。周青等[12]分析了切割挂线的来源、机理，分析了通行挂线疗法的不足，指出目前通行切割挂线疗法受力方式是以四周向中心慢性勒割的受力方式，传统挂线疗法由上向下利用重力进行定向切割的作用消失，这样患者疼痛较剧；切割由周围向中心进行，不同步的切割与基底生长速度，导致直肠环区肌肉在较短时间内被完全剖开，而深部肉芽组织还未生长，深部创口因挂线创缘过早愈合容易形成无效腔；局部因切割挂线过早脱落，致使创面较大，肉芽组织难以生长，大量瘢痕形成或形成匙状沟而带来相应的如肛门闭合不全等后遗症，风险无异于一次手术切开疗法。他们介绍定向挂线的操作方法是将挂线垂直于切口，避免使肛门变形，在挂入肌肉的内、下方置入韧质皮垫或棉花，这样，皮筋紧线后被切割组织的受力方向受到改变，深部上部组织较下部组织受到的橡皮筋的勒割力相对较强，使原来并无明显切割方向的挂线按手术者设定的方向由上向下缓慢切割。他们进一步指出，定向挂线术成功的关键在于确定内口的位置，彻底切除感染的肛隐窝和肛腺。需要注意的是要严格禁忌证，部分如克罗恩病等患者慎用，禁忌大束挂线；切割速度宜缓不宜快，确保与组织生长基本同步；术后紧线遵守多次少量的原则，换药一定要保证引流通畅。黄超明[13] 经过临床观察后认为，使用定向挂线疗法治疗高位肛瘘，在较大程度上减少传统挂线疗法造成的诸如肛门关闭不全、漏气漏液等后遗症，值得临床上推广应用。郑雪平等[14] 对 72 例高位肛瘘患者采用治疗组 36 例运用定向挂线疗法治疗，对照组 36 例普通切开挂线疗法治疗的对比治疗观察方法，显示定向挂线方法和普通切割挂线比较，具有不会造成肛门锁眼样畸形，对肛门括约肌功能影响小，而且对患者术后痛苦小，疗效满意的优势。牛秀德[15]将 38 例患者分试验组定向紧线术组和对照组普通切开挂线术组，对两组的手术时间、创面疼痛程度、橡皮筋脱落时间、创面愈合时间及患者满意度等指标进行观察，显示试验组患者在创面疼痛程度和愈合时间，以及满意度等方面均优于对照组，认为定向紧线术是对传统挂线技术的改良，治疗高位肛瘘效果明显。缪琦[16]对高位肛瘘患者 30 例进行定向紧线术与普通切开挂线疗法治疗效果对比研究之后认为，定向紧线术患者肛门锁孔式畸形发生率、肛门失禁评分及肛门裹指评分明显低于普通切开挂线患者，定向紧线术可以有效地减轻挂线疗法对于高位肛瘘术后肛门形态及肛门功能的影响，定向紧线术充分利用定向挂线术的生物力学分析成果，是单向切割自控性挂线技术在高位复杂性肛瘘治疗领域的探索和尝试。

参考文献：

[1] 文岩，范陆洋.挂线疗法在肛瘘治疗中的临床分析 [J].中国医药指南，2015，33：152-153.

[2] 宋学民，黄世锋，陈德伦.高位肛瘘运用切开缝合挂线术治疗临床观察 [J].现代诊断与治疗，2012，05：457-458.

[3] 李香琼.虚挂线治疗高位肛瘘临床分析 [J].当代医学，2015，23：35-36.

[4] 杨云，赵红波，葛志明，梁同义.中药药线对口引流法在复杂性肛瘘术后创面愈合观察 [J].宁夏医学杂志，2013，10：917-919.

[5] 杜再坪，贺涛.内口切开并药线挂线治疗高位复杂性肛瘘 30 例 [J].中国中医急症，2004，04：250.

[6] 陈白波.中医挂线疗法在肛肠病的应用 [J].中外医疗，2011，30（13）：130.

[7] 侯云祥，高昆.挂线疗法在肛瘘治疗中的疗效观察 [J].中国医药指南，2014，12（29）：124-125.

［8］ 于雷．婴幼儿肛瘘挂线疗法的临床分析［J］．中国民族民间医药，2014，23（2）：84．

［9］ 栾洪，孙义锋．PPH 联合挂线治疗混合痔合并肛瘘疗效观察［J］．基层医学论坛，2011，15（4）：140-141．

［10］ 农村广．低位切开高位挂线法治疗高位复杂性肛瘘临床效果分析［J］．云南中医中药杂志，2014，35（6）：38-39．

［11］ 高彦江．肛瘘挂线术结合浮线引流瘘管旷置术治疗高位复杂性肛瘘 21 例临床分析［J］．湖北科技学院学报（医学版），2014，28（2）：147-148．

［12］ 周青，王艳花，陈玉根．切割挂线在高位肛瘘使用中的不足与定向挂线的提出［J］．结直肠肛门外科，2011，17（6）：397-398．

［13］ 黄超明．定向挂线在高位肛瘘治疗中的应用［J］．现代诊断与治疗，2012，23（8）：1245-1246．

［14］ 郑雪平，王业皇，樊志敏，等．定向挂线法治疗 36 例高位复杂性肛瘘的疗效分析［J］．重庆医学，2014，43（33）：4534-4535．

［15］ 牛秀德．定向挂线技术治疗高位肛瘘的临床观察［J］．云南中医中药杂志，2014，35（11）：25-26．

［16］ 缪琦．定向紧线术对高位肛瘘术后肛门功能的影响［J］．实用临床医药杂志，2014，18（13）：86-87，89．

第十四章　痔结扎技术

一、概述

痔结扎术是指以丝线或其他工具结扎于痔核的根部，使痔核产生缺血性、渐进性坏死而脱落，创面自行修复、愈合的一种痔治疗方法。

二、技术渊源

结扎法作为一种经典的手术方式，用于痔的治疗已有两千多年的历史，又名缠扎法。本方法最早记载见于长沙马王堆汉墓出土的《五十二病方》中。书中就有"牡痔居窍旁，大者如枣……系以小绳，剖以刀"的记载。宋代《外科十三方》中"翻肛结扎法"。后世医家对该种治疗方法，都有详细的记载，并对治疗方法做了详细描述。譬如元代危亦林之《世医得效方》云："用川白芷煮白作线，快手紧结痔上，微痛不妨，其痔自然干萎而落，七日后安。"明确指出痔核脱落的时间为七日，对于临床有重要的指导意义。至明清时期结扎法治疗痔已非常普遍，明代陈实功《外科正宗》中有用头发结扎脱疽、用药线结扎痔核的记载；《疡科选粹·痔疮》中记载了外痔扎疗法；张景岳《景岳全书》中有用蜘蛛丝缠扎赘瘤的记载；又如宋代王怀隐《太平圣惠方》中记载"用蜘蛛丝，缠系痔鼠乳头，不觉自落"，故称系痔术，但因蜘蛛丝取材不便，后改用药线，清代吴谦《医宗金鉴》记载了用药线勒痔根，每日紧线的技术等。又因制作药线烦琐，现已改用丝线。

近年来，医学技术的进步也推动了结扎这一传统术式的现代化、微创化，如多普勒超声引导痔动脉结扎术、直肠上动脉栓塞术等。不同的结扎法适用于不同的手术指征，临床可根据不同患者适应证采用不同的结扎法。基于结扎法所发展完善的各种术式也在国内外被广泛应用于临床。临床实践证明结扎法在操作安全方便、疗效确切、患者痛苦小、易于接受、无毒副作用、住院花费较小、经济效益更高等方面具有明显优势，是肛管直肠手术中运用的中医特色的有效方法之一。随着医疗技术的进步和人民生活质量要求的提高，结扎疗法在痔手术治疗中的应用及疗效将会得到进一步发展。

三、作用机制

结扎法是中医治疗痔疮的传统方法，除普通丝线结扎外，也可用药制丝线、纸裹药线缠扎痔核根部，以阻断痔核的气血流通，使痔核坏死脱落，遗留的创面修复自愈。随着结扎法的日趋完善，疗效也显著提高。痔的结扎疗法沿用至今，并发展、改良衍生了各种术式，目前临床应用内痔的结扎疗法有单纯结扎法、贯穿结扎法、胶圈套扎法、结扎加注射法以及现代发展的超声多普勒引导下痔动脉结扎法等。目前临床应用混合痔的结扎疗法包括外剥内扎术、分段结扎术、高悬低切术、痔疮自动套扎术（automatic ligation of hemorrhoids，RPH）及直肠上动脉栓塞术等。

结扎法主要适用于内痔的治疗。内痔临床表现以出血、脱出为主，并根据痔核脱出和出血的严重程度不同，将内痔分为 4 期。严重的内痔患者由于出血频次高且量较大常常伴有贫血等隐患。结扎法通过结扎痔核或直接结扎内痔血管丛，阻断了痔核的血供，达到止血及慢性切割的目的，促使痔核萎缩脱落。通过割落或萎缩痔体，可有效地缓解内痔的临床症状。国外一则临床报道显示，在内痔脱出严重，并伴有大量出血的 Ⅱ～Ⅲ度内痔患者的治疗上，单纯采用药线结扎痔核，术后 10 天出血量及直肠出血量均消失，4 周内症状全部缓解，且长期随访术后无并发症报告。结扎法也多用于处理混合痔的内痔部分，混合痔的外痔部分常予以切除或其他手术术式处理。

四、操作方法

（一）单纯结扎法

1. 术前评估

（1）核对医嘱、治疗卡、床号、腕带。

（2）患者评估：病情及发病部位，肛周皮肤情况，心理状态或对治疗疾病的信心，接受配合程度。查肛门指检、肛门镜检查、心电图、血常规、电解质、凝血、传染病等、肛门周围备皮、术前灌肠排便、术前禁食。

（3）环境评估：环境安静、清洁、舒适，温度适宜。必要时备屏风。

2. 术前准备

（1）核对患者实验室检查，排除手术禁忌证。

（2）医者手消毒，衣、帽、口罩、无菌手套穿戴整齐。

（3）用物准备：手消毒剂、无菌手套、高锰酸钾溶液、5 mL 注射器、5 号长针头、2%利多卡因、肛门镜、套扎器、套扎圈、组织钳、止血钳、组织剪、缝合针、缝合线、长棉签、无菌纱布、胶布、碘伏棉球、红油纱条等。

3. 操作方法

嘱患者取侧卧位（患侧在下）或截石位，尽量暴露臀部，局部或腰俞麻醉后，肛管及直肠下段常规消毒，肛周消毒后铺消毒巾。再用双手食指扩肛，使痔核暴露；以止血钳自齿线以上 0.2 cm 处夹持痔核基底部，用左手向肛外同一方向牵引，并在齿线下方剪一小口，用 10 号丝线在止血钳下方剪口处结扎（结扎务必需牢紧，否则有脱线或坏死不全而水肿之虞）。同法处理其他部位的痔。一般可同时结扎 3~5 个痔核，各结扎点间至少要有 1 cm 以上的正常黏膜。术毕检查结扎线牢紧、无出血、指诊肛管无狭窄，然后肛内填入痔疮栓或油纱条，肛外以纱布包扎。术后 1 周左右为痔核脱落期，易便血，如便后站起无出血即为正常。

（二）胶圈套扎法

1. 术前评估

同单纯结扎法。

2. 术前准备

同单纯结扎法。

3. 操作方法

嘱患者取侧卧位（患侧在下）或截石位，尽量暴露臀部，局部或腰俞麻醉后，肛管及直肠下段常规消毒，肛周消毒后铺消毒巾。置入透明扩肛器，检查痔核位置及数目，选定套扎部位；使用长棉签清洁套扎部位，常规消毒手术野，充分暴露痔核区，由助手固定肛门镜，术者左手持套扎器套住痔核，右手持组织钳，经套扎圈钳夹痔核根部，将痔核牵拉入套扎器内，按压套扎器柄，使套圈的外套向痔核根部移动。将胶圈推出扎到痔核根部；然后松开组织钳，与套扎器一并取出，最后退出肛门镜。术后处理同单纯结扎法。

（三）贯穿结扎法

1. 术前评估

同单纯结扎法。

2. 术前准备

同单纯结扎法。

3. 操作方法

嘱患者取侧卧位（患侧在下）或截石位，尽量暴露臀部，局麻或腰俞穴位麻醉后消毒肛管及直肠下段，再用双手食指进行扩肛，使痔核暴露，用弯血管钳夹住痔核基底部，用左手向肛外同一方向牵引，右手用持针钳夹住已穿有丝线的缝针，将双线从痔核基底部中央稍偏上穿过。（缝针穿过痔核基底部时，不可穿入肌层，否则结扎后可引起肌肉层坏死或并发肛管直肠周围脓肿。）将已贯穿痔核的双线交叉放置，并用剪刀沿齿线剪一浅表裂口，再分端进行"8"字形结扎。结扎完毕后，用弯血管钳挤压被结扎的痔核，亦可在被结扎的痔核内注射6%明矾溶液，加速痔核的坏死。最后将存留在肛外的线端剪去，再将痔核送回肛内，并用红油膏少许涂入肛内，用纱布橡皮膏固定。环形内痔宜采用分段结扎法，先以根部相连环形内痔隆起最明显处为重点，划分为几个痔块，在所划分的痔块的一侧用两把止血钳夹住黏膜，于中间剪开，同法处理痔块的另一侧。然后用止血钳将痔块基底夹住，同时去掉痔块两侧的止血钳，于齿线附近剪开一小口，用圆针丝线贯穿"8"字形结扎。同法——处理其他痔块。术后处理同单纯结扎法。

（四）注射加结扎疗法

1. 术前评估

同单纯结扎法。

2. 术前准备

同单纯结扎法。

3. 操作方法

嘱患者取侧卧位（患侧在下）或截石位，尽量暴露臀部，腰俞穴麻醉或局部麻醉，肛门部常规消毒，在肛镜直视下局部常规再次消毒，在齿线上0.5 cm处以弯止血钳提起痔核，于痔核黏膜下注射消痔灵药液（消痔灵：2%利多卡因1:1）致黏膜隆起呈现毛细血管为度，止血钳夹肛门缘外痔并做一小V形切口，延长切口至齿线上0.5 cm，剥离皮下静脉丛及结缔组织，钳夹切除的外痔及相应部位内痔，并用7号丝线于基底部行贯穿"8"字缝合结扎，剪除多余残端。以同样方法处理其他混合痔术毕肛内上消炎止痛栓一粒，排气管，圆锥形碘伏纱条塞入肛内压迫止血，塔纱加压包扎，宽胶带固定。术后静脉补液并适当抗生素，止血药输液治疗3~5日。术后常规换药致伤口痊愈，症状消失。

（五）超声多普勒引导下痔动脉结扎术（Doppler guided hemorrthoid artery ligation，简称 DGHNL）

1. 术前评估

同单纯结扎法。

2. 术前准备

同单纯结扎法。

3. 操作方法

嘱患者取侧卧位（患侧在下）或截石位，尽量暴露臀部，局部或腰俞麻醉后，肛管及直肠下段常规消毒，肛周消毒后铺消毒巾。将消毒的特制肛门镜与超声多普勒痔动脉检测诊晰仪连接好，将肛门镜置入肛管直肠内，使多普勒超声探头置于齿状线上 2~3 cm 处，沿肛管直肠纵轴旋转肛门镜，在多普勒超声痔动脉检测诊断仪引导下寻找痔动脉，在接收到多普勒超声信号明显处，再用 0.5%碘伏消毒肛门镜内的手术操作窗口（每进针必须消毒），通过该窗口用 2 个 0 的可吸收缝线和坚固的 1/2 弯针对痔动脉进行"8"字缝合，在推线器的帮助下对缝合的血管进行结扎，完成所有的痔动脉结扎后再次旋转肛门镜检测结扎效果，对不满意处再次缝扎，将肛门镜退出 0.5 cm 重复上述操作，但应保证结扎点距离齿线至少 0.5~1 cm，完成所有的痔动脉结扎后退出多普勒超声肛门镜，用手指来检查缝合的位置，术后肛内置入太宁栓 2 枚。对四期内痔，在 DGHAL 后，用 3-0 的可吸收缝线将脱出的内痔核做"8"字缝合，并将其固定于痔核顶端上方的黏膜下层。

（六）痔疮自动套扎术（RPH）

1. 术前评估

同单纯结扎法。

2. 术前准备

同单纯结扎法。

3. 操作方法

嘱患者取侧卧位（患侧在下）或截石位，尽量暴露臀部，麻醉成功后，肛管及直肠下段常规消毒，肛周消毒后铺消毒巾。置入透明扩肛器，经透明扩肛器确定齿状线位置，连接自动套扎枪至负压吸引器，检查其密封性，将套扎枪头端呈 45°角于需套扎组织接触，在负压抽吸下将组织吸入枪管内，当负压值到达 0.08~0.10 MPa 范围时，转动开关，将套扎胶圈释放套扎目标组织，打开负压释放开关，可见小指头大小充血紫瘀套扎组织。所有患者每次手术均只套扎 3~5 点，套扎部位须距离齿状线>1 am，术毕肛管内置入 1 枚太宁栓。术后注意事项：术毕患者需平卧 6~12 小时，当晚进食流质，禁酒、辛辣食物。套扎胶圈于 5~8 日内可自行脱落，最迟 10 日，无迟发出血现象。

该术式通过阻断内痔的供血、上提肛垫、切割痔核或松弛的痔上黏膜以达到根治的目的。国内有学者将 RPH 与吻合器痔上黏膜环切术（procedure for prolapse and hemorrhoids，PPH）比较，得出结论：与 PPH 手术相比，RPH 操作简单，对患者基础条件要求较低。且 RPH 术式对肛门损伤较小，具有术中出血少、术后并发症发生率低、不留手术疤痕、复发患者可重复手术等优点，因其较好的疗效和更低廉的住院费用值得临床推广和应用。

（七）直肠上动脉栓塞术（SRA）

1. 术前评估

同单纯结扎法。

2. 术前准备

同单纯结扎法。

3. 操作方法

手术时协助患者取仰卧位，常规消毒右腹股沟股动脉附近，进行术前麻醉，并应用 Seldinger 改良穿刺法，插入导管鞘，同时将 5FCobra 导管插入左股动脉，直至导管进入主动脉分叉上方 4 cm 左右，明确肠系膜下动脉开口位置后，习惯的将 3F 导丝插入导管，插入至第三骶椎水平附近时进入直肠上动脉，调整适宜的球管投照角度，进行造影，并了解耻骨联合附近动脉染色和分支情况，确定团状浓密染色影。采用导管造影为参考，在空白路径图监视下利用导丝首先进入左侧分支近浓密染色区，注入栓塞剂，在弹簧圈注入监测屏幕能够直视到，应用栓塞剂或颗粒时可将少量对比剂进行混合，从而掌握栓塞的进度，观察治疗血管血流变慢并接近停滞，直至看不到血管显影。在栓塞顺利完成后，注射压力显著增大或反流的长度超过 2 cm 时，停止栓塞剂的注入，并退回导管至上一级分支，并应用造影剂明确栓塞范围内有无血管显影，若无显影出现，则证明单侧栓塞成功。然后将微导管插入对侧直肠上动脉分支，对痔区进行血管造影，明确血液供应动脉，将导丝和微导管插入供血动脉中，同左侧上肢动脉栓塞方法，完毕后确认右侧痔区动脉已被栓塞。最后将导管撤出，拔出导管鞘，对穿刺部位按压 20 min，绷带加压包扎。有研究表明，血管入路动脉介入栓塞疗法治疗痔病，在理论和技术上都是可行的，且无须切除痔组织，大大降低了术后疼痛及复发率，但在栓塞材料的选择及长期疗效观察仍需多中心、大样本量的临床研究进一步论证。

（八）外剥内扎法

1. 术前评估

同单纯结扎法。

2. 术前准备

同单纯结扎法。

3. 操作方法

嘱患者取侧卧位（患侧在下）或截石位，尽量暴露臀部，麻醉成功后，肛管及直肠下段常规消毒，肛周消毒后铺消毒巾。用组织钳夹住痔块部位皮肤，向外牵拉，显露内痔。在痔块基底部两侧皮肤用小剪刀做 V 形切口，注意只剪开皮肤，不要剪破痔静脉丛。夹取皮肤，用包有纱布的手指钝性分离外痔静脉丛，沿外痔静脉丛和内括约肌之间向上分离，并将痔块两侧黏膜切开少许，充分显露痔块蒂部和内括约肌下缘。用弯血管钳夹住痔块蒂部，在蒂上用 7 号粗丝线结扎一道，再贯穿缝合结扎一道，防止结扎不牢出血，最后剪除痔块。若痔块较大，也可用 2-0 号铬制肠线连续缝合痔块蒂部。皮肤切口不必缝合，以利引流。用同法切除其他 2 个母痔。一般在切除的 2 个痔块之间，必须保留一条宽约 1 cm 的正常黏膜和皮肤，以免发生肛门狭窄。术毕创面敷以凡士林纱布。术后流质饮食 1 日，以后可更换软食或正常饮食。术后 3 日起每晚服液状石蜡 20~30 mL，使粪便软化，以减轻排便对创面的损伤。出院前做直肠指诊，以明确有无肛门狭窄或失禁。

（九）分段结扎术

1. 术前评估

同单纯结扎法。

2. 术前准备

同单纯结扎法。

3. 操作方法

嘱患者取侧卧位或截石位。麻醉后，肛门部常规消毒，铺治疗巾，消毒肛管直肠，充分扩肛，使内痔全部暴露，首先根据痔核的多少、大小及与齿线、肛管、肛缘的关系，决定痔核分段以及保留肛管皮桥、点膜桥的郎位和数量。一般保留 3~4 条肛管皮桥、黏膜桥。每条肛管皮桥的宽度不小于黏膜桥的宽度，不小于 1 cm。肛管皮桥与黏膜桥应尽可能保留在痔核自然凹陷处，使痔核下端分离及结扎顶点的连线均呈银齿形，由于保留了肛管皮桥、黏膜桥，进行了齿状分离结扎，这对避免肛门狭窄、肛门松弛、黏膜外翻后遗症有重要的作用。手术时，先将设计的一个痔核在内痔部分根部痔动脉区，用圆针细线贯穿结扎内痔顶端的血管，再在相应的外痔部分做放射状的梭形切口（肛管内口应平行于肛管）。若外痔部分为静脉曲张，可做潜行剥离，尽量减少对正常肛管皮肤的损伤。分离至齿线上 0.5 cm，用一把弯钳将内痔基底夹住，用已贯穿结扎痔动脉的丝线将内痔结扎，剪去结扎后的大部分痔组织。同法处理其他痔核。然后清理创口边缘，并可将切口适当向肛外延长，以利引流，术中发现如有血管出血，予以结扎。对于肛管较紧的患者可在后正中切开内括约肌下缘。术毕用一小条凡士林纱条置入肛内，覆盖创面。术后处理同外剥内扎术。国内学者相关的临床研究表明，分段结扎术具有肛管皮肤损伤少、皮桥保留较多、术中出血量小、疗程短的特点。与传统结扎术式相比，分段结扎术术后肛缘水肿、疼痛程度较轻，并发症少且发生率低，但也有报道显示其远期疗效不甚满意，术后复发率较高。

（十）高悬低切术

1. 术前评估

同单纯结扎法。

2. 术前准备

同单纯结扎法。

3. 操作方法

高悬低切术是基于传统外剥内扎术式的改良术式，其操作特点是：由内及外分别处理混合痔的内痔、外痔部分。首先于齿状线上高位点悬吊肛垫式结扎内痔部分；低位外痔部分采用断尾式切除处理；术中注重环形保留肛白线至齿状线上 0.5 cm 范围的肛管移形上皮（anal transitional zone，ATZ），以保护肛门的感觉功能。有研究认为，混合痔处理的关键在于如何解决痔组织血管的高张力。故该术式通过首要处理内痔部分，自上而下地阻断了痔组织血管高张力的源头，使外痔部分随之弱化，一些本需要手术处理的外痔可能转变为不必手术切除的外痔，从而达到减少肛门部皮肤损害、保护肛门功能的目的。相关的临床研究表明，高悬低切术与传统的外剥内扎术相比，可以显著降低术后疼痛，且因减少了对肛门 ATZ 区的损害，肛门精细功能得到了更好的保护，减少了术后并发症的发生，但该术式尚缺乏大样本和远期随访的研究。

五、适应证

（一）内痔结扎法

1. 单纯结扎法

适合于Ⅰ～Ⅱ期内痔（较小的痔核）。

2. 胶图套扎法

这种方法仅适用于内痔，最好是Ⅱ期，也可以用于Ⅲ期。

3. 贯穿结扎法

适用于Ⅱ、Ⅲ期内痔（较大痔核），对纤维内痔更为适宜。

4. 注射加结扎法

适用于各期内痔同时并存者。

5. 超声多普勒引导下痔动脉结扎术（DGHNL）

各期内痔。

6. 痔疮自动套扎术（RPH）

（1）各期内痔（Ⅰ～Ⅲ期效果最好），混合痔内痔部分。

（2）对PPH或其他疗法后痔块或肛垫回缩不全者，可采用RPH作补充治疗。

（3）其他如直肠局灶性病变，如直肠息肉，直肠血管瘤或血管畸形等。

7. 直肠上动脉栓塞术

主要用于I~IV期以出血为主的内痔。

（二）混合痔结扎法

1. 外剥内扎术

适用于单发或相对孤立的混合痔。

2. 分段结扎术

主要用于环状混合痔的处理。

3. 高悬低切术

主要用于混合痔的治疗。

六、禁忌证

（一）共同点

1. 肛门周围皮肤有急性脓肿或湿疮者。内痔伴有并发症，如栓塞、感染或溃烂等。

2. 伴有严重的心、肺、肝、肾疾病及高血压、腹腔肿瘤、血液病患者。

3. 严重贫血者。

4. 急慢性肠炎及慢性痢疾未愈者。

5. 对麻醉不耐受者。

6. 经期及妊娠期妇女。

（二）不同点

1. 单纯结扎法、贯穿结扎法、胶圈套扎法、结扎加注射法以及现代发展的超声多普勒引导下痔动脉结扎法、痔疮自动套扎术（RPH）：不适用于单纯外痔、混合痔的外痔部分、肛乳头肥大、直肠息肉疑有恶变者的治疗。

2. 注射加结扎法：不适用于 IV 期内痔。

七、国内应用研究

马淑莹等[1]探究 RPH（痔疮自动套扎术）结合剪口结扎术在混合痔患者治疗中的应用。方法：选取收治的 80 例混合痔患者为研究对象各 40 例。观察组应用 RPH（痔疮自动套扎术）结合剪口结扎术，对照组单纯应用剪口结扎术。比较分析两组患者临床疗效，伤口愈合、出院时压和静息压，以及并发症总发生率等情况。结果：与对照组临床治疗总有效率（75.00%）比较，观察组的临床治疗总有效率（95.00%）更高，差异对照组并发症总发生率（27.50%）比较，观察组的并发症总发生率（10.00%）较低，差异有统计学意义（*P*<0.05）；与对照组比较，观察组的术后伤较短，差异有统计学意义（*P*<0.05）；相较于对照组，观察组的肛管舒张压、最大收缩压和静息压均显著较低，对比差异有统计学意义（*P*<0.05）。用 RPH（痔疮自动套扎术）结合剪口结扎术治疗，可降低临床并发症的发生率，取得极佳的治疗效果，安全、有效，降低患者的伤口愈合院时舒张压等情况，提升患者的生存质量，促进疾病康复，具有临床应用价值。

张浩等[2] 分析自动弹力线痔疮套扎术、胶圈套扎术、传统丝线痔结扎术治疗混合痔的临床效果。方法将 156 例混合痔患者随机分为 A、B、C 组，各 52 例。A 组给予自动弹力线痔疮套扎术，B 组给予胶圈套扎术，C 组给予传统丝线痔结扎术。比较三组的疗效。结果 A 组的手术时间、住院时间、创面愈合时间、肛周水肿及疼痛评分均优于 B、C 组，且 B 组优于 C 组（*P*<0.05）；A 组的并发症均少于 C 组（*P*<0.05）。结论：自动弹力线痔疮套扎术治疗混合痔的临床效果及术后并发症发生情况均优于其他两种术式。

张立等[3] 分析采用外痔剥离缝合内痔结扎术治疗混合痔的临床效果。方法：将 2015 年 8 月至 2017 年 9 月邳州市中医院肛肠科收治的 82 例混合痔患者随机分为观察组与对照组。对对照组患者施行混合痔外剥内扎术，对观察组患者施行外痔剥离缝合内痔结扎术。对比分析两组患者的临床疗效、手术的时间、术中的出血量、创面愈合的时间及住院的时间。结果：观察组患者治疗的总有效率高于对照组患者（*P*<0.05）。观察组患者手术的时间、创面愈合的时间及住院的时间均短于对照组患者，其术中的出血量少于对照组患者（*P*<0.05）。结论：为混合痔患者采用外痔剥离缝合内痔结扎术进行治疗可减轻其受到的手术创伤，缩短其手术时间、术后创面愈合的时间及其住院的时间，降低其并发症的发生率。

　　杨迪[4] 观察直肠上动脉介入栓塞术治疗Ⅱ~Ⅳ期内痔的疗效，将Ⅱ~Ⅳ期内痔患者 126 例随机分为对照组和观察组，每组 63 例。对照组采用传统痔疮手术治疗，观察组采用直肠上动脉介入栓塞术治疗，对比两组患者手术时间，住院时间、术中出血量、创面愈合时间及各项临床指标的评分。结果显示，观察组患者手术时间、住院时间、创面愈合时间显著短于对照组（$P<0.05$），观察组患者术中出血量显著少于对照组（$P<0.05$），观察组患者肛门失禁评分、术后疼痛评分、创面出血评分及肛缘水肿评分均低于对照组（$P<0.05$）。结果表明：Ⅱ~Ⅳ期内痔采用直肠上动脉介入栓塞术治疗效果显著，具有手术创口小、手术时间、住院时间短、术中出血量少等优点。

参考文献：

[1]　马淑莹.RPH（自动套扎技术）结合剪口结扎术在混合痔患者治疗中的应用［J］.吉林医学，2020，41（12）：2979-2981.

[2]　张浩.自动弹力线痔疮套扎术、胶圈套扎术、传统丝线痔结扎术治疗混合痔的临床效果［J］.临床医学研究与实践，2020，5（5）：54-55.

[3]　张立.外痔剥离缝合内痔结扎术治疗混合痔的临床效果［J］.当代医药论丛，2017，15（24）：106-107.

[4]　杨迪.直肠上动脉介入栓塞术治疗 I~Ⅳ度内痔 63 例疗效观察［J］.中国肛肠病杂志，2019，39（1）：21-22.

第十五章 药浴技术

一、概述

中药药浴是指在浴水中加入药物的煎汤或津液，或直接用中药蒸气沐浴全身或熏洗患病部位的健身防病办法。

二、技术渊源

在祖国传统医学中，药浴法是外治法之一，即用药液或含有药液水洗浴全身或局部的一种方法，其形式多种多样：洗全身浴称"药水澡"；局部洗浴的又有"烫洗""熏洗""坐浴""足浴"等之称，尤其烫洗最为常用。药浴的历史源远流长，奠基于秦代，发展于汉唐，充实于宋明，成熟于清代。药浴作为一种防治疾病的有效方法，受到历代中医和各民族的推崇。

在长沙马王堆出土的《五十二病方》中，就载有熏浴方8首，如用雷丸水浴治疗婴儿疼痛、韭和酒煮沸以其热气熏蒸来治疗外伤等。《五十二病方》是我国目前最早发现关于药浴的文字资料。《礼记》中讲"头有疮则沐，身有疡则浴"，《内经》中有"其受外邪者，渍形以为汗"的记载；据民族医药巨著《四部医典》记载，"五味甘露浴"治疗的适应证是"肢体僵直、蜷缩、瘰疬症疮新旧伤肿胀、驼背、骨肉黄水、白脉病"。

东汉时期，张仲景在《伤寒杂病论》里介绍了一些药浴疗法，如治疗百合病的百合洗方，"上以合百一升，以水一斗，渍之一宿，以洗身。洗已……"，不但说明了内病外治的作用机理，还说明了使用药浴后调理及注意（食煮饼，勿以盐豉也。）。

晋代葛洪《肘后备急方》则收录了更多的药浴内容，对不同的疾病原因使用不同的方法，如酒洗、醋洗、黄柏洗。"若有息肉脱出，以苦酒三升，渍乌梅五枚以洗之"。最可贵的是运用药浴开创了急救的先河："救卒死而四肢不收失便者，马矢以水煮取三斗以洗。"

隋代巢元方《诸病源候论》有"食毕当漱口数过"的记载，作为口腔保健方法介绍，实为含漱药浴治疗方法的起源。到了唐代以后，运用药浴治疗疾病的内容更加丰富，除了常见外科皮肤疾病如痈疽、冻疮、丹毒外，还运用于妇科、儿科以及临床急症抢救等。到了宋明时期，随着各大医家流派的出现，药浴更是百家争鸣，对药浴的临床应用以及作用机理都有了更深的见解，极大地丰富了药浴治疗方法的内容。

《太平圣惠方》记载有熏洗方163首，除了大量的内科药浴方外，还包括眼科方24首、扭伤骨折方11首、阴疮湿疹方24首。《圣济总录》载"治外者，由外以通内……藉以气达者是也""渍洗法，所以宣通形表，当以汗解，若人肌内坚厚，腠理致密，有难取汗者，则服药不能外发，须借汤浴，疏其汗孔，宣导外邪，乃可以汗……"。《幼幼新书》分四十论，五百四十七门，集百家之方论，其中药浴方法内容丰富。元代周达观《真蜡风土记》载"国人寻常有病，多是入水浸浴及频频擦洗，便自痊也"。明代《伤科补要》详细记载了熏蒸疗法的具体操作："凡宿伤在皮里膜外，虽服行药不能根除，服瓜皮散，次用落得打草、陈小麦、艾叶三味，用河水共煎一锅，滚透入小口缸，横板一块，患人坐在板上，再将单被盖身，其汗立至，不可闪开，恐汗即止，病根不除也。"李时珍《本草纲目》收集了明以前的单验方万余首，在外治中介绍了含咽、沐浴、药磨、擦洗、热浴等多种药浴方法，治疗范围扩大了很多。

清代是药浴发展的一个高峰时期，不但在民间流传，在清代一些宫廷秘方中，有许多沐浴、洗头、洗眼睛及其他外洗方。临床应用基本与内科治法并力，并广泛用于急症、内、外、妇、儿、骨伤、皮肤、五官等科目数百种疾病的治疗。《医宗金鉴·外科心法要诀》在各类方中有洗涤类方，认为"洗涤之法，乃疡科溃腐，而无壅滞也。凡肿在四肢者，溻渍之；在腰腹脊背者，淋之；在下部者，浴之"。在儿科杂病心法要诀中对初生婴儿用五枝汤浴之，免于日后生疮。对药浴发展贡献最大的是吴师机，他的《理瀹骈文》是集我国内病外治大成，融多年治病经验撰著而成。吴师机中过举人、进士，视功名如粪土，弃官不作，重返故里，自制膏药治病救人。每天求病之人"地去一二百里，人来五六十船"，多则月内有两万余人登门求治。膏药治病简便，收费低廉，有时竟一帖而愈，他被赞誉为"吴一帖"。基者，理也。药者，瀹也。吴师机说："凡病多以外入，故医有外治法，经文内最外取并列，未尝教人专用内治也。"外治之药切近皮肤，能彻到肉理之中，亦能将药之气味透过皮肤直达经脉，摄于体内，融于津液之中，与之合而为一，具有内外一贯之妙。正如吴师机说："切于皮肤，彻于肉理，摄于吸气，融于渗液""外治之理即内治之理；外治之药即内治之药，所异者，法耳。"即外治和内治用药机理相同，只是给药途径不同而已。"外治必如内治者，先求其本，本者何？明阴阳，识脏腑也""虽治在外，无殊治在内也，外治之学，所以颠抖不破者，此也；所以与内治并行，而能补内治之不及耳，此也"，这些论述为药浴治疗疾病提供了理论依据，根据药浴不同的表现形式，吴师机将药浴分熏、洗、沐、浴、浸、喷、浇、淋八法，治疗范围涉及中医的内、外、妇、儿、五官各科，并列举药浴方79首，功绩辉煌。

三、作用机制

药浴的整体作用是指利用药物透过皮肤、孔窍、腧穴等部位的直接吸收，进入经脉血络，输布全身而发挥其药理效应。

（一）药浴的整体作用机理

药浴的整体作用是指利用药物透过皮肤、孔窍、腧穴等部位的直接吸收，进入经脉血络，输布全身而发挥其药理效应。近些年来，人们对中药药浴外治机理的研究也在不断深入，认为药浴外治除药物直入血液循环发挥其本身的药理作用外，还有调整各系统组织器官功能和机体免疫功能的作用。目前，有人研究中药经皮肤吸收的途径有以下几方面。

其一，药物通过皮肤黏膜吸收，角质层转运（包括细胞内扩散、细胞间质扩散）和表皮深层转运而被吸收，另外角质层经水合作用，使药物通过一种或多种途径进入血液循环。

其二，药物对皮肤局部的刺激，通过药浴刺激可使局部血管扩张，促进血液循环，改善周围组织营养，从而起到退肿作用；另外通过药物作用于局部而引起的神经反射激发机体的自身调节作用，促使机体某些抗体的形成，借以提高机体的免疫功能。总之，通过皮肤的刺激作用，达到调整脏腑功能、防治疾病、恢复健康的目的。

（二）药浴的局部作用机理

药浴的局部作用，是指中药对病灶局部发挥的治疗和保健作用。中药药浴将药物作用于局部组织，可使局部组织内的药物浓度显著高于其他部位，故局部疗效明显，而且收效迅捷。近年来的药理研究表明：黄连、黄芩、黄柏、金银花、板蓝根等中药，均有抗菌、抗病毒的化学成分，因此对局部有良好的抗感染作用。蛇床子、苦参、百部、木槿皮、山柰等中药，对皮肤真菌有杀灭或抑制作用，常被运用于癣类、妇科真菌性阴道炎等疾病的治疗。通过对去腐生肌作用的研究发现，此类药物还具有以下作用：①促进细胞增生分化与肉芽组织增长；②促进巨噬细胞吞噬细菌、异物和坏死组织碎片，提高局部抗感染能力；③改善创面血液循环，加快其新陈代谢，从而促进愈合。

此外，有些美容药物作用于面部皮肤后，一般通过皮肤局部吸收，达到疏通经络、运行气血、除去污秽、洁净皮肤、滋润皮肤、除皱增白、祛除外邪、防御外邪侵袭的目的。从现代医学角度分析，中药面浴能使皮肤组织得到滋润和营养，提供必要的新陈代谢环境，使面部皮肤组织细胞直接获得营养物质而达到美容目的。

四、操作方法

根据使用方法不同，可分为湿敷、熏洗、熏蒸、浸浴等。

（一）湿敷疗法

1. 评估

（1）患者评估：评估患者症状，生命体征，药物过敏史，有适应证，无禁忌证，患者体质及皮肤情况等。

（2）设备评估

①消毒设备、中药加热设备的设置、分设男女药浴室、药浴盆，在各药浴室内分设更衣室。

②药浴室内室温可调控，并配备淋浴器；每个浴室分别设置紧急呼叫器、吸氧器、防滑垫等。

2. 准备

（1）戴帽子、口罩（头发、鼻孔不外露），洗手。

（2）物品准备：药液、浴巾、毛巾、拖鞋、衣裤、水温计、坐架、治疗卡、笔、手消毒剂。

3. 基本操作

（1）核对患者基本信息（姓名、性别、床号、年龄）。

（2）向患者解释药浴的目的、注意事项、配合要点等。

（3）用6~8层纱布（可预先制成湿敷垫备）浸入新鲜置配的药液中，待吸透药液后取出，拧至不滴水为度，随即敷于患处，务必使其与皮损紧密接触，大小与皮损相当，每隔5~10 min更换一次湿敷纱布，每次30~40 min，每日1~2次。

①冷湿敷法：将湿敷垫浸入药液，温度以0 ℃~10 ℃为宜，将湿敷

垫拧至不滴水为度，敷于患处，保持敷料较长时间湿润，每隔 10 min 更换 1 次。

②热湿敷法：将湿敷垫浸入药液，温度在 30 ℃~40 ℃为宜，将热敷垫拧至不滴水为度，敷于患处，保持敷料较长时间湿润，每隔 10 min 更换 1 次。

③开放性湿敷：湿敷垫覆盖在皮损后不包扎，每隔 5~10 min 取下湿敷垫，再浸入药液中，重复基本操作。

④闭合性湿敷：湿敷垫覆盖在皮损后，在加盖油纸或塑料布等，每隔 30 min 取下湿敷垫，再浸入药液中，重复基本操作。

4. 处理废弃药汁，对物品进行分类处理。

5. 洗手，向患者交代相关注意事项，填写记录。

（二）熏洗疗法

1. 评估

（1）患者评估：评估患者症状，生命体征，药物过敏史，有适应证，无禁忌证，患者体质及皮肤情况等。

（2）设备评估

①消毒设备、中药加热设备的设置、分设男女药浴室、药浴盆，在各药浴室内分设更衣室。

②药浴室内室温可调控，并配备淋浴器，每个浴室分别设置紧急呼叫器、吸氧器、防滑垫等。

2. 准备

（1）戴帽子、口罩（头发、鼻孔不外露），洗手。

（2）物品准备：药液、浴巾、毛巾、拖鞋、衣裤、水温计、坐架、治疗卡、笔、手消毒剂。

3. 基本操作

（1）核对患者基本信息（姓名、性别、床号、年龄）。

（2）向患者解释药浴的目的、注意事项、配合要点等。

（3）将浴室温度调至20 ℃~22 ℃，根据患者病情，辨证选入中药，将煮沸的药液倒入容器中，使药物蒸汽作用与患处。

（4）待药液温度降至38 ℃~40 ℃时，加入适量温水，药液与水的比例为3:10，患者将躯体及四肢浸泡于药液中，每次熏洗20~30 min，以出汗为度，每日1~2次。

（5）处理废弃药汁，清洁药浴桶；对物品进行分类处理，消毒浴室。

（6）洗手，向患者交代相关注意事项，填写记录。

（三）熏蒸疗法

1. 评估

（1）患者评估：评估患者症状，生命体征，药物过敏史，有适应证，无禁忌证，患者体质及皮肤情况等。

（2）设备评估

①消毒设备、中药加热设备的设置、分设男女治疗室、药浴盆，在各药浴室内分设更衣室。

②药浴室内室温可调控，并配备淋浴器；每个浴室分别设置紧急呼叫器、吸氧器、防滑垫等。

2. 准备

（1）戴帽子、口罩（头发、鼻孔不外露），洗手。

（2）物品准备：药液、浴巾、毛巾、拖鞋、衣裤、水温计、坐架、治疗卡、笔、手消毒剂。

3. 基本操作

（1）核对患者基本信息（姓名、性别、床号、年龄）。

（2）向患者解释药浴的目的、注意事项、配合要点等。

（3）全身熏蒸疗法：采用中药气疗仪进行治疗，治疗前30 min预热舱温，取出煎药锅，加水1 500~2 000 mL，再置热于加热盘上，在控制器上按假热键，当温度显示33 ℃时患者进治疗室，按医嘱配置药煎液，在控制器上设置温度（37 ℃~42 ℃）、治疗时间（15~20 min）；

治疗到达设定时间，协助患者出舱，擦干皮肤更衣后休息片刻再到室外。

（4）处理废弃药汁，清洁并消毒药浴舱，对物品进行分类处理。

（5）洗手，向患者交代相关注意事项，填写记录。

（四）*浸浴疗法*

1. 评估

（1）患者评估：评估患者症状，生命体征，药物过敏史，有适应证，无禁忌证，患者体质及皮肤情况等。

（2）设备评估

①消毒设备、中药加热设备的设置、分设男女治疗室、药浴盆，在各药浴室内分设更衣室。

②药浴室内室温可调控，并配备淋浴器；每个浴室分别设置紧急呼叫器、吸氧器、防滑垫等。

2. 准备

（1）戴帽子、口罩（头发、鼻孔不外露），洗手。

（2）物品准备：木桶或浴缸药液、浴巾、毛巾、拖鞋、衣裤、水温计、坐架、治疗卡、笔、手消毒剂。

3. 基本操作

（1）核对患者基本信息（姓名、性别、床号、年龄）。

（2）向患者解释药浴的目的、注意事项、配合要点等。

（3）将浴室温度调节于 20 ℃~22 ℃，把煎好的药液倒入木桶或浴缸内，加适量温开水，药液与水的比例为 3:10。

①全身浸浴：水温调至 38 ℃~40 ℃，使患者躯体及四肢浸泡于药液中，每日 1~2 次，每次 20~30 min。

②局部浸浴：将煎好的药液放入木桶或足盆内，再加入适量温热水，将患处浸泡于药液中，每日 1~2 次，每次 20~30 min。

（4）处理废弃药汁，清洁并消毒木桶或浴缸，对物品进行分类处理。

（5）洗手，向患者交代相关注意事项，填写记录。

五、适应证

（一）湿敷疗法

1. 开放性冷湿敷

主要用于皮肤潮红、肿胀、糜烂及渗出明显者，如急性皮炎、急性湿疹、化脓性或感染性皮肤病等。

2. 闭合性湿敷

主要用于慢性肥厚、角质化皮损，或有轻度糜烂、少量渗液者，如慢性单纯性苔藓、慢性湿疹等。

（二）熏洗疗法

1. 全身性熏洗

皮肤瘙痒症、慢性单纯性苔藓、慢性湿疹、特应性皮炎、系统性硬皮病、银屑病、荨麻疹、玫瑰糠疹、扁平苔藓、疥疮等。

2. 局部熏洗

手足皲裂、手足癣、手足湿疹、汗疱疹、石棉状糠疹、斑秃、毛囊炎、溢脂性皮炎、肛周湿疹、阴部湿疹、外阴瘙痒、肛周瘙痒等。

（三）熏蒸疗法

1. 全身性皮肤病：老年皮肤瘙痒、系统性硬皮病、皮肤硬肿、银屑病静止期等。

2. 局限性皮肤病：阴囊湿疹、乳房湿疹、手部湿疹、肛周湿疹、手足癣、皮肤淀粉样变、肛周瘙痒、局限性硬皮病等。

（四）浸浴疗法

1. 全身浸浴

皮肤瘙痒、玫瑰糠疹、银屑病、剥脱性皮炎、慢性湿疹、特应性皮炎、鱼鳞病、系统性硬皮病等。

2. 局部浸浴

皮肤淀粉样病变、溢脂性皮炎、真菌性皮肤病、手足皲裂、汗疱疹、溢脂性脱发、肛周湿疹、阴部湿疹、外阴瘙痒等。

（五）淋洗疗法

1. 各种感染性皮肤病，如疱疮、疥疮、脓癣、趾间糜烂性足癣、手足癣继发感染等。

2. 慢性肥厚性、角化性皮肤病，如单纯性苔藓等。

3. 渗出、痂皮较多的皮肤病，如单纯性红斑等。

六、禁忌证

1. 有活动性肺结核、急慢性肝炎以及其他传染病的患者。

2. 严重心脏病或合并有心功能不全的患者。

3. 肝硬化中晚期及肝功能不全者。

4. 高热性疾病以及有败血症倾向的患者。

5. 精神病、癫痫等不能自我约束的患者禁用熏洗疗法、熏蒸疗法。

6. 有出血倾向者。

7. 处于脑血管意外危险期及不稳定期的患者。

8. 妇女在月经期及妊娠期禁忌药浴治疗。

七、国内应用研究

陆敏康、孟庆叶等[1] 将 16 例糖尿病足湿性坏疽患者，按糖尿病足湿性坏疽单病种标准确定的Ⅰ、Ⅱ、Ⅲ级病例进行统计，观察其创面的治愈、有效、无效情况。结果 16 例患者中 11 例痊愈，3 例改善，2 例无效转为截肢。研究表明湿性医疗技术配合清热利湿中药药浴，对糖尿病足湿性坏疽的Ⅰ、Ⅱ、Ⅲ级（轻、中型）创面均有较好疗效，在全身积极的基础治疗（降糖、抗炎、支持和配合中药口服）下，可稳定坏疽，改善创面，促进愈合或好转，为降低致残率，降低截肢（足、趾）平面，提高人的生存质量与生命质量有积极意义。岳萍、才多等[2] 研究，根据《四部医典》，藏药浴适应证包括四肢强直或挛急、跛跞、疖痈、炭疽、新旧疮疡炎肿、各种皮肤病、妇女产后风、弓腰驼背、关节变形、肌肤之间黄水充斥及一切隆，临床治疗范围非常广泛。但目前在藏医医疗机构的实践中，藏药浴仅限于脑卒中后遗症、风湿类风湿性疾病等少数病证，对其他病证的治疗优势并不明显。

古丽努尔·阿哈提、哈力亚·阿布拉克[3] 通过研究，将配方药物（骆驼蓬、苦艾、土茯苓等）装入布袋中，选择大木制浴池，备用。药物装入纱布袋中用大锅加水 1500 L，放入水中浸泡 30 min 后蒸汽加热煎煮 1 小时，取汁注入木制浴池中，药水温度 40 ℃左右，备用。药液温度适宜时，病者（风湿寒性关节痛）在药液中浸浴 30 min 左右，每天 1 次。研究表明，哈萨克医"布拉吾"（药浴）治疗风湿寒性关节痛，主要以哈萨克药的渗透作用及蒸汽的热力联合的协同作用，使药物受热而扩张毛细血管，直接作用于病变组织，直接达到消炎止痛、祛风除湿、舒筋通络的作用，促进病变组织的血液循环，减轻肌肉痉挛，促进炎症反应介质的吸收，缓解疼痛、滑利关节，不断提高膝关节骨性关节炎患者的临床疗效和治愈率。哈萨克医"布拉吾"（药浴）疗法治疗的风湿寒性关节痛，疗效确切，安全可靠，易于推广。魏巍[4] 将 88 例寻常型银屑病患者分为治疗组（44 例）和对照组（44 例），治疗组给予口服中药汤剂"当归饮子加减"联合中药药浴，对照组给予口服中成药"消银胶囊"联合外用"凡士林"。分别记录并统计两组患者评价指标的改善情况和治疗期间患者出现的不良反应，从而对药物的安全性进行评价。研究得出：①"当归饮子加减"联合中药药浴在改善静止期银屑病患者临床症状方面，疗效显著；②"当归饮子加减"联合中药药浴具有不良反应少，安全性高的优点，是治疗静止期银屑病的有效方法。

参考文献：

[1] 陆敏康，孟庆叶，陆晓东.湿性医疗技术配合中药药浴治疗糖尿病足湿性坏疽 [J].中国烧伤创疡杂志，2011，23（4）：326-328，330.

[2] 岳萍，才多.藏药浴药液制备技术研究进展 [J].中国民族民间医药，

2020，29（2）：47-50.

[3]　古丽努尔·阿哈提，哈力亚·阿布拉克.哈萨克医布拉吾（药浴）治疗风
　　　湿寒性关节痛临床技术规范［J］.中国民族医药杂志，2019，25（2）：
　　　31-32.

[4]　魏巍.当归饮子加减联合中药药浴治疗静止期银屑病的临床观察［D］.
　　　哈尔滨：黑龙江中医药大学，2016.

第十六章　小夹板固定技术

一、概述

小夹板固定是固定骨折的一种治疗方法。多用于四肢的闭合性骨折及创面较小的开放性骨折。夹板的固定作用，主要是通过夹板对骨干的固定力，布带对夹板的约束力，压垫对骨折端的效应力，患肢肌肉收缩时所产生的内在动力而达到固定的目的。中医应用夹板固定，在晋代已有记载。近代对夹板的应用，吸取了历代使用夹板的优点，创造了一整套新的骨折固定夹板，如柳木、杉树皮、竹夹板、塑料夹板、纸夹板等。并根据人体生理解剖的特点，贯彻了"动静结合"的原则，改进了夹板固定的装置，有利于骨折愈合及功能恢复，是临床常用有效治法之一。

二、技术渊源

《周礼》《左传》中都有对骨折的描述。在古医藉中，我国现存最早的医方著作《五十二病方》记载了诸多外科病的治法。如《五十二病方·诸伤》"伤者……以陈缊（缚之）""令金疮毋痛……药已治，裹以缯藏"是对固定术的最早的描述，"缊""缯"是古人对纺织品的总称，可见西汉以前医者们就通过使用纺织品包裹肢体的方法达到促进受损局部恢复的目的，可以将其看作夹板固定术的雏形。

汉代《中藏经》记载："大段折伤者，上更以竹片夹之。"晋代葛洪《肘后救卒方》指出"以竹片夹裹之，令遍病上，急缚，勿令转动"，奠定了骨折应用小夹板外固定疗法的基础。

到东晋时期，葛洪为骨折的治疗开辟了新的天地。一方面葛洪将《五十二病方》中提及的包扎固定技术进行了发挥，使用缠绕多层布的方法对骨折部位进行固定；另一方面则发明了以夹板固定治疗骨折的新范式。据《外台秘要》载"《肘后》疗腕折，四肢骨破碎及筋伤蹉跌方：捣烂生地黄敷之，以裹折伤处，以竹片夹裹之，令遍病上，急缚，勿令转动，一日可十易，三日则瘥。又方：取生栝楼根捣之，以涂损上，以重布裹之，热除痛止"，葛洪使用竹板固定可以使骨折的固定更为可靠，同时配合外敷生地黄、栝楼根，可以促进骨折的快速愈合。

随着科学的发展，到唐代小夹板广泛应用于骨伤科临床，晚唐时蔺道人《仙授理伤续断秘方》总结前人经验，开拓小夹板治疗骨折的新时期，从夹板制作、应用、夹缚、动静结合、解除夹板时间等都做了详细说明，特别指出整复和固定是治疗骨折不可缺少的方法。"固定"对保证复位后骨折片的稳定及加速骨折愈合的进程有重要作用。祖国医学的夹缚固定特点是在保证固定效果的前提下，允许患肢有适当的活动，这对减少伤后"致残"的发生有重要意义。在外敷药物方面，蔺道人使用姜汁水或地黄水调贴黑龙散或风流散，摊匀在纸上贴损处，这些有养血活血、化腐生肌的功效，其疗效较《肘后救卒方》仅用生地黄、栝楼根外敷更好。

到了宋代，中医骨伤科得到了全面发展，小夹板应用也随之丰富多样。李仲南的《永类钤方·卷二十二》记载了正副夹板的固定方法，这样的方法使夹板固定更为牢固，可以减少固定不牢导致的骨折断端的再移位，在《太平圣惠方》《圣济总录》中都有记载。宋代外固定名称多样，如系缚、夹缚、夹定等。固定材料多样化，如竹片、杉木、篦子、柳树条枝等。元代临床学家危亦林在小夹板的应用方面有重大贡献，危氏固定除了用杉木皮、竹片夹板外，对下肢骨折还应用长木板的副夹板，用软衣垫之或外加砖头靠实。为了加强脊柱骨折的固定效果，提出用杉木板与桑白皮并用的方法，并提出"月莫令屈"的主张，这和现代医学的观点一致。对肘关节损伤提出"固定关节一侧"的夹缚办法，髌骨骨折应用竹箍固定。既能发挥固定效果，又可使关节充分活动，再一次丰富了外固定原则。在外敷药物方面，除采用配伍更为严谨的方剂外，还将黄米作为赋形剂，直接掺入药粉中或将药粉用黄米粥匀摊在纸或帛上。

到了明清时期，小夹板固定疗法迅速发展，出现正夹、副夹。朱棣《普济方》介绍："如破伤折骨用正副夹缚定，正夹用杉皮去外重皮，约手指大，排肉上，以药敷杉皮上，药上用副夹，用竹皮去里黄。亦如指大，疏排夹缚。"明代正肯堂《证治准绳》记载用超关节小夹板固定桡骨下端骨折，并明确指出了四肢骨折可用夹板固定，关节内骨折不宜用夹板，可用绢布软包扎固定法等，皆是经验之谈。对髌骨骨折，明代应用抱膝圈固定，是对骨折治疗的进一步发展。清代是小夹板应用的鼎盛时期。清代吴谦《正骨心法要旨》一书中比较集中地反映了当时骨伤科使用小夹板的状况，发展了骨伤科外固定器械，小夹板固定从四肢发展到躯干，从肢体发展到关节。它所介绍的系缚器具就有六种，诸如裹帘、披肩、通木、腰柱、杉篱、抱膝器。根据受伤部位的局部解剖外形来使用这些夹缚器具，防止骨折再移位，也可通过夹板约束力来纠正手法复位未能纠正的移位。夹板材料中有竹帘、竹片、竹篱、树皮（如苦楮树皮、桉树皮、杉树皮等），而木板（通木）中有用柳木、橄榄木、榆木、杨木、松木等。除了固定物外，也注意到了用棉絮、白布或麻布以贴身垫好，免致疼痛及皮肤压疮。1815 年清代胡廷光编著的《伤科汇纂》收辑了清以前有关伤科文献资料，内容比较丰富，且在有关小夹板固定的器材、方法上亦有新的内容。它运用带关节的夹板外固定关节部位的骨折，记载了肱骨髁上骨折、脚踝骨折的整复手法及外固定方法。胡氏还首次提出了超腕关节的夹板固定。1852 年，赵廷海的《救伤秘旨》一书叙述了用布兜牵引固定治疗颈椎骨折脱位。此类方法还沿用至今。在外敷药物方面，明代延续了宋元时期的使用方法。发展到清代，《医宗金鉴·正骨心法要旨》统一使用了用油或蜡熬制的膏药作为外敷药物以及将竹帘与杉篱作为夹板固定的工具，这也标志着中国古代小夹板固定术的终极状态。

19 世纪下半叶和 20 世纪上半叶，中国处在半封建半殖民地旧社会，封建禁锢、帝国侵略和摧残，导致中医濒临灭亡，小夹板治疗骨折方法也遭到同样的厄运。1949 年以来古老的传统小夹板治疗骨折法得到发掘和发展，焕发其青春活力。我国 1963 年以方先之为代表出席罗马国际外科学会并在大会上宣读《中西医结合治疗前臂骨折》学术论文，引起国际骨科同道重视。

三、作用机制

基础理论研究：小夹板固定治疗骨折是从肢体的生理功能出发，通过扎带对夹板的约束力、固定垫防止或矫正骨折端成角畸形和侧方移位的效应力，充分利用肢体肌肉收缩活动时产生的内在动力，使肢体内部动力因骨折所致的不平衡重新得以修复。

Coutts 指出："骨折断端静态加压不产生压电效应，只有在周期性改变的压力作用下，才能在骨折端处产生压电效应，促进骨折愈合。"该理论认为，给骨施加一定的压力，骨内电荷将重新分布，压力下骨折端呈负电荷分布。经大量研究证实负电荷能促进骨细胞和成骨母细胞的增殖。此外，在夹板反复、交变的压力作用下，骨骼将出现显微骨折，骨骼的显微损伤能刺激骨的细胞活性，以修复骨的损伤。要使外固定器具有产生反复且交变压力的能力，它就必须具有贮存弹性形变能的能力，弹性形变能愈大，交变压力的作用就愈明显。其次，小夹板贮存的大量形变能，能随着肌肉收缩产生周期性的功能转化，将弹性形变能转变为纠正骨折残余移位的复位力及预防骨折再移位的力量。

四、操作方法

（一）术前准备

向患者及家属宣教小夹板固定术的作用及注意事项。根据骨折部位及患者体型情况，选择合适的小夹板和绷带。用清水或肥皂清洗患肢，皮肤有擦伤、水泡者，应先换药或抽空水泡，并用纱布绷带包扎。

（二）操作步骤

放置前后内外侧夹板，再由助手扶托，用绷带或捆扎夹板，先在骨折端中段部位的扎 1 条，然后向两端等距离捆扎 2~3 条，松紧度以不费力能上下移动 1 cm 为宜。捆扎时绕夹板 2 圈后在肢体外侧打外科结，所有结应打在一条线上，便于调整。

（三）注意事项

1. 防止骨折端移位。复位固定完成后，如搬运未注意，可因肢体位置的变动而引起骨折再移位，因此上肢复位固定后当用前臂吊带托起，悬挂胸前。

2. 下肢固定后在搬运时一定要给予充分支托，保持局部不动，麻醉未消失时，搬动患者应注意患肢位置，防止骨折端移位。

3. 抬高患肢，减轻肿胀。骨折后肢体肿胀，一般在伤后 3~7 日达到高峰，随即逐渐消肿。当骨折的肢体肿胀较重时最好平卧，将患肢用体位垫或枕头给予抬高，高于心脏水平，以利血液回流、减轻肿胀。

4. 观察末梢血运及感觉、活动功能。骨折复位小夹板固定后应告之患者及家属如何观察末梢血运，如发现患肢手腕或足背动脉搏动减弱或消失，不能自主活动患肢的手指或脚趾在手摸或针刺时感觉迟钝或无感觉，末梢皮肤苍白或发青，皮温较健侧低等现象时，说明患肢已出现循环障碍，应立即松解布带、放松夹板，并迅速到医院就诊。

5. 调整松紧度。骨折创伤加之复位继发性损伤，在复位后 3~4 日内肢体肿胀明显，夹板内有压力上升的趋势，应每日将布带适当放松，随着肿胀的消退，再每日适当收紧布带，但仍以能上下移动 1 cm 为宜，并教会患者家属。

6. 指导功能锻炼。为防止出现肌肉萎缩、关节僵直等并发症，应及早进行功能锻炼，并且遵循由轻到重、由少到多、循序渐进的原则。骨折一经复位固定后，即可开始肌肉等收缩锻炼，活动手指、足趾。1~2周后可进行腕、肘、踝、膝关节伸屈活动。第 3 周应增加肩部及髋关节伸屈活动。4~6 周后骨折基本稳定，关节活动幅度可加大，下肢骨折可持拐下地行走，但不能负重。第 10 周应去除夹板试行活动，下肢骨折可持拐下地行走，逐步练习负重。第 10~12 周，骨折处骨性愈合，可做轻工作，弃拐行走。

7. 患者回家修养时，应向其交代注意事项，尤其是伤后第 1 周，如有不适应及时随诊。固定时间一般上肢 6~8 周，下肢 8~10 周。如有开放性骨折、皮肤广泛擦伤、患肢极度肿胀、末梢已有循环障碍危象、骨折部有神经损伤症状、患肢肥胖者，禁忌使用小夹板。另外，在对皮肤弹性较差或合并有心脑血管疾病、糖尿病患者的患肢进行牵引时，不可过度用力。

五、适应证

适用于四肢长骨骨折，尤其是前臂骨折、肱骨骨折、稳定的小腿骨折，或结合牵引用于股骨骨折。

六、禁忌证

1. 错位明显的不稳定性骨折者。
2. 伴有软组织开放性损伤、感染及血循环障碍者。
3. 躯干骨骨折等难以固定者。
4. 昏迷或肢体失去感觉功能者。

七、国内应用研究

应用小夹板外固定治疗骨折，早在唐代蔺道人著《仙授理伤续断秘方》就有详细记载，认为可活血化瘀，利于上、下关节活动，促进骨折愈合。孔畅等[1]应用手法复位结合夹板外固定治疗 60 例桡骨远端粉碎性骨折患者，疗效满意，优良率 96.3%。钱氏[2] 研究分析了小夹板、石膏和钢板固定治疗长骨干骨折的生物力学差别，认为小夹板在骨骼的功能适应性重塑、促进骨折的早期愈合等方面优于其他两者。李氏等[3-5] 研究了微动对骨折愈合的影响，探索了其在生物力学和分子生物学等基础上促进骨愈合的效应，并从血管内皮生长因子、转化生长因子分析了其促进骨折愈合的分子机制。

近年来，不少学者在小夹板的改良与创新方面做了大量研究，目前主要集中在小夹板的材质、形状、扎带及压垫等方面。

1. 材质

孙氏等[6]通过研究设计竹塑夹板系统装置治疗骨折外固定，发现其在刚度比、横向上黏滞、压垫体蠕变率、束带材料泊松比等多个力学元素上具有良好的稳定性。沈氏等[7] 采用塑形纸质支架夹板超关节固定治疗长骨干不稳定骨折，取得了 93% 的功能恢复优良率。陆氏等[8] 采用回顾性研究方法，对 2 800 例肩、肘、腕关节周围骨折患者，采用传统中医手法整复、纸质塑形支架夹板超关节固定及功能锻炼等治疗，获得了 90% 以上的优良率。和氏等[9] 根据桡骨远端骨折治疗经验研制了塑性弹力夹板，使局部受力均匀，显著减少了腕管综合征等并发症的发生。韩氏等[10]自行研制了钢丝弹力夹板，从生物力学角度论证了其优于柳木夹板。汤氏等[11] 从石膏固定中获得启发，研制了泡沫式骨折固定夹板，具有轻巧舒适、易脱卸及 X 射线透过率高等优点，为小夹板的发展提供了新的思路。

2. 形状

除上述塑形材质的小夹板，Denes AJ 等[12] 应用唐钳夹板（sugar-tong splint）治疗儿童桡骨远端闭合性骨折，有效率达 96%。张氏等[13]将传统超肩关节 4 块夹板改良为肩臂形态塑形 3 块夹板，使有效率由84.4%提升至 97.8%。陈氏等[14] 研制了拱桥式小夹板，在桡骨远端开放性骨折治疗中取得了较好的功能恢复效果。上述针对特定骨折研发的特定形态小夹板，扩大了传统小夹板的应用范围。

3. 扎带及压垫

马氏等[15] 运用恒力控制盒改良了柳木小夹板，可随肢体肿胀的消长而自动调节扎带长度，具有固定效果可靠、消肿止痛快、复诊次数少等优点，使局部疼痛和肿胀得到明显改善。雷氏等[16] 观察了小夹板加特制可调气压垫对四肢骨折固定疗效，论证了可调气压垫具有稳定性和可调性的优点，能明显减少压疮。

此外，针对小夹板规格的标准化，彭氏等[17] 依据 699 例健康成年人前臂周径的粗细和前臂的长度，确立了桡骨远端骨折小夹板的形态规格标准，有利于规范小夹板产业化、方便临床应用和提高夹板固定疗效。

4. 联合治疗

除了对小夹板自身的改进，不少学者采取了小夹板联合中药内服外敷、其他外固定、内固定等治疗，以克服单一传统小夹板治疗存在的缺陷。韦氏[18] 利用中药辨证内服联合小夹板外固定治疗桡骨远端骨折，显示配合中药能加速患处消肿，促进骨折愈合。张氏等[19] 使用中药喷雾剂配合小夹板固定治疗桡骨远端伸直型骨折，复位评分及功能评分优良率分别为 81% 和 71%，说明活血化瘀类药物外用于骨折局部的疗效确切。李氏等[20] 采用手法复位小夹板外固定配合中药熏洗治疗 34 例跟骨桑德斯（Sanders）分型 II 型骨折患者，取得满意疗效，表明其与切开复位内固定治疗在疗效上无明显差异。利氏等[21] 回顾性分析了 700 例锁骨骨折患者，发现外展架配合"8"字绷带及小夹板外固定治疗锁骨骨折疗效优于单纯"8"字绷带联合小夹板外固定治疗组，并能减少传统疗法的不良反应及并发症，值得临床推广。徐氏[22] 采用小夹板联合石膏固定治疗盖氏骨折，发现其疗效优于单纯石膏固定，且能弥补单纯小夹板固定后再移位的缺点。唐氏[23] 运用腕关节（Green-O'Brien）评分标准评价手法整复小夹板外固定配合悬吊复位治疗桡骨远端骨折临床疗效，发现其可明显缓解疼痛，恢复腕关节功能，具有很好的临床疗效。杨氏[24] 探讨了可膨胀式髓内钉联合小夹板治疗肱骨干骨折，结果疗效明确。牟氏等[25] 采用穿钢针结合小夹板外固定治疗肱骨干骨折，将微创手术与弹性固定相结合，效果满意。不过，内外固定联合治疗骨折难度大、费用高，在临床广泛推广还有很长的一段路要走。

参考文献：

[1] 孔畅，林定坤，黄刚.粉碎性桡骨远端骨折60例[J].中国骨伤，2003，16（3）：154.

[2] 钱红兵.小夹板石膏和钢板固定治疗长骨干骨折的生物力学差别 [J].辽宁中医学院学报，2004，6（6）：449-450.

[3] 李瑛，费攀，邹季.骨折弹性固定条件下骨折端"微动"对骨折愈合的影响 [J].湖北中医杂志，2009，31（12）：35-37.

[4] 李瑛，邹季，熊勇，等.小夹板固定对实验性骨折愈合的 VEGF 及 TGF-β1 表达的影响 [J].中国中医骨伤科杂志，2007，15（9）：32-35.

[5] 李瑛，费攀，邹季.再议小夹板弹性固定骨折的先进性和科学性 [J].中医外治杂志，2009，18（1）：3-4.

[6] 孙雁群，孙益民.竹塑夹板装置治疗骨折外固定的研究 [J].中国中医骨伤科杂志，2010，18（8）：9-11.

[7] 沈杰枫，邹文浩，蔡建平，等.塑形纸质支架夹板超关节固定治疗长骨干不稳定骨折 67 例 [J].江西中医药，2011，42（6）：39-40.

[8] 陆振飞，邹文浩，蔡建平，等.纸质塑形支架夹板超关节固定治疗上肢关节周围骨折 [J].安徽中医学院学报，2011，30（2）：25-28.

[9] 和艳红，阎亮，孙永强，等.塑性弹力夹板治疗桡骨远端骨折 91 例临床观察 [J].中国矫形外科杂志，2012，20（16）：1520-1522.

[10] 韩大为，王和鸣，王清玉，等.新型钢丝弹力夹板的生物力学测试及临床应用研究 [J].中国中医骨伤科杂志，2007，15（1）：1-4.

[11] 汤黎明，刘铁兵，张立生，等.泡沫式骨折固定夹板的研制 [J].中国医疗器械杂志，2009，33（5）：354-355.

[12] DENES AJ，GODING R，TAMBORLANE J，et al. Maintenance of

reduction of pediatric distal radius fractures with a sugar-tong splint ［J］. Am J Orthop，2007，36（2）：68-70.

[13] 张艺平，孙之镐，方楚权，等.探讨肩臂形态塑形三块夹板治疗肱骨外科颈骨折的临床研究［J］.中国中医骨伤科杂志，2012，20（2）：31-33.

[14] 陈琦，江冰，江志东.拱桥式小夹板外固定治疗桡骨远端开放性骨折［J］.中医正骨，2008，20（7）：40-41.

[15] 马笃军，彭力平，林松青，等.改良柳木小夹板治疗桡骨下端伸直型骨折的临床观察［J］.湖南中医药大学学报，2012，32（1）：57-60.

[16] 雷广春，于海富.小夹板加可调气压垫对四肢骨折应用体会［C］//李盛华.第11届全国中西医结合骨伤科学术研讨会论文汇编［D］.北京：中国中西医结合学会，2003：272-273.

[17] 彭力平，马笃军，林松青，等.桡骨远端骨折小夹板规格的标准化研究［J］.中医药导报，2012，18（3）：13-15.

[18] 韦克鲁.小夹板外固定配合中药辨证治疗桡骨远端骨折现状［J］.中国医药指南，2012，10（22）：92-93.

[19] 张玉亮，熊学华，王克刚，等.中药小夹板外固定治疗 Colles 骨折 90 例［J］.现代中西医结合杂志，2009，18（16）：1892-1893.

[20] 李康贵，齐隆辉.手法整复小夹板外固定配合中药熏洗治疗跟骨 Sanders Ⅱ型骨折 34 例临床观察［J］.中医药导报，2013，19（3）：64-65.

[21] 利云峰，霍力为，贺华勇，等.外展架配合"8"字绷带及小夹板外固定治疗锁骨骨折的临床观察［J］.湖南中医药大学学报，2013，33（2）：54-55，67.

[22] 徐新毅.小夹板联合石膏固定治疗盖氏骨折观察［J］.当代医学，2012，18（16）：47-48.

[23] 唐珍岁.手法整复小夹板外固定配合悬吊复位治疗桡骨远端骨折的临床观察［J］.中医临床研究，2013，5（3）：101-103.

[24] 杨耀洲.可膨胀髓内钉联合小夹板治疗肱骨干骨折［J］.中国基层医药，2010，17（18）：2483-2484.

[25] 牟光旭，徐清春，尹桂明，等.闭合复位穿钢针结合小夹板外固定治疗肱骨干骨折［J］.中国骨伤，2006，19（1）：46.

第十七章　中药熏洗技术

一、概述

中药熏洗疗法是中药外治疗法的分支。中药熏洗疗法又称为中药蒸煮疗法、中药汽浴疗、药透疗法、热雾疗法等一些少数民族地区称之为"烘雅"。中药熏洗是以热药蒸汽为治疗因子的化学、物理综合疗法。这种方法用于临床最早记载于先秦，后世不乏其术。到清代，中药熏蒸趋于成熟。中华人民共和国成立后，随着科学技术的日新月异，中药熏洗无论是理论还是实践均有相应发展，逐渐广泛用于休闲保健、康复疗养和临床治疗精神疾病等诸多方面。

二、技术渊源

中药熏洗法是在中医理论指导下，选配中草药煎汤在患处皮肤熏蒸、淋洗、浸浴以达到内病外治的一种疗法，历史悠久，源远流长。古代文献中称之为"气熨"或"淋洗"等。早在《金匮要略》中已经记载："狐惑之为病……蚀于下部则咽干，苦参汤洗之。"可谓是熏洗法的最早记载。《礼记》中讲："头有疮则沐，身有疡则浴。"《内经》亦曰："其有邪者，渍形以为汗，邪可随汗解。"《五十二病方》随马王堆汉墓出土，明确提出用中药煎煮的热药蒸汽熏蒸治疗疾病，其中有熏蒸洗浴八方，如用骆阮熏治痔疮，用韭和酒煮沸熏治伤科病等。晋代葛洪的《肘后备急方》记述了用煮黄柏、黄芩熏洗治疗创伤与疮痈症。唐宋时期，熏蒸获得较快发展。医药大家孙思邈的《千金要方》则记述了用大剂量黄芪防风汤熏蒸治疗柳太后中风不语使其苏醒的案例。元明清时期熏蒸疗法得到进一步发展并日趋成熟完善。清朝著名外治大师吴尚先在《外治医说》中将药浴细分为洗、沐、浴、浸、浇、喷等，认为内、外、妇、儿、五官科之疾，皆可用药浴法。清代的《急救广论》和《理瀹骈文》是中药外治分支科学体系的成熟与完善。可以讲，药浴的历史源远流长，奠基于秦代，发展于汉唐，充实于宋明，成熟于清代。中华人民共和国成立后，随着科学技术的日新月异，中药熏蒸无论是理论还是实践均有相应发展，逐渐泛用于临床治疗疾病、康复疗养和休闲保健等诸多方面。

三、作用机制

直接作用：熏洗时药物通过皮肤孔窍、腧穴等部位，深入腠理、脏腑各部位，直接吸收，输布全身，以发挥其药理作用。

间接作用：是指除了药物之外，温热刺激、机械物理等对局部的刺激通过经络系统的调节而起到纠正脏腑、阴阳。流血的偏盛偏衰、补虚渴实、扶正祛邪等作用治疗疾病。

1. 皮肤在热效应的刺激下，疏通腠理，舒经活络，放松肌肉，消除疲劳。

2. 毛细血管扩张，行气活血，促进血液循环和淋巴循环，改善周围组织的营养状况，同时排废排毒，使得机体气血畅通，代谢平衡，改善亚健康。

3. 热效应温通解凝，能促进血瘀和水肿的消散。

4. 热是治病因子"风、寒、湿"的克星，能有效排除体内的"风、寒、湿"邪，对因"风、寒、湿"邪引起的疾病，热疗能起到非常明显的效果。

5. 人体的肾以及女性的卵巢、子宫是喜温恶寒的器官。在热效应作用下，这些器官的血液循环加快，活性增强，能调节并维持这些器官功能的正常发挥。

四、操作方法

（一）评估

1. 核对医嘱、建立治疗卡

双人核对床号、姓名、住院号、诊断、治疗方法。

2. 评估患者

一般情况、相关病情、既往病史、发病部位、伴随症状及局部皮肤情况、心理状态或对治疗疾病的信心、接受配合程度。

评估情况：适合操作。

3. 评估环境

环境安静、清洁、舒适，温度适宜，必要时备屏风。

（二）计划

1. 着装整洁，举止大方，语言文明，关爱患者。

2. 戴帽子、口罩（头发、鼻孔不外露），洗手。

3. 嘱操作前排尿，体位舒适合理。

4. 准备用物（治疗盘内放药液、水温计、一次性中单、镊子、纱布、弯盘、大浴巾、支架、熏洗盆，必要时备毛毯、屏风)。

（三）实施

1. 备齐用物至床边，核对、解释。

2. 协助患者取舒适体位，充分暴露治疗部位，注意保暖，必要时遮挡。

3. 核对熏洗部位，根据需要垫好一次性中单。

4. 熏洗：将药液倒入熏洗盆内，加热水至所需容量。测量水温至所需温度（50℃~70℃）。先熏蒸患处。至水温降至适宜温度时（40℃左右），再用药液淋洗患处或浸泡患处，熏洗过程中注意水温不可过低，防止受凉。

5. 观察患者病情变化及局部皮肤情况，随时询问患者有无不适，及时检查药液的温度，温度过低时应给予加热。

6. 熏洗完毕，协助患者清洁并擦干皮肤。

7. 妥善安置患者，协助着衣，安置舒适体位，整理床单位。

8. 进行必要的健康指导。

9. 整理用物，进行终末处理。

10. 洗手记录。

（四）总体评价

1. 患者和家属能理解操作的目的、积极配合。

2. 关心患者，注意保暖，维护隐私。

3. 患者感觉舒适，局部无烫伤，被服、床单无潮湿。

（五）注意事项

1. 必须请中医师针对病情对症下药，并按照医嘱制作药汤，切勿盲目自行择药。

2. 掌握好泡浴的温度：一般而言，热水药浴（39 ℃~45 ℃）适用于风湿性关节炎、风湿性肌痛、类风湿性关节炎、各种骨伤后遗症、肥胖及银屑病等；神经过度兴奋、失眠、一般疼痛、消化不良等的药浴温度，以相当于或稍低于体温为宜；25 ℃~33 ℃适用于急性扭挫伤。

3. 周围环境要求：熏洗时特别是全身性熏洗时，室温不应低于20 ℃，局部药浴时，应注意全身保暖，夏季应避风，预防感冒。

4. 如水泡浴时，水位宜在心脏以下，3~5 min 身体适应后，再慢慢泡至肩位。

5. 熏洗时间不可太长，尤其是全身热水熏洗泡浴，治疗时间在饭前、饭后 30 min 内不宜进行。

6. 对于治疗不同人群时的注意事项：严重心衰、严重肺功能不全、心肌梗死、冠心病、主动脉瘤、动脉硬化、高血压患者、有出血倾向者以及老年人、儿童慎用水温 39 ℃以上的药浴，应以接近体温之药液沐浴，并有家人或医护人员陪护，且沐浴时间不宜过长。妊娠或经期不宜泡药浴，尤其不宜盆浴及坐浴。

7. 在伤口部位进行熏洗、浸渍时，按无菌技术操作进行。包扎部位熏洗时，应揭去敷料。熏洗完毕后，更换消毒敷料。对于烫伤后皮肤局部出现水泡或溃烂者，应避免抓挠保护创面或涂烫伤软膏、红霉素软膏等。

8. 所用物品需清洁消毒，用具一人一份一消毒，避免交叉感染。合并有传染病的患者应使用单独的浴具，并单独严格消毒。

9. 出现皮疹、瘙痒等过敏症状时应立即停止使用，必要时外涂抗过敏药膏，只服抗过敏药物。

10. 注意汤药的保存，以防变质。药物可连续煎煮使用 2~3 d。

11. 熏洗治疗时出现的不良反应处理：如一旦发生晕厥，应及时扶出浴盆，平卧在休息室床上，同时给患者喝白开水或糖水，补充体液与能量。或用冷水洗脚，使下肢血管收缩，头部供血充足；如出现轻度胸闷、口干等不适，可适当饮水或饮料；若有严重不适，应立即停止药浴。

12. 如熏洗无效且病情反而加重者，应改用其他方法。

五、适应证

1. 周围血管疾病：脉管炎、糖尿病肢体血管病变等。

2. 骨科疾病：软组织损伤、骨折恢复期等。

3. 皮肤病：疖、痈、带状疱疹、湿疹、癣病等。

4. 内科病：失眠等。

5. 眼科疾病：急性结膜炎、麦粒肿（睑腺炎）等。

6. 肛肠疾病：痔疮、肛门瘙痒。

7. 男性疾病：阴囊湿疹、前列腺炎、阳痿等。

六、禁忌证

1. 急性传染病、严重心脏病、严重高血压等，忌用全身熏洗。

2. 皮肤有较大面积创口处慎用，危重外科疾病，严重化脓感染疾病，需要进行抢救者，忌用熏洗。

3. 慢性肢体动脉闭塞性疾病，严重肢体缺血，发生肢体干性坏疽者，禁止使用中高温（超过 38 ℃）熏洗。

4. 饱食、饥饿，以及过度疲劳时，均不宜熏洗。

5. 饭前、饭后 30 min 内，不宜熏洗。

6. 具有严重过敏史的人慎用，有过敏性哮喘的患者禁用香包熏法。

7. 妇女妊娠和月经期间，均不宜进行熏洗。

七、临床应用

（一）在骨伤科疾病中的应用

《五十二病方》记载外用的药剂有煎汤外洗的洗剂、燃烧熏治的熏剂、蒸葱熨治的熨剂以及灸剂。《仙授理伤续断秘方》载有"凡肿是血伤，用热药水泡洗"的观点。熏洗疗法是伤科常用的治疗方法。熏洗疗法作为中医药外治的特色疗法之一，具有方便、有效、副作用小、应用范围广泛的特点，在治疗骨关节疾病，尤其是伤筋疾患方面发挥着重大作用。

风湿性关节炎中药熏洗方：红花 30 g，当归 20 g，乳香 20 g，没药 20 g，羌活 20 g，独活 30 g，防风 20 g，大黄 20 g，黄柏 15 g，川芎 20 g，秦艽 20 g，牛膝 15 g，以上诸药用 3 000 mL 水煎至沸腾后 15 min，倒出药液，趁热用药液蒸发的水汽熏蒸膝关节，以患者耐受为度，待其温度降低至 50 ℃左右时，用毛巾在药液中浸湿后用力擦洗膝关节，范围包括膝关节上下 20 cm。如此反复擦洗直至药液低于 30 ℃，把药液再次加热后，重复熏洗，每次熏洗 30 min。

疗程：局部中药熏洗每天 1 次，2 周为 1 个疗程。

疾病早期：活血化瘀类药有红花、桃仁、三棱、莪术等，行气止痛类药有川芎、乳香、没药、白芷、姜黄等。

疾病后期：补益肝肾类药物有杜仲、牛膝、续断、千年健等；养血通络类药物有当归、鸡血藤、白芍等；温通经脉类药物有桂枝、肉桂、川椒等；以行气止痛、活血化瘀类药物为辅。对于病久入络者可稍加虫类药如乌梢蛇、土鳖虫、地龙等，疏风通络运用熏洗方时加入透骨草、伸筋草等，这类药可以增加皮肤的通透性，有利于药物的吸收。

（二）在肛肠科疾病中的应用

《证治准绳·疡医》云："淋洗之功，痈疽初发，则宣拔邪气，可使消退；已成洗之，则疏导腠理，调和血脉，探引热毒，从内达外，易深为浅，缩大为小；红肿延蔓，洗之则收；殷紫黑，洗之红活；逐恶气，祛风邪，除旧生新。"近年来中药熏洗疗法在治疗肛肠疾病中得到了广泛的应用，并取得了很好的临床疗效。尤其是对于肛肠疾病手术后，在促进伤口愈合、消除水肿和止痛等方面具有西医无可比拟的优势。

1. 痔疮

方一组成：苦参 40 g，乳香 30 g，黄柏 20 g，蒲公英 20 g，雄黄 10 g。用法：将上药加水 2 000 mL，煮沸后再煎 15 min。先坐熏，后坐浴。每次 10 min，早晚各 1 次。

方二组成：五倍子、野菊花各 50 g，苦参、大黄、金银花、蛇床子各 30 g，丹参、赤芍、乌梅各 20 g，枯矾 10 g。用法：将药加水浸泡 30 min 煎煮，沸后文火再煎 30 min，去渣，滤液倒入盆内先熏蒸，待温度在 40 ℃~50 ℃时坐浴 15~20 min，早晚各 1 次，6 日为 1 个疗程。

2. 痔疮术后疼痛

组成：荆芥、防风、大黄、苦参、透骨草、五倍子各 60 g，川乌、草乌各 20 g。用法：将上药加水 1 500 mL 浸泡 30 min，先用武火煎沸，后文火煎 10 min，趁热先熏后洗，待水温降至 40 ℃时，再坐浴 10 min。

3. 肛周皮肤病

肛门瘙痒制剂组成：取枯矾 10 g，白鲜皮、苦参、地肤子、蛇床子各 30 g。用法：加水 1 000 mL 煮沸，排便后先熏后洗，每次 15~20 min，每日 1~2 次。

肛肠疾病熏洗的治则不离泻湿解毒、敛湿消肿、活血化瘀，辅以清热、止痛、止痒。

泻湿解毒法应用最多，主要药物为芒硝及大黄。其次为敛湿消肿法，主要药物为五倍子和明矾。清热燥湿法、活血化瘀法、辛香止痛法的应用也超过半数。清热燥湿药以苦参应用最多，辛香止痛药多选川椒，活血化瘀药则选药广泛，乳香、没药、桃仁、红花、赤芍、当归皆有用之。

（三）在妇科疾病中的应用

1. 阴道炎

组成：苦参、土茯苓各 30 g，黄柏、百部、蛇床子、夏枯草各 20 g，白鲜皮 25 g。用法：煎沸药液后先熏后洗，保温坐浴，每次 20~30 min，每天 2 次，7 日为 1 个疗程。

2. 宫颈柱状上皮异位

组成：蛇床子 9 g，黄柏 18 g，苦参 12 g，苍术 9 g，金银花 12 g，蒲公英 15 g，紫花地丁 15 g。

轻度：月经干净后中药熏洗 1~2 日。中度和重度：月经干净后中药熏洗 3~5 日。

3. 外阴瘙痒

组成：黄连 10 g，黄柏 15 g，苦参 15 g，土茯苓 20 g，蛇床子 15 g，百部 15 g，徐长卿 20 g，枯矾 15 g，川椒 10 g。用法：将药物加水 3 000 mL，煮沸 15~20 min 弃渣，再将药液放入干净盆内，趁热先以药液之蒸汽熏蒸外阴，待药液降温后，洗涤外阴，坐浴 20~30 min。每剂药物坐浴 2 次，每日 2 次，1 日 1 剂，7 日为 1 个疗程。

（四）在皮肤科疾病中的应用

1. 皮肤瘙痒

组成：苦参 30 g，百部 20 g，黄柏 20 g，金银花 20 g，徐长卿 15 g，龙胆草 15 g，蛇床子 15 g，地肤子 15 g，苍耳子 15 g，花椒 10 g，冰片

2 g。用法：先将方中苦参、百部、黄柏、银花、徐长卿、苍耳子、龙胆草、蛇床子、地肤子煎 15 min，再加入花椒煎煮 15 min，滤过，滤液放置片刻，待温度降至 50 ℃~60 ℃时，加入 1 g 冰片，搅拌溶解，用药液熏洗患处，药渣加水再煎 1 次，加入 1 g 冰片，1 日熏洗 2 次，早晚各 1 次。一般治疗 3~5 日，最长用药 15 日。

2. 银屑病

组成：侧柏叶 250 g，野菊花 250 g，芒硝 250 g，花椒 120 g，土茯苓 120 g，枯矾 60 g。用法：加水 5 000 mL，煎煮 15 min，去渣，再加入芒硝、枯矾溶化。每日 1 次沐浴。

3. 夏季皮炎

组成：金银花 30 g，白鲜皮 15 g，防风 15 g，蒲公英 12 g，苦参 12 g，地肤子 15 g，薄荷 10 g，葛花 10 g，蝉蜕 6 g。用法：诸药加水，煎得药液 1 000 mL，去渣取汁。每日 1 剂，每日 2 次。

4. 急性皮炎、湿疹

三黄洗剂组成：苦参 100 g，黄芩 100 g，黄柏 100 g，生大黄 100 g。用法：放水 2 000 mL，大火煎沸后小火再煎 10 min，过滤弃渣得药液入浴盆，先熏后洗约 20 min，每日 1 次，待无渗出时再改用皮质类固醇软膏。

八、国内应用研究

王艳、刘丽娟[1] 将 90 例肛肠疾病术后排便困难患者随机分为对照组和试验组，各 45 例，对照组给予术后抗炎、补液常规护理，试验组予以中药熏洗联合腕踝针治疗，两组均连续治疗 7 日，观察两组中医征候积分（排便顺畅情况、排便时间、大便性状、排便疼痛、便血），研究发现，两组治疗后排便顺畅、排便时间、大便性状、排便疼痛、便血评分均较治疗前明显降低，且试验组治疗后排便顺畅评分、排便时间评分、大便性状评分、排便疼痛评分、便血评分均明显低于对照组。研究表明：中药熏洗联合腕踝针用于肛肠疾病术后能够显著改善患者排便困难。赵云[2]将52例胸痹心痛病气虚血瘀证患者，随机均分为对照组和观察组，各26例。对照组接受活血化瘀中西医药物治疗及护理，观察组在对照组药物治疗基础上配合吴茱萸子午流注穴位热敷联合双足中药熏洗中医护理干预。干预2周，对比两组心功能和血压控制情况、治疗有效率、心绞痛发作次数及睡眠质量。研究表明：吴茱萸穴位贴敷联合双足中药熏洗中医护理技术应用，能明显缓解胸痹心痛病气虚血瘀证患者的临床症状，患者心功能、血压水平及睡眠质量明显改善，心绞痛发作次数明显减少，效果显著。丁四萍、马倩等[3]将90例中风后肢体偏瘫患者，随机分为对照组和试验组，各45例，对照组行常规护理，试验组行中药熏洗加浸蜡法治疗患侧手。治疗14日后评价患者的肌力、生活自理能力、生活质量以及满意度。研究表明：对脑卒中肢体偏瘫患者患侧手实施中药熏洗联合浸蜡法能有效改善患者的手功能，提高其生活自理能力。

参考文献：

[1] 王艳，刘丽娟.中药熏洗联合腕踝针用于肛肠疾病术后排便困难的效果观察［J］.中国基层医药，2020，27（22）：2801-2804.

[2] 赵云.吴茱萸穴位贴敷联合双足中药熏洗对胸痹心痛病气虚血瘀证患者疗效观察［J］.中西医结合心血管病电子杂志，2020，8（6）：16-18.

[3] 丁四萍，马倩.中药熏洗联合浸蜡法对中风后肢体偏瘫患者手功能的应用［J］.中国临床研究，2020，33（2）：280-282.

第十八章　耳穴压贴技术

一、概述

中医认为，人的五脏六腑均可以在耳朵上找到相应的位置，当人体患病时，往往会在耳郭上的相关穴区出现反应，刺激这些相应的反应点及穴位，可起到防病治病的作用，这些反应点及穴位就是耳穴。

耳穴压豆法是在耳针疗法的基础上发展起来的一种保健方法。具体操作是将表面光滑近以圆球状或椭圆状的中药王不留行籽或小绿豆等，贴于 0.6 cm×0.6 cm 的小块胶布中央，然后对准耳穴贴紧并稍加压力，使患者耳朵感到酸麻胀或发热。贴后嘱患者每日自行按压数次，每次 1~2 min。每次贴压保持 3~7 日。

二、技术渊源

运用耳穴诊断疾病和治疗疾病的历史悠久，可以追溯到两千多年前，《内经》已有记载，《灵枢·五邪》云："邪在肝，则两胁中痛……取耳间青脉，以去其掣。"《灵枢·厥病》称："耳聋无闻，取耳中。"唐代《备急千金要方》中有取耳穴治疗黄疸、寒暑疫毒等病的记载。到明代已经出版了耳穴图谱。清朝末叶，耳穴针灸随正统的针灸学的没落而几近湮没。20 世纪 50 年代，耳针在欧洲兴起，法国的医学博士 P.Nogier 在耳郭里发现了不少新穴位，并提出一个新的理论：耳朵穴位分布恰巧像一个倒置的胎儿。1958 年中国学者萧月麟首次将其翻译成中文。从此之后，耳针学在中国得到很大的发展和创新。中国学者在 P.Nogier

耳穴图的基础上将之丰富、发展，有些甚至提出和他相反的意见。中国学者在耳针学的机理、诊断和临床应用方面做了深入的研究，而且有所创造和发明，使耳针学内容更为丰富。

中国学者在这方面的创造和发明是非常值得介绍的，陈巩荪等通过耳穴探查，发现了穴位"电阻低、电位高"的特性，由此发明了一系列耳穴探测机和治疗机器。管遵信发明耳穴染色法，使耳穴的探查从用电流表做模拟式的显示成为直观式的显示。使耳穴的客观存在更具说服力。尉迟静和王惠伦发现"耳经络客观存在"，证实了古代经典所载"十二经脉上络于耳"的说法。他们更走前人没走过的路，创立了耳郭经络图和耳背穴位贴压。1987年中国受世界卫生组织WHO委托，制定并通过了耳穴标准化方案，耳穴开始走入正规化的阶段。话虽如此，一穴多名、同名异穴、异穴同名的情况仍不少。1993年又发布了《中华人民共和国国家标准耳穴名称与部位》。到此，耳针已经踏入成熟阶段了。

三、作用机制

耳穴压贴，也叫耳穴压豆，是耳穴疗法的一种方法。它是用表面光滑的王不留行或绿豆、白芥子、高粱、小米等贴敷在需要刺激的耳穴上，通过经常的按揉，刺激耳穴来治疗一些疾病的方法。耳郭上分布着丰富的神经，包括来自脑神经的耳颞神经、面神经、舌咽神经、迷走神经，也有来自颈动脉的交感神经。而人体内脏在耳郭上相应部位的反应点，恰恰都是在迷走神经耳支的分区内，不仅迷走神经支配的耳穴具有反映和治疗内脏疾病的特性，非迷走神经分布的某些耳穴也具有类似的功能。研究表明，耳穴刺激的传入冲动在影响中枢神经系统功能状态的同时，一方面通过丘脑系统调节交感和副交感神经的平衡，另一方面还可能通过丘脑—垂体系统影响体液中激素的动态平衡来激发机体内非特异性的防御反应。生物全息学说认为耳朵是人体的一个全息胚即整个人体的缩影，包含着人体各部位的病理、生理信息。

耳与经络联系密切。《阴阳十一脉灸经》记述了"耳脉"，《内经》对耳与经络的关系做了较详细的阐述，如《灵枢·口问》所言："耳者，宗脉之所聚也。"手太阳、手阳明等经脉、经别都入耳中，足阳明、足太阳的经脉则分别上耳前，至耳上角。六阴经虽不直接入耳，但都通过经别与阳经相合，而与耳相联系。因此，十二经脉都直接或间接上达于耳。奇经八脉中阴跷、阳跷脉并入耳后，阳维脉循头入耳。耳与脏腑的生理功能、病理变化也密切相关。《内经》《难经》记载了耳与五脏之间生理功能上的联系，如《灵枢·脉度》云："肾气通于耳，肾和则耳能闻五音矣。"《难经·四十难》云："肺主声，故令耳闻声。"后世医家更为详细地论述了耳与脏腑的关系，如《证治准绳》云："肾为耳窍之主，心为耳窍之客。"《厘正按摩要术》将耳郭分属五脏，谓："耳珠属肾，耳轮属脾，耳上轮属心，耳皮肉属肺，耳背玉楼属肝。"人体脏腑或躯体有病变时，往往在耳郭的相应部位出现压痛敏感、变形、变色和皮肤电阻特异性改变等表现，临床中可参考这些现象来诊断疾病，并通过刺激这些部位防治疾病。

五、操作方法

（一）评估

1. 核对医嘱、建立治疗卡。

双人核对床号、姓名、住院号、诊断、治疗方法。

评估患者：病情及发病部位，大便的性状及肛周皮肤情况，心理状态或对治疗疾病的信心，接受配合程度。

评估情况：耳郭皮肤完好无破损、无出血，适合操作。

2. 评估环境

环境安静、清洁、舒适，温度适宜，必要时备屏风。

（二）计划

1. 着装整洁，举止大方，语言文明，关爱患者。

2. 戴帽子、口罩（头发、鼻孔不外露），洗手。

3. 准备用物：治疗盘、治疗卡、皮肤消毒液、棉签、镊子、探针、耳压板等。

（三）实施

1. 携用物至床旁，核对床号、姓名，协助患者取舒适体位。

2. 定穴：（边定穴边口述）术者一手持耳轮后上方，另一手持探棒由上而下在选区找敏感点或阳性反应点，正确选择穴位，至少选 4 个穴位。

3. 消毒：全耳正面自上而下，用酒精消毒 2 遍，待干。

4. 埋籽：正确持镊，取粘有王不留行籽的胶布，粘于所选穴位上，并用拇、食指腹按压片刻，按压方法要正确。

5. 按压：按压时，力度适中，询问有无酸、胀、痛等"得气"感，按压强度以患者能接受为度。

6. 健康教育：根据病情，做好相关健康指导，教会患者或家属正确的按压方法，根据季节留籽 3~5 日。

7. 观察：留籽期间，经常观察局部皮肤有无红肿热痛及不适、胶布是否脱落。

8. 整理患者衣着及床单位，取舒适体位，告知注意事项。

9. 按垃圾分类处理用物。

10. 洗手、记录。

（四）总体评价

1. 选穴准确，动作轻巧、熟练。

2. 操作过程中与患者交流得当，体现人文关怀。

（五）操作注意事项

1. 操作前要严格消毒耳郭，防止发生感染。

2. 对年老体弱或初次接受耳穴贴压治疗的患者，治疗前应适当休息，手法应轻柔，刺激量不宜过大。

3. 每次耳穴压丸不宜过多，一般 3~5 穴便可，最多不宜超过 10 个。

4. 贴压后患者自行按摩时，以按压为主，切勿揉搓或过度重按。

5. 妇女怀孕期间也应慎用，尤其不宜用子宫、盆腔、内分泌、肾等耳穴。

6. 对严重心脏病、高血压患者不宜进行强烈刺激。

7. 治疗期间避免耳郭部着水而使胶布脱落。

8. 耳穴压贴一般疗程较长，应持之以恒。

五、适应证

耳穴压贴疗法简单易行，便于操作，且安全无毒，适应证广，不仅对功能性疾患有良好的调整和改善，对某些器质性疾患也有一定疗效，还可用于预防保健、镇痛麻醉等。主要适应证包括以下几方面。

（一）各种疼痛性疾病

耳穴治疗最大特点是止痛，对疼痛疾病疗效较显著。可用于扭伤、切割伤、骨折、烫伤等外伤性疼痛，日常用于减少或代替止痛麻醉药，五官、脑外、胸、腹、四肢等各种手术后所产生的伤口痛、疤痕痛、麻痹后的疼痛，乳腺炎、脉管炎、静脉炎、丹毒、前列腺炎、膀胱炎、扁桃体炎、咽炎、风湿性关节炎等炎症性疼痛，头痛、三叉神经、肋间神经痛、坐骨神经痛等神经性疼痛。

（二）各种炎症性疾病

如中耳炎、牙周炎、咽喉炎、扁桃体炎、急性结膜炎、腮腺炎、大叶性肺炎、胸膜炎、气管炎、胃炎、肠炎、阑尾炎、胆囊炎、附件炎、盆腔炎、子宫颈炎、睾丸炎、风湿性关节炎、末梢神经炎等。

（三）变态反应性疾病

如过敏性鼻炎、过敏性哮喘、过敏性紫癜、过敏性结肠炎、结节性红斑、红斑狼疮、风湿热、荨麻疹、药物疹等。

（四）内分泌代谢及泌尿生殖系统疾病

如糖尿病、肥胖症、甲状腺功能亢进、急性甲状腺炎、尿崩症、垂体瘤等。

（五）功能性疾病

如内耳眩晕症、心律不齐、高血压、多汗症、性功能障碍、眼肌痉挛、面肌痉挛、神经衰弱、自主神经功能紊乱、小儿多动症、月经不调、功能性子宫出血、内分泌失调等。

（六）预防保健作用

可预防感冒，预防晕车、晕船。此外，还具有美容、减肥，催产、催乳、戒烟、解酒、解毒等功效。

六、禁忌证

1. 习惯性流产的孕妇。

2. 耳郭冻伤或有炎症者。

3. 过度疲劳或身体极度衰弱者。

4. 患有严重器质性病变和重度贫血的患者。

5. 耳郭上有湿疹、溃疡等。

七、常用耳穴的定位及应用

耳尖：将耳轮向耳屏对折时，耳郭上面的尖端处。常用于热性疾病治疗，如麦粒肿（睑腺炎）、结膜炎、发热。

神门：在三角窝内，靠对耳轮上脚的下、中 1/3 交界处。可镇静，用于失眠、多梦等多种疾病，应用广泛。

交感：在对耳轮下脚与耳轮内侧交界处。用于神经功能紊乱性疾病出现恶心、头晕、心悸、汗出等症状。

坐骨神经：在对耳轮下脚的前 2/3 处，用于相应部位疾病。

内分泌：在屏间切迹底部。用于内分泌紊乱性疾病如月经不调、生殖系统病。

肾上腺：在耳屏游离缘下部尖端，用于低血压、昏厥、无脉症、咳嗽、气喘。

皮质下：在对耳屏内侧面，用于大脑皮层病变。

胃：在耳轮脚消失处，用于胃部疾患。

枕：在对耳屏外侧面的后上方，用于神经系统病、皮肤病、昏厥。

十二指肠：在耳轮脚上方后 1/3 处，用于局部病变。

肝：胃和十二指肠的后方。用于肝的病变以及与情志有关的病变。

脾：肝穴的下方、紧靠对耳轮，用于脾胃的病变以及脾不运化的水肿、白带过多等。

心：在耳甲腔中心最凹陷处。用于心悸、癔症等。

外生殖器：在对耳轮下脚前方的耳郭处，主要用于外生殖器病变。

八、耳穴主治规律

1. 治疗局部病变，如坐骨神经治疗坐骨神经病变。

2. 治疗相应脏腑功能病变，如脾虚不运的水肿选脾。

3. 根据现代医学功能治疗，如月经不调选内分泌。

4. 穴位的特殊作用，如外生殖器可治疗腰腿痛、落枕。

九、国内应用研究

陈英、黄小梅等[1] 将收治的 42 例不寐患者为研究对象，予以口服药物联合艾条灸与耳穴压贴等对症治疗，通过与口服药物治疗进行对比，比较两组患者的治疗总有效率以及治疗前后中医征候评分、睡眠质量及生活质量评分变化。研究发现：艾条灸联合耳穴压贴可有效改善患者的不寐症状，提高睡眠质量及生活质量，疗效确切，在不寐患者治疗中具有较高的应用价值。朱媚玉、黄俊慧等[2] 对将收治的 60 例突聋伴耳鸣患者，随机分为实验组和对照组，每组各 30 例。试验组予以耳穴贴压联合中药足浴及常规治疗，其中常规药物治疗指弥可保、前列地尔、舒血宁连续使用2周及地塞米松使用5日；给予带有王不留行的耳穴贴压贴附于神门、心、肾、枕、交感、内耳、外耳、内分泌等耳穴联合每天傍晚给予失眠方中药足浴治疗；对照组采用予常规药物治疗。观察比较两组患者治疗前和治疗后7日和14日患者的治疗效果，研究表明：对耳鸣患者采用耳穴贴压联合中药足浴的方式进行治疗，可以明显改善患者的睡眠障碍症状，提高患者的睡眠质量，从而提高耳鸣疗效。耳穴贴压和中药足浴临床疗效可靠，操作简单，无毒副作用，患者容易接受，值得临床推广应用。张军霞[3]将收治的86例慢性阻塞性肺疾病（COPD）患者，随机分为试验组和对照组，每组各43例。对照组给予常规西医及耳穴压贴治疗，试验组在对照组治疗基础上给予苏子降气汤加减治疗，研究发现，治疗后，两组第一秒用力呼气容积（FEV1）、FEV1占预计值的百分比（FEV1%）、FEV1/用力肺活量（FVC）均较治疗前改善，试验组以上指标改善情况均优于对照组。研究表明，在常规西医治疗基础上加用耳穴压贴及苏子降气汤加减治疗COPD，能提升临床疗效，有效改善患者的肺功能。

参考文献：

［1］　陈英，黄小梅.艾条灸联合耳穴压贴对不寐患者治疗效果及生活质量的影响［J］.长春中医药大学学报，2021，37（2）：430-432.

［2］　朱媚玉，黄俊慧，陈春梅，等.耳穴贴压联合中药足浴对耳鸣患者临床疗效观察［J］.中国医学文摘（耳鼻咽喉学），2020，35（5）：307-309，318.

［3］　张军霞.耳穴压贴联合苏子降气汤加减治疗慢性阻塞性肺疾病急性加重期的临床观察［J］.中国民间疗法，2019，27（17）：56-58.

第十九章　溻渍技术

一、概述

溻渍法又称"湿敷法"，属于中药熏洗疗法的一种。溻法是将饱含药液的纱布棉絮湿敷患处，渍是将患处浸泡在药液中。溻渍法是通过湿敷、淋洗、浸泡对患处的物理作用以及不同药物对患部的药效作用而达到治疗目的的一种方法。近年来，溻渍法除了治疗疾病外，在用途上有了新的发展，如药浴美容、浸足保健防病等。

二、技术渊源

溻渍法首见于《刘涓子鬼遗方》。至唐代孙思邈所著《备急千金要方》已载有数种溻方，如"揄肿方""治痛疽始作，肿赤焮热长甚速方""升麻揄汤方""大黄擒洗方"等；对于具体应用方法也有论述，如"故帛四重内汁中""故帛两重内汤中""擒肿上，干易之，日夜数百度""常令湿"。溻渍法是溻法和渍法的组合，溻者，湿敷也，指药液浸于药棉或药布后，敷于患处；渍者，浸渍也，指用药液浸渍患部。该疗法以中医辨证论治及整体观念为指导，通过辨证论治组成方药。从古至今，溻渍法应用于皮肤科、周围血管科、骨科等相关疾病。随着疾病的多样化、内服药物不良反应的增加，中药溻渍疗法的优势日益显著。

三、作用机制

（一）中医对溻渍机制的认识

《素问·阴阳应象大论》中"其有邪者，渍形以为汗"是利用热汤沐浴发汗的先例。《周礼·天官》有用外敷药治疗疮疡的记录："疡医掌肿痛、溃疡、折疡、金疡、祝药刮杀之齐（剂）。"《外科精义·溻渍疮肿法》论"塌渍疮肿之法，宣通行表，发散邪气，使疮内消也"。明代申拱辰《外科启玄》云："故先贤所立补泄汗下针灸淋溻敷贴灸烙等法治之，盖取其合宜之用也。"《理瀹骈文》载："熏蒸渫洗之能汗，凡病之宜发表者，皆可以此法。"其基本作用是"枢也，在中兼表里者也，可以转运阴阳之气也""可以折五郁之气而资化源""可以升降变化，分清浊而理阴阳。营卫气通，五脏肠胃既和，而九窍皆顺，并达于腠理，行于四肢也"。《外科精义》谓"溻渍疮肿之法，宣通行表，发散邪气，使疮内消也"，说明溻渍法作用机理即经过肌肤毛窍，络穴腠理，贯络通经，发挥治疗作用。杨芳娥的研究认为，溻渍法可使药物经肌腠毛窍而入脏腑，通经贯络，以作用全身，且可疏其汗孔、宣导外邪。李治军等研究认为，溻渍法可使药物经肌腠毛窍、脏腑，通经贯络，作用全身，通过疏通气血、软坚散结、祛风止痒等而达到治疗的目的。

（二）溻渍机制的现代研究

溻渍的机理是由于低浓度组织液向高浓度药液的流动，使皮损渗液减少或停止渗出，炎症得以消退。湿敷与渗透压作用结合，还可使皮肤末梢血管收缩，促使皮损充血减轻、渗出减少。通过湿敷的传导与辐射作用，使局部因炎症而引起的灼热感得以减轻，并抑制末梢神经的病理性冲动，减轻自觉症状，发挥消炎、镇痛、止痒和抑制渗出的作用。在湿敷过程中，表皮角化层膨胀，有利于药物透入皮内，达到活血通络之功效。湿敷垫可吸收皮损表面的浆液和脓汁，软化并清除皮损表面的痂皮或其他附着物，湿敷的同时，也起到了洗涤清洁和保护皮肤的作用。

现代研究表明，中药溻渍法可使药液直接作用于病变部位，通过湿热理疗作用，调整自主神经，改变局部血流和血管、淋巴管的通透性，同时还作用于免疫系统，提高机体细胞的免疫力，达到扶正祛邪的目的。

四、操作方法

近年来溻渍法的分类更加细化，辨证施治的总则更加明确，操作常用方法有溻法和浸渍法。

溻法：用 6~8 层纱布浸透药液，轻拧至不滴水，湿敷患处。

①冷溻：待药液凉后湿敷患处，30 min 更换 1 次。

②热溻：药液煎成后趁热湿敷患处，稍凉即换。

③罨敷：在冷或热漏的同时，外用油纸或塑料薄膜包扎。

浸渍法：包括淋洗、冲洗、浸泡等。

（一）操作评估

1. 首先评估患者是否适合塌渍疗法。

2. 当前主要症状、临床表现、既往史及药物过敏史。

3. 患者体质及湿敷部位的皮肤情况。

4. 心理状况。

（二）物品准备

治疗盘、遵医嘱配制药液、敷布数块（无菌纱布制成）、凡士林、镊子、弯盘、橡胶单、中单、纱布等。

（三）操作程序

1. 备齐用物，携至床旁，做好解释，核对医嘱。

2. 取合理体位，暴露湿敷部位，注意保暖。

3. 遵医嘱配制药液，药液温度适宜并倒入容器内，溻法是敷布在药液中浸湿后，敷于患处，渍法是用药液充分直接熏洗患处，根据病情需要适当调整药液所需温度。

用溻法时药液应新鲜，漏敷范围应稍大于创面。热溻、罨敷的温度宜在 45 ℃~60 ℃之间。淋洗、冲洗时已经用过的药液不可再用。局部浸泡一般每日 1~2 次，每次 15~30 min；全身药浴可每日 1 次，每次 30~60 min。

4. 溻法定时用无菌镊子夹取纱布浸药后淋药液于敷布上，保持湿润及温度。

5. 操作完毕，擦干局部药液，取下弯盘、中单、橡胶单，协助患者衣着，整理床单位。

6. 整理用物，做好记录。

（四）护理及注意事项

1. 操作前向患者做好解释，以取得合作。注意保暖，防止受凉。

2. 注意消毒隔离，避免交叉感染。

3. 药物组成可根据不同的疾病，辨证施治，取方遣药；纱布从药液中捞出时，要拧挤得不干不湿，恰到好处，过干了效果不好，过湿了药液漫流；在应用湿敷疗法的同时，还可根据病情适当配合熏洗、药物内服和针灸等疗法，以增强疗效，注意保持敷料湿润与创面清洁。

4. 治疗过程中告知患者若药液温度不适，应及时反馈，操作者及时观察局部皮肤反应，如出现苍白、红斑、水疱、痒痛或破溃等症状时，立即停止治疗，报告医师，配合处理。

五、适应证

总体适用于皮疹渗出较多或脓性分泌物较多的急慢性皮肤炎症。腰椎间盘突出、颈椎病、骨质增生、关节炎、肩周炎、腰肌劳损、滑膜炎、腰椎管狭窄、骨刺、风湿腰腿痛、坐骨神经痛、膝盖肿痛、下肢静脉曲张等筋骨关节损伤等。

（一）冷溻

适用于阳证疮疡初起，溃后脓水较多者。

（二）热渍

适用于脓液较少的阳证溃疡，半阴半阳证和阴证疮疡。

（三）罨敷

可用于减缓药液挥发，延长药效的患者。

（四）淋洗

多用于溃疡脓水较多，发生在躯干部者。

（五）冲洗

适用于腔隙间感染，如窦道、瘘管等。

（六）浸泡

适用于疮疡生于手、足部及会阴部患者，亦可用于皮肤病全身性沐浴以及药浴美容、浸足保健防病等。

六、禁忌证

一般内科疾病不宜使用，大疱性皮肤病及表皮剥脱松解不宜使用，疮、疡迅速扩散者不宜湿敷，药物过敏者不宜使用。

七、国内应用研究

近些年来临床一般用 2%~10% 黄柏溶液或二黄煎冷渍，有清热解毒的作用，适用于疮疡热毒炽盛，皮肤泛红或糜烂，或溃疡脓水较多、疮口难敛者；葱归溻肿汤热渍有疏导肌理、通调血脉的作用，适用于痈疽初肿之时；苦参汤可祛风除湿、杀虫止痒，用于洗涤尖锐湿疣、白疕等；五倍子汤有消肿止痛、收敛止血的作用，煎汤坐浴适用于内、外痔肿痛及脱肛等；鹅掌风浸泡方有疏通气血、杀虫止痒的作用，加醋同煎，待温，每日浸泡 1~2 次，连续 7 日，适用于鹅掌风；香樟木有调和营卫、祛风止痒之功，可煎汤沐浴，适用于瘾疹；桑皮柏叶汤沐头能润泽头发，增添光泽，治发鬓枯黄；鲜芦荟汁、鲜柠檬汁敷面可润肌白面、美容除皱；热水浸浴全身或浸足可发汗排毒，疏通经络，行气活血，保健防病。若配合按摩穴位，效果更佳。葛根皂角汤（《俞穴敷药疗法》）：葛根、皂角各 500 g。加水至 4 000 mL，煮 40 min，去渣，取 2 块干净的毛巾，浸药液后拧干交替在腹部热湿敷，每次 1 小时，每日 2~3 次。功能为理气通便，主治急性肠梗阻。麻菜汤（《常见病验方研究参考资料》），鲜麻菜 1 棵，草药切碎，煎汤，以毛巾或纱布浸药液，趁热湿敷痛处，每日 3~4 次，每次 20 min，药液不可内服。功能为理气活血止痛，主治胁痛；礞石滚痰汤（经验方）：透骨草 20 g，礞石 20 g，艾叶、石菖蒲、远志、郁金、胆南星、茯苓、法半夏各 10 g。上方礞石先煎 30 min，再加入其余药物煎煮 30 min，去渣，将 1 块洁净纱布浸泡于药汁中，使之湿透，取出，温度适中后敷于患者神阙、气海、关元穴处 15 min，然后再浸泡于药汁中再敷于心俞 15 min，每日 1 次。功能为清热化痰、重镇安神，主治各型癫狂。刺五加安神汤（经验方）：刺五加、磁石各 20 g，茯神 20 g，五味子 10 g。先煎煮磁石 30 min，然后加入其余药物再煎 30 min，去渣取汁，将 1 块洁净纱布浸泡于药汁中，趁热敷于患者前额及太阳穴，每晚 1 次，每次 20 min。功能镇惊安神，主治各型失眠。干姜乌头汤（《中药贴敷疗法》）：干姜 60 g，乌头 20 g，干辣椒 30 g，木瓜 25 g。上药加水 2 000 mL，煮 30~40 min，趁热熏患部，水温后以纱布浸药汁热敷患部，反复 2~3 次，每日 2 次，7 日 1 个疗程。功能为散寒止痛，主治寒痹型坐骨神经痛。一味消肿汤（《中药贴敷疗法》）：黄芩 6 g。将晒干的黄芩切碎，投入 500 mL 水中，火煎 20 min 过滤，然后放入无菌纱布浸泡 3 日，即得黄芩纱条敷料，将患处用双氧水消毒后，覆上黄芩纱条，再覆以消毒纱布，用胶布固定，每日 2 次，2 日 1 个疗程。功能清热解毒，消肿止痛，主治痈、疽、疔、疖。三黄汤：黄芩、黄柏、黄连各 10 g。上药煎沸 5~20 min，待冷却到 40 ℃左右，视病灶大小，取敷料块或毛巾折 4~5 层，面积稍大于病灶范围，浸透药液敷于患部，每次 1 小时左右，每日 3~4 次，3 日为 1 个疗程。功能为清热解毒、消肿止痛，主治颜面部痈肿未溃者。

蚯蚓水：大的活蚯蚓 30~50 条。以凉水洗净活蚯蚓，放入杯内任其吐出泥土，2~3 日后，再经水洗放于洁净之玻璃杯内，然后撒白糖 15 g，放在冷暗处经 15 日左右，蚯蚓体内水分即全部渗出与糖溶化，遂成一种淡黄色黏液，然后去蚯蚓，将溶液过滤消毒（煮沸或高压蒸气），即成蚯蚓水，放于冷暗处或冰箱内，以防腐臭。用时先用生理盐水拭净患部，然后按创面大小剪纱布放入蚯蚓水内浸透，以消毒镊子将其敷于疮面，同时外敷消毒纱布 5~6 层，用绷带固定，每日或隔日 1 次，20~30 日为 1 个疗程。功能清热利湿敛疮，主治臁疮，亦可治小儿腮腺炎。雄茶酊［福建医药杂志，1986，8（3）：63］：雄黄 30 g，儿茶 60 g，七叶一枝花 30 g，金银花 10 g，蛇床子 90 g，白英 90 g，半边莲 60 g，白鲜皮 60 g，75%酒精 100 mL。将上述中药浸入酒精中，浸泡 1 周后，经过滤装瓶备用。用时，取纱布浸药液湿敷患处，每日 4 次，一般连续敷药 4~6 日可愈。功能清热解毒燥湿，主治带状疱疹溃破糜烂渗出者。

通过查阅文献发现：包春梅[1] 为了研究中药湿敷法在臁疮患者护理中的应用，选 190 例臁疮患者作为观察对象，对不同类型患者通过中药湿敷法护理，在促进创面愈合，减少住院时间上，190 例患者对疗效满意。证明中药湿敷对臁疮有较好的辅助治疗效果，能有效促进创面愈合，加强了临床疗效。薛芳[2] 提出，将伸筋草、透骨草、红花各 3 g，加水 2 000 mL，煮沸 10 min，以 50 ℃~60 ℃药液浸泡 15~20 min（汤药温度降低再加热）。3 次/日，先泡手，后泡脚。浸泡手足在中药液中自主屈伸，连续 2 个月，效果良好。方月琴[3] 对 52 例中医诊断为偏瘫的患者使用中药湿敷法治疗。将伸筋草 20 g、艾叶 40 g、桂枝 40 g、花椒 20 g、独活 20 g、苏叶 40 g、白芷 20 g、红花 20 g 制成散剂，放入药袋内，用沸水约 2 000 mL 冲泡，于熏洗盆上盖上浴巾。待药液温度降至 38 ℃~45 ℃时，揭去浴巾，将患者肢体浸泡于药液中。从远端向近端反复多次搓揉，并用热毛巾蘸药液擦洗不能浸泡的肿胀部位。先熏患侧上肢，加温后熏洗患侧下肢，上下肢各 20 min。每日 1 次，10 日为 1 个疗程，连用 4 个疗程，52 例患者患侧肢体紧张、肿胀度有较好改善。李海萍[4]临床研究中风偏瘫后肢体麻木者 45 例，用菊花 60 g、当归 30 g、甲珠 15 g、地龙 30 g、柴胡 30 g、秦艽 20 g、桂枝 20 g、熟地黄 30 g、牛膝 30 g、红花 20 g、木瓜 20 g、桃仁 20 g，煎成约 400 mL 汤剂，兑水于药浴器中 2 000~4 000 mL，温度 40℃。将患者双足置药液下，浸泡约 40 min，每日 1 次，10 次为 1 个疗程，有效率为 93.3%。对于中风后偏瘫，洪秀琴等[5]对临床 90 例中风偏瘫患者予以方剂：大黄 30 g，延胡索 20 g，香附 30 g，鸡血藤 30 g，伸筋草 30 g，虎杖 30 g，透骨草 2 g，川桂枝 12 g，艾叶 20 g，蒲公英 20 g，红花 30 g，当归 20 g，附子 20 g，小茴香 20 g，吴茱萸 20 g 加减。煎煮取汁 3 000 mL，水温以能耐受为度。浸泡患侧肢体，先熏 10 min，并配合足部穴位按摩，然后把患肢放入药液 30 min，至全身微汗为佳。每日睡前 1 次，10 日为 1 个疗程。3 周后有效率为 97.8%。刘莉萍[6]选取 20 例阴道侧切分娩的产妇中，凡侧切口硬肿者，使用中药渍渍，采用解毒活血方（金银花、连翘、公英、蛇床子、苦参、牡丹皮、丹参等）治疗，总有效率 97.4%。王爽、张贺峰、王成武[7]对 56 例类风湿关节炎患者关节肿痛者进行中药药泥渍渍治疗，药方主要由大黄、延胡索、桂枝、没药、荆芥、乳香、羌活、透骨草、防风、伸筋草组成，各 50 g。上述诸药焙干研碎，并与凡士林以 1:4 比例进行调配，然后用锅蒸 15 min，制成泥状。将药泥隔纱布涂抹于关节部，药泥厚度应为 2 mm 左右，并利用 TDP 治疗仪行照射处理，以局部皮肤泛红为宜，每日 1 次，1 次 30 min，10 日为 1 个疗程，间隔 20 日进行第二个疗程治疗，共治疗 3 个月。治疗后观察组临床显效率及晨僵持续时间、关节压痛数、关节肿胀数及血沉指标均优于对照组（$P<0.05$），结论中药药泥渍渍治疗类风湿关节炎的效果显著。

参考文献：

[1] 包春梅.中药湿敷法在臁疮患者护理中的应用［J］.齐齐哈尔医学院学

报，2014，35（23）：3579.

[2] 薛芳.桃红四物汤加减治疗宫颈妊娠1例［J］.中医杂志，1989，35（2）：15.

[3] 方月琴.温经通络散熏洗治疗中风后偏瘫肢体肿胀的护理［J］.解放军护理杂志，2006，23（7）：94.

[4] 李海萍.针刺配合足浴治疗中风后肢体麻木45例［J］.针灸临床杂志，2004，25（20）：9.

[5] 洪秀琴，张付秀.中药足浴治疗中风后偏瘫的临床症状观察［J］.中医中药，2011，24（6）：6

[6] 刘莉萍.中药溻渍治疗产后侧切口硬肿40例［J］.中国实用医药，2011，6（31）：178-179.

[7] 王爽，张贺峰，王成武.中药药泥溻渍治疗类风湿关节炎患者关节肿痛疗效分析［J］.中国卫生标准管理，2016，7（36）：133-134.

第二十章　烫熨技术

一、概述

烫熨疗法起源于中国，与灸法有异曲同工之妙，是中医的外治方法之一。它是应用发热的容器在人体的一定部位上进行烫熨或滚动、摩擦来达到防病、治病的疗法，其简便安全、清洁环保，是治疗疾病最简便易行的方法之一。

二、技术渊源

烫熨疗法是中国古代流传下来的温热疗法，方法是将蓄热物质加热后，迅速用布包裹，然后在患者身上的特定部位来回移动或反复旋转按摩。其法操作简便，适应证广，副作用小，对许多疾病有独特疗效，因此在民间应用十分广泛。火的历史在我国可以追溯到 50 万年前的"北京人"或 80 万年前的"蓝田人"，自古以来，人们都把火看作生命的保障，用火"炮生为熟""以化腥臊"，使人类脱离了"生吞活剥""茹毛饮血"的动物界，伙伴即人与火为伴，人们在用火取暖时发现除了原来疼痛的部位得到缓解，还具有消除寒冷、温通血脉、疏筋活骨、解除疲劳等作用，这是人类在无意识中接受治疗，随着社会的进步，我们的祖先使用陶瓷钵内装有烧红的木炭，在人体疼痛的部位进行烫熨治疗，所以，烫熨两字都离不开"火"，烫熨疗法在我国的广泛应用有五千多年的历史（河姆渡、仰韶和半坡出土文物中均发现烫熨用陶瓷钵），至今仍在民间应用。人们长期使用的这种疗法，现代技术检测发现，不但陶瓷、麦饭石和砭石加热后可产生远红外线，就连北方农村用红砖砌的火炕也可以辐射出大量的远红外线。秦越人（扁鹊）应用烫熨法配合针刺，使患尸厥病的虢国太子死而复生的故事成为千古佳话广为流传。熨法是在温法的基础上，将发热的物体在身体表面推熨摩擦，是一种热疗加按摩的复合疗法，具有活血化瘀、疏通经络的卓越疗效。《史记·扁鹊仓公列传》记载"上古之时，医有俞跗，治病不以汤液，（而以）镵石、挢引、毒熨……"，《灵枢·周痹》指出"故刺痹者，必先切循其下之六经，视其虚实，及大络之血结而不通，及虚而脉陷空者而调之，熨而通之"，指明熨法可以疏通经络。熨法还具有泻邪气的作用，杨上善在《内经·太素》中指出："气血未盛，未为脓者，可以石熨，泻其盛气也。"《圣济总录》还记载："治风热冲目，赤脉胬肉……以生铁熨斗子摩顶一二千下，兼去目中热毒，昏胀痛涩。"中医烫熨疗法历经几千年的实践，古代文献记载证明，我国是最早将该疗法应用于医疗保健的，它是我们的祖先在长期临床实践中总结出的一种行之有效的治疗方法，为中华民族的繁衍昌盛做出了重大贡献，也为现代远红外线烫熨疗法的应用奠定了坚实的基础。

据世界卫生组织（WHO）权威统计，全球有1/3的患者不是死于自然疾病本身，而是死于不合理用药，不仅现在人们对药物产生恐惧感，我们的祖先早在几千年前就指出"无毒不是药，是药就有三分毒"，这句经典的警示是总结了多少血的教训。以中药中最为常用的甘草为例，据近期的研究报道，长期服用甘草可导致人体胰岛素的衰减而诱发"糖尿病"，作为以植物为主的中药尚且如此，更何况化学合成的西药。所以，药物治病也"致病"，因此，尽早避免内服药物，用绿色疗法来减毒增效治疗疾病，也就是现代医学倡导的"替代疗法"，即应用针灸、推拿、导引、瑜伽等民族疗法来替代药物治疗。这是人们梦寐以求的愿望，正确使用烫熨疗法则是实现这一美好理想的途径之一。

三、作用机制

临床研究认为，熨法与熏蒸法一样，都属于暴露疗法，因而，热力和药力的联合作用也是熨法的主要治疗原理。首先，其作用表现在药物和温热对局部组织的刺激。局部血管扩张，血流加快而改善周围组织的营养，某些刺激性较强的药物能强烈刺激腧穴，通过神经反射激发机体的调节作用，使机体产生某些抗体，从而提高机体的免疫力。其次是表现在调节经络阴阳的作用。利用药物的温热性能和外加热力，刺激局部经络穴位，可达到温通经络、行气活血、祛湿散寒的功效。通过对经络的调整，达到补虚泻实、促进阴阳平衡、防病保健的作用。此外，药物通过皮下组织，在局部产生药物浓度的相对优势，从而发挥较强的药理作用。有些芳香类药物，能提高皮质醇的透皮能力。将中药敷贴于体表腧穴，由于药物及热刺激，使局部血管扩张，血液循环加快，从而促进药物的渗透、吸收和传播，增加全身的效应。

四、操作方法

（一）评估

1. 核对医嘱、建立治疗卡。

双人核对床号、姓名、住院号、诊断、治疗方法。

2. 评估患者

病情及发病部位，适应证，禁忌证，生命体征，心理状态或对治疗疾病的信心，接受配合程度并且告知操作目的，嘱操作前排尿。皮肤完好无破损、无出血，生命体征平稳，适合操作。

3. 评估环境

环境安静、清洁、舒适，温度适宜，必要时备屏风。

（二）计划

1. 着装整洁，举止大方，语言文明，关爱患者。

2. 戴帽子、口罩（头发、鼻孔不外露），洗手。

3. 准备用物（治疗盘，温度适宜的中药，毛巾，双层布袋，加热容器，凡士林或其他介质。必要时备屏风、热水袋或暖手宝等）符合要求。

（三）实施

1. 体位舒适合理，暴露热熨部位保暖。

2. 再次核对选择热熨部位及手法。

3. 热熨药物温度适宜。

4. 热熨先轻后重，先快后慢，操作 5~10 min 后停留在烫熨部位。如冬季热熨药物温度下降，中途可加热或用热水袋覆盖保持药物温度。

5. 及时调整随时询问对手法反应或停止操作。

6. 操作结束后，告知患者相关注意事项，整理用物，洗手。

（四）总体评价

操作熟练、流畅，流程规范，无菌观念强，注意人文关怀。

五、适应证

常用于各种风湿、寒湿痹证引起的关节冷痛、麻木、沉重、酸胀等；风寒感冒之头痛、身痛、咳喘；各种伤寒及外感发热等疾病；用于治疗一切因经脉不通所致的肢体关节筋肉的疼痛、肿胀、麻木、瘫痪、挛缩和僵硬等病变；对各种痛证如头痛、胁痛、腰痛、面痛、腹痛等有止痛的作用；可用于积聚、痞气、食滞、痰核、瘰疬等病证的治疗；可用于脾胃虚寒引起的胃脘疼痛、腹冷泄泻、寒性呕吐等；也常用于小便不利的癃闭，各种厥证的急救，一切下焦虚冷、元阳衰惫之证；同时也适应于保健养生。熨法实乃有病治病、无病防病的一种简便有效、应用广泛的治疗方法。

六、禁忌证

熨法忌用于皮肤破损处、身体大血管处、病变部位感觉障碍、孕妇的腹部和骶部、腹部包块性质不明以及一切炎症部位；急性软组织损伤，有恶性肿瘤、金属移植物等部位；禁用于实热证或麻醉未清醒者。

七、国内外应用研究

付丽萍[1] 对收治的 60 例上肢骨折患者，给予运动锻炼联合穴位按摩、穴位贴敷法联合中药烫熨技术治疗，与常规的运动锻炼、穴位贴敷疗法进行对比，探讨中药烫熨技术对老年上肢骨折患者术后中后期功能康复改善效果。研究表明：中药烫熨技术联合运动锻炼、穴位按摩、穴位贴敷法可有效提升患者上肢骨折屈伸、伸展功能恢复程度以及降低疼痛程度、改善负性情绪，值得临床大力推广应用。陈丽文、刘欢[2] 将收治的 72 例脾胃虚寒型胃脘痛患者随机分为治疗组和对照组，每组各 36 例，对照组予常规西医治疗，治疗组在对照组治疗措施的基础上给予中医辨证施护，中药烫熨联合中药外敷，观察临床疗效。研究表明：中药烫熨联合中药外敷治疗脾胃虚寒型胃脘痛疗效满意，值得推广。为了观察中药烫熨结合针刺对脑卒中后肩手综合征（SHS）患者上肢运动功能、肩关节功能、手指和手掌功能、疼痛及肩手综合征评估量表的影响，探讨中药烫熨结合针刺治疗脑卒中后肩手综合征的临床疗效，李婷婷[3] 将收治的 60 例脑卒中后肩手综合征（SHS）患者随机分为观察组和对照组，每组各 30 例。观察组予以基础治疗及康复训练，对照组在基础治疗及康复训练配合中药烫熨结合针刺治疗，对比两组疗效。研究发现：①中药烫熨结合针刺治疗，与单纯针刺治疗对脑卒中后肩手综合征均有疗效。②中药烫熨结合针刺在减轻疼痛、减轻肩手综合征症状均优于单纯针刺治疗；在提高患肢运动功能、肩关节功能、手掌和手指功能方面与单纯针刺治疗无显著差异。③中药烫熨结合针刺治疗脑卒中后肩手综合征疗效确切，操作性强，安全性高，值得推广。

参考文献：

[1]　付丽萍. 中药烫熨技术对老年上肢骨折术后中后期功能康复改善效果的

影响［J］.光明中医，2019，34（9）：1381-1383.

［2］ 陈丽文，刘欢，陈静，等.中药烫熨联合中药外敷治疗脾胃虚寒型胃脘痛的临床研究［J］.中医临床研究，2019，11（7）：136-138.

［3］ 李婷婷.中药烫熨结合针刺治疗脑卒中后肩手综合征的临床疗效观察［D］.辽宁中医药大学，2018.

第三篇

外治技术操作考核表

针刺技术操作评分标准
临床技能操作(针刺)评分标准

评分项目	评分要素	标准分	得分
操作前评估 (12分)	医者手消毒	2	
	询问患者基本情况(姓名、年龄、性别等,除外紧张、饥饿、过饱等)	5	
	既往病史禁忌症(出血、皮肤感染、瘢痕、溃疡、肿瘤部位等)、施术部位禁忌症(孕妇小腹和腰骶部、皮肤破损等)	5	
操作前准备 (8分)	选择患者舒适、便于操作的体位	3	
	根据施术部位的不同选择适宜的针具	3	
	用碘伏棉签消毒选定穴位的皮肤	2	
操作过程 (45分)	临床常用5个穴位(穴位名称和定位、归经)	15	
	进针方法:演示单手进针,双手进针(指切法、夹持法、舒张法、提捏法)	12	
	进针的角度:直刺90°,斜刺45°,平刺15°	6	
	行针手法(3种):提插法、捻转法(必考2种);摇法、刮法、震颤法、弹法等(至少1种)	6	
	取针手法:一手持棉签按压针刺部位,一手持针将针慢慢提出皮肤,有出血部位按压一定时间	6	
操作后处理 (20分)	向患者告知操作结束,整理用品,交待操作后注意事项,及随访计划	5	
	正确处理医疗垃圾	5	
	出现血肿、断针、晕针、滞针、弯针等异常情况处理和预防(考官指定其中的2项)	8	
	医者手消毒	2	
总体评价 (15分)	操作规范,手法正确	8	
	自我介绍、衣着得体、态度端正	2	
	人文关怀,沟通能力,仪容仪表	5	
合计		100	

考官签字:　　　　　　　　　　考核时间:

推拿技术操作评分标准

评分项目	评分要素	标准分	得分
操作评估（12分）	医者手消毒	2	
	询问患者基本情况（姓名、年龄、性别等，除外紧张、饥饿、过饱等）	5	
	既往病史禁忌证（出血、传染性疾病等）、施术部位禁忌证（骨折、皮肤破损等）	5	
操作前准备（8分）	施术前提醒患者取下相关部位首饰、硬物	2	
	选取合理体位	3	
	操作时需要使用治疗巾、推拿介质	3	
操作过程（53分）	基本手法要点（滚法、推法、一指禅推法、拿法、按法、摩法、揉法、捻法、拍法等）（其中操作5种手法）	25	
	运动关节类手法要点（扳法、摇法、抖法、拔伸法等）（其中操作1种手法）	10	
	手法操作频率适宜、稳定（依据具体手法而定）	6	
	手法运用正确，操作力度适宜、稳定、均匀、柔和、持久，禁用暴力	6	
	过程中观察患者机体情况，与患者交流沟通	6	
操作后处理（12分）	协助患者着衣，整理床单位，清理用物	6	
	交代操作后注意事项及随访计划	4	
	医者手消毒	2	
总体评价（15分）	操作规范，手法正确	8	
	自我介绍、衣着得体、态度端正	2	
	人文关怀，沟通能力，仪容仪表	5	
合计		100	

考官签字：　　　　　　　　　　考核时间：

艾灸技术操作评分标准

评分项目	评分要素		标准分	得分
操作评估 (12分)	医者手消毒		2	
	询问患者基本情况(姓名、年龄、性别等,除外紧张、饥饿、过饱等)		5	
	既往病史禁忌证(出血、瘢痕体质等)、施术部位禁忌证(孕妇腹部和腰骶部、皮肤破损等)		5	
操作前准备(8分)	合理体位,暴露施灸部位,注意保暖		3	
	根据患者的病情选择适应艾灸材料、辅助用品		5	
操作过程 (45分)	艾灸的方法(至少每类1种):直接灸(温和灸、回旋灸、雀啄灸)、间接灸(隔盐灸、隔姜灸、隔药饼灸)		10	
	温和灸的操作方法	选取施灸部位	7	
		点燃艾条	3	
		选择适当距离（距离皮肤2~3 cm进行熏烤）	6	
		温度合适:使患者感到温热但无烧灼感为度	7	
		时间(每穴或患处灸10~15 min),程度(灸至局部皮肤红晕)	7	
		观察局部皮肤变化,询问患者有无不适,防治艾灰脱落造成烧伤或毁坏衣物	5	
操作后处理(20分)	向患者告知操作结束,协助着衣,整理床单位,清理用品(灭火)		7	
	艾灸操作后注意事项: 注意保暖,避免寒冷,忌食生冷,及随访计划		3	
	考官提问:出现烫伤等异常情况处理: 艾灸后出现小水泡无须处理,可自行吸收,水泡较大时,可用无菌注射器抽取泡内液体,覆盖纱布,保持干燥,防治感染		8	
	医者手消毒		2	
总体评价 (15分)	操作规范,手法正确		8	
	自我介绍、衣着得体、态度端正		2	
	人文关怀,沟通能力,仪容仪表		5	
合计			100	

考官签字:　　　　　　　　　　考核时间:

拔罐技术操作评分标准

评分项目	评分要素		标准分	得分
操作评估 （10分）	1. 核对医嘱、治疗卡、床号、腕带		2	
	2. 询问患者基本情况（姓名、年龄、性别等，除外紧张、饥饿、过饱等）		5	
	3. 既往病史禁忌证（出血、传染性疾病等）、施术部位禁忌证（骨折、皮肤破损等）		5	
操作前准备（10分）	1. 医者准备：医者手消毒，衣、帽、口罩、鞋穿戴整齐		3	
	2. 患者准备：缓解紧张情绪，排空大小便，合理体位，暴露施术部位，注意保暖		2	
	3. 选择合适消毒火罐、辅助用品		5	
操作过程（45分）	1. 拔罐方法：闪火留罐法		5	
	2. 闪火留罐法的操作方法	根据病情选择需要施术的经络或腧穴，消毒施术部位，选择合适尺寸的罐	10	
		将燃烧的棉球迅速在罐体内旋转一周抽出，同时将火罐紧紧吸附在皮肤上。拽拉检查火罐是否吸紧	10	
		随时检查罐口吸附情况和皮肤颜色，疼痛、过紧应及时起罐。留罐时间 10 min，随时询问患者的感觉。以皮肤红润、充血甚或瘀血为度	10	
		取罐手法正确，切勿强拉。一手夹持罐体另一手拇指按压罐口皮肤，使空气进入罐内，即可起罐	10	
操作后处理（20分）	1. 向患者告知操作结束，协助患者整理衣物，整理床单位，清理用具（消毒火罐）		3	
	2. 告知拔罐操作后注意事项：注意保暖，避免寒冷及随访计划		3	
	3. 带血火罐的处理：清洗血迹、血渍，消毒液浸泡		4	
	4. 考官提问：出现烫伤等异常情况处理（拔罐后出现小水泡无须处理，可自行吸收；水泡较大时，可用无菌注射器抽取泡内液体，覆盖纱布，保持干燥，防治感染）		8	
	5. 医者手消毒		2	
总体评价（15分）	1. 操作规范，手法正确，符合要求		8	
	2. 自我介绍，衣着得体、态度端正		2	
	3. 人文关怀，沟通能力，仪容仪表		5	
合计			100	

考官签字：　　　　　　　　　　　考核时间：

放血技术操作评分标准

评分项目	评分要素		标准分	得分
操作评估 (10分)	1. 核对医嘱、治疗卡、床号、腕带		2	
	2. 询问患者基本情况(姓名、年龄、性别等,除外紧张、饥饿、过饱等)		5	
	3. 既往病史禁忌证(出血、传染性疾病等)、施术部位禁忌证(骨折、皮肤破损等)		5	
操作前准备(10分)	1. 医者手消毒,衣、帽、口罩、鞋穿戴整齐		3	
	2. 合理体位,暴露施术部位,注意保暖		2	
	3. 选择合适消毒三棱针、75%酒精、棉签等辅助用品		5	
操作过程 (45分)	放血方法(至少2种):点刺、挑刺、缓刺		10	
	点刺法的操作方法	操作前用手指向点刺处推按,使血液积聚于点刺部位,常规消毒后,左手拇、食指固定点刺部位,右手持针直刺2~3 mm,快进快出,点刺后采用反复交替挤压和舒张针孔的方法,使出血数滴,并及时用消毒棉球擦去	12	
		手法宜稳、准、轻,不宜过猛,放血不可过多	7	
		为了刺出一定量的血液或液体,点刺穴位的深度不宜太浅。此法多用于指趾末端、面部、耳部的穴位,如井穴、十宣、耳尖等	6	
		点刺时对准穴位快速进、出针。出针后适当力度连续挤压针孔,使血液流出,直到血流自止或血色变鲜红。术毕用碘伏棉签消毒施术部位	10	
操作后处理(20分)	向患者告知操作结束,协助患者整理衣物,整理床单位,清理用具(消毒三棱针)		3	
	告知放血操作后注意事项:注意保暖,避免寒冷		3	
	带血三棱针的处理:清洗血迹、血渍,消毒液浸泡		4	
	考官提问:出现晕针等异常情况处理(操作中,若患者出现头晕、面色苍白、出冷汗,立刻停止,予以平躺及温热开水,一般几分钟后症状缓解;如不缓解,要送往医院医治)		8	
	医者手消毒		2	
总体评价 (15分)	操作规范,手法正确		8	
	自我介绍、衣着得体、态度端正		2	
	人文关怀,沟通能力,仪容仪表		5	
合计			100	

考官签字：　　　　　　　　　　　　考核时间：

刮痧技术操作评分标准

评分项目	评分要素	标准分	得分
操作评估 （12分）	操作者着装整齐、仪表端正	2	
	核对医嘱，有效核对患者姓名	4	
	询问患者的身体状况，向患者解释，取得患者配合	2	
	询问患者既往病史，观察患者局部皮肤状况	2	
	评估病室内的温度	2	
操作前准备（25分）	洗手、戴口罩	2	
	治疗盘、刮痧板、刮痧油、治疗碗、弯盘、无菌纱布	2	
	浴巾或毛毯，必要时备屏风	2	
	生活垃圾桶、医用垃圾桶	2	
	检查刮痧板边缘是否光滑	5	
	刮痧油的质量及有效期	2	
	1. 携用物至病室，看医嘱本再次有效核对患者 2. 耐心解释，取合适体位，暴露刮痧部位	10	
操作过程 （35分）	在治疗碗内倒少量刮痧油，取刮痧板蘸少许刮痧油润滑刮痧	2	
	在需要刮痧的部位，将刮痧板与皮肤成45°~90°斜角	5	
	从上向下，由内向外单一方向刮拭	5	
	刮拭时用力要适中、均匀	3	
	背部刮痧时刮拭每条长6~15 cm	3	
	刮痧过程中，要随时询问患者的感受，观察病情及皮肤颜色变化及时调整手法及力度	3	
	刮至局部皮肤红紫	5	
	用无菌持物钳夹取无菌纱布，擦拭皮肤	4	
	协助穿好衣服，取舒适卧位	4	
	整理床单位	1	
操作后处理（14分）	向患者交代注意事项，刮痧后注意避风，勿使患者复感风寒，刮痧后禁食生冷、油腻、刺激之品，以免影响脾胃运化刮痧后嘱者饮200 mL温开水或200 mL淡糖盐水，嘱患者，刮痧后30 min内不要洗凉水澡	4	
	再次核对患者	2	
	注意观察患者刮痧后反应	2	
	刮痧板的处理方法正确 口述：用物分类处理	4	
	洗手、做好记录	2	
总体评估 （14分）	严格遵守无菌原则和查对制度	4	
	操作规范，熟练有序	4	
	运用刮法正确，动作熟练，用力均匀适当	4	
	操作中体现出对患者的人文关怀	2	
合计		100	

考官签字： 考核时间：

捏脊技术操作评分标准

评分项目	评分要素	标准分	得分
操作评估 （10分）	2人核对医嘱	2	
	评估患者:核对患者床号、姓名、性别、年龄,评估背部皮肤情况,对疼痛的耐受程度,患者心理状态,对操作的认识及合作程度解释操作目的	5	
	评估环境:环境符合操作要求,温湿度适宜	3	
操作前准备（10分）	治疗盘内盛凡士林、清洁纱布、棉签	5	
	洗手,戴口罩、帽子	5	
操作流程 （55分）	备齐用物携至患者床旁,核对床号、姓名、性别、年龄,做好解释,取得配合	5	
	安置患者取合理体位,俯卧位或半俯卧位,保持背部平坦松弛,暴露背部,注意保暖及保护患者隐私	5	
	用棉签蘸凡士林涂抹背部	5	
	准备捏脊部位,取长强穴、大椎穴	5	
	两手沿脊柱两旁由下而上,连续地夹提肌肤,边捏边向前推进,自骶尾部开始,一直捏到项枕部为止,沿着督脉的循行路线,从长强穴直至大椎穴	10	
	1.三指捏法,两手腕关节略背伸,拇指横抵于皮肤,食中两指置于拇指前方的皮肤处,以三指捏拿皮肤肌肤两手边捏边交替前进 2.两指捏法,两手腕关节略尺偏,食指中节桡侧横抵于皮肤,拇指置于食指前方的皮肤处,以拇指、食指捏拿皮肤,边捏边交替前进,一般捏3~5遍,以皮肤微微发红为度,再捏最后1遍时,常常捏3下,向上提1次,称为捏三提一	20	
	观察局部皮肤情况及小儿的全身情况,询问患者有无不适	5	
操作后处理（15分）	清洁局部皮肤,协助患者穿衣,安排舒适体卧位,整理床单位,清理用物	5	
	询问需要,交代相关注意事项,简要实施健康指导	5	
	整理床单位及用物,用物规范处理,洗手	5	
总体评估 （10分）	操作正确,熟练运用手法,轻柔捏拿肌肤松紧适宜用力均匀	5	
	患者沟通有效解释符合临床实际操作过程,体现人文关怀	5	
合计		100	

考官签字: 考核时间:

小儿推拿技术操作评分标准

评分项目	评分要素		标准分	得分
操作评估 （10分）	询问患儿基本情况(姓名、年龄、性别等,除外紧张、哭闹、烦躁、饥饿、过饱等)		5	
	既往史禁忌证(出血、传染性疾病等)、操作部位禁忌证(骨折、皮肤破损等)、环境是否安静清洁		5	
操作前准备(15分)	操作者	遵医嘱要求,对患儿评估正确、全面	4	
		修剪指甲,洗手,戴口罩	2	
	物品	操作时需要使用治疗巾、推拿介质、免洗手消毒凝胶	2	
	患儿	核对姓名,诊断,介绍并解释操作目的,取得患儿家长理解与配合	3	
		提醒患儿家长取下相关部位首饰、硬物,体位舒适合理,保暖	4	
操作过程 （55分）	基本手法要点(推、揉、按、摩、掐、捏、运、擦、搓、捻、刮、摇、揉捏等)(其中操作5种手法)		10	
	每种手法的具体运用(如推法分直推法、旋推法、分推法、合推法)(其中操作2种)		15	
	手法操作频率适宜、稳定(依据具体手法而定)		10	
	手法运用正确,操作力度适宜、稳定、均匀、柔和、持久,禁用暴力		15	
	随时观察患儿机体情况,与患儿及家长交流沟通		5	
操作前准备 （10分）	协助患儿着衣,整理床单位,清理用物,洗手,用物处理符合要求		5	
	交代操作后注意事项,及随访计划		5	
总体评估 （10分）	手法正确,操作规范熟练、轻巧		4	
	自我介绍、衣着得体、态度端正		3	
	人文关怀,沟通能力,仪容仪表		3	
合计			100	

考官签字：   考核时间：

涂药技术操作评分标准

评分项目	评分要素	标准分	得分
操作评估（8分）	患者床号、姓名、药名、浓度、部位	2	
	患者基本信息、诊断、临床症状、既往史及治疗部位	6	
操作前准备(20分)	病室环境、调节病室温度、核对姓名、诊断、介绍并解释、患者理解、主要症状、既往史、过敏史、是否妊娠、对疼痛耐受程度、涂药部位皮肤情况	7	
	告知涂药的作用、操作方法、取得患者配合	3	
	开污物桶、洗手、戴口罩	2	
	治疗盘:配制的中药制剂、治疗碗、弯盘、涂药板(棉签)、无菌镊子缸、盐水棉球、棉纸或纱布、胶布或弹力绷带、治疗巾、手消毒液。必要时备橡胶单、中单、大毛巾、屏风	8	
操作过程（50分）	患者准备:核对患者、取合适体位,暴露涂药部位;必要时屏风遮挡,注意保暖,保护患者隐私	6	
	再次核对患者床号、姓名、药名、浓度、部位	5	
	清洁皮肤:铺治疗巾,有敷料覆盖者,揭去原来的辅料,用生理盐水棉球擦去原药迹,范围超出涂药边缘2~3 cm	10	
	将药物摇匀(水剂)或调匀(膏剂)。涂药于患处,厚薄均匀、范围超出患处1~2 cm 为宜。根据涂药的位置,药物的性质,选择适当的敷料覆盖并固定	12	
	观察询问: 观察患者局部皮肤情况, 询问患者有无瘙痒、疼痛等不适,未污染衣物	5	
	告知:如出现丘疹、瘙痒、水泡或局部肿胀等过敏现象,勿擅自触碰或抓挠局部皮肤。如有不适或辅料脱落及时告知护士,将呼叫器置于患者易取处	7	
	查对:患者姓名、床号、药名、浓度、部位	5	
操作后处理(12分)	协助患者着衣,取舒适体位,整理床单位,清理用物	4	
	盖污物桶,洗手,摘口罩	2	
	患者姓名,床号,药物名称,涂药时间、部位及皮肤情况	6	
总体评价（10分）	涂药方法、部位的准确、皮肤清洁情况、患者感受、目标达到的程度	5	
	操作规范,手法正确,自我介绍,衣着得体,态度端正	3	
	仪表大方,举止端庄,态度和蔼	2	
合计		100	

考官签字: 考核时间:

贴药技术操作评分标准

评分项目		评分要素	标准分	得分
操作评估（10分）		评估患者症状、药物过敏史、心理状态、配合程度以及贴药部位的皮肤情况	5	
		评估环境是否安静、清洁,温度是否适宜	5	
操作前准备（25分）	操作者	遵医嘱要求,对患者评估正确、全面	5	
		洗手,戴口罩	2	
	物品	治疗盘、皮肤消毒液、棉签、弯盘、药膏、敷贴片、纸胶布、手消毒凝胶	8	
	患者	核对姓名,诊断,介绍操作目的,取得患者理解与配合	5	
		体位舒适合理,保暖	5	
操作流程（40分）	定位	选择合适体位,确定贴敷部位,准确选择腧穴	8	
		暴露患者贴敷部位,双手定位准确,从上到下	8	
	皮肤清洁	再次核对穴位后, 用75%酒精擦拭清洁穴位周围 5~8 cm	5	
	贴药	药片准备准确,大小合适,药膏贴于准确穴位	15	
	沟通	询问患者有否不适	4	
操作后处理（15分）	交代	穴位贴敷的注意事项(贴药时间、皮肤局部情况、饮食等)	5	
	整理	协助患者着衣、整理床单位,安排合理舒适体位,清理用物,洗手,用物处理符合要求,按要求记录及签名	5	
	评价	选穴准确、操作熟练、局部严格消毒、体位合理、患者感觉、目标达到的程度	5	
总体评估（10分）		操作熟练、轻巧,选穴正确	5	
		仪表大方、举止端庄,态度和蔼	5	
合计			100	

考官签字：　　　　　　　　　　　考核时间：

内痔硬化剂注射技术操作评分标准

评分项目	评分要素	标准分	得分
操作评估 (15分)	1. 核对患者基本信息(姓名、性别、床号、年龄)	5	
	2. 患者评估:评估患者生命体征、症状、既往史、药物过敏史、体质、有适应证、无禁忌证等	5	
	3. 环境评估: 操作前30 min治疗室尽量减少人员走动,进行紫外线消毒,保持无菌环境,备屏风	5	
操作前准备(15分)	1. 着装整洁,举止大方,语言文明,关爱患者	2	
	2. 戴帽子、口罩(头发、鼻孔不外露),洗手	3	
	3. 物品准备:手消毒剂、肛门镜、5 mL注射器、5号长针头、2%利多卡因、消痔灵注射液、凡士林纱布、血管钳、胶布、碘伏棉球	5	
	4. 核对患者心电图、血常规检验报告	5	
操作过程 (45分)	1. 带齐用物至治疗室床旁,再次核对患者基本信息(姓名、性别、床号、年龄)	5	
	2. 向患者解释注射的目的、注意事项、配合要点等	5	
	3. 戴无菌手套	5	
	4. 消毒方法、顺序正确:由外向内消毒2~3遍。消毒范围:以注射点为中心距注射点4~5 cm的同心圆	10	
	5. 局部浸润麻醉	10	
	6. 按四步注射法进行注射	5	
	7. 术毕,用拇指反复揉压注药部位,使药物均匀散开,外敷纱布固定	5	
操作后处理(15分)	1. 整理床单位,撤去屏风,清洗双手,向患者交代相关注意事项,填写操作记录	8	
	2. 物品整理和医疗垃圾分类	7	
总体评估 (10分)	自我介绍,衣着得体	2	
	操作熟练,方法正确	3	
	人文关怀,沟通能力,仪容仪表	5	
合计		100	

考官签字:　　　　　　　　　考核时间:

中药保留灌肠技术操作评分标准

评分项目	评分要素	标准分	得分
操作评估 （10分）	核对医嘱、治疗卡、床号、腕带	3	
	患者评估：病情及发病部位，大便的性状及肛周皮肤情况，心理状态或对治疗疾病的信心，接受配合程度	5	
	环境评估：环境安静、清洁、舒适，温度适宜	2	
操作前准备（15分）	预期目标：患者各种疾病引起的腹痛等症状得到缓解	2	
	自身准备：衣帽穿戴整齐，修剪指甲，洗手，戴口罩	4	
	操用物准备：中药液、50 mL 注射器、少量温水，小号肛管、弯盘、止血钳、润滑剂、棉签、卫生纸、治疗巾、10 cm 高的小枕、水温计、手套、手消毒液	7	
	患者准备：缓解紧张情绪，排空大小便	2	
操作过程 （50分）	带齐用物至床旁，再次核对床头卡、治疗卡、腕带，与患者交流，做好解释	5	
	协助患者取舒适体位，双膝屈曲，裤脱至膝部，臀移至床沿，上腿弯曲，下腿稍弯曲，将治疗巾置于患者臀下，垫小枕于治疗巾下以抬高臀部。保护患者隐私	6	
	戴手套，检查药液温度，注射器抽吸药液，连接肛管，润滑肛管前端，排气，夹紧肛管并放于清洁弯盘内	7	
	左手用卫生纸分开臀部，显露肛门，右手持止血钳夹住肛管前端插入 15 cm，松开左手，固定肛管，松开止血钳，缓慢推入药液，注入时间宜在 15~20 min 内	8	
	药液灌毕，夹紧肛管，分离注射器，抽 5~10 mL 温水从肛管缓慢注入。分离注射器，抬高肛管，反折或捏紧肛管，右手用卫生纸包住肛管拔出置弯盘内	8	
	左手用卫生纸轻柔肛门处。嘱患者屈膝仰卧，抬高臀部，待 10~15 min 后，取出小枕及治疗巾，嘱患者在床上平躺 1 h，让药液充分发挥作用	6	
	治疗过程中随时观察患者反应	2	
操作后处理（10分）	整理床单位，撤去屏风，清理用物，洗手，做好记录	5	
	患者：卧位正确，感觉舒适，暴露少，无污染	5	
总体评估 （15）	操作熟练，方法正确，药温适宜，肛管插入符合要求	6	
	自我介绍、衣着得体、态度端正	4	
	人文关怀，沟通能力，仪容仪表	5	
合计		100	

考官签字：　　　　　　　　　考核时间：

肛瘘挂线技术操作评分标准

评分项目	评分要素	标准分	得分
操作评估（10分）	查血常规、出血和凝血时间,肛门周围备皮、术前灌肠排便,术前禁食,术前再次核对患者床号、姓名、性别、年龄	10	
操作前准备（10分）	自身准备:衣、帽、鞋穿戴整齐,修剪指甲,洗手,戴口罩	5	
	患者准备:缓解紧张情绪,排空大小便	5	
操作过程（40分）	1. 麻醉:首选简化骶麻、长效局麻,幼儿用氯胺酮分离麻醉	5	
	2. 体位:截石位或患侧卧位	5	
	3. 右手食指伸入肛内引导,将球头探针自外口插入,沿瘘管缓缓向肛内探入,于齿状线附近找到内口。如内口闭合可在针指向最薄处仅一膜之隔穿出、切忌盲目粗暴造成假道	5	
	4. 将探针头折弯在食指引导下由内口拉出肛外、在探针尾端缚一橡皮筋	4	
	5. 然后将探针自肛内完全拉出,使橡皮筋经外口进入又从内口出,贯通整个瘘管	4	
	6. 切开内、外口之间皮肤及皮下组织,提起橡皮筋两端合并一起紧	4	
	7. 松紧适宜后钳夹橡皮筋,紧贴肛周皮肤于钳下,用丝线结扎橡皮筋	4	
	8. 高位肛瘘应将球头探针弯曲,沿瘘管插入最高位时可将探针横起寻找内口后穿出,先切开皮层,再沿切开部拉紧结扎。女性前方低位单纯瘘和幼儿肛瘘则不需切开皮层,而且不要拉得太紧	4	
	9. 修剪创缘,提起橡皮筋,在被橡皮筋勒割组织内注射长效止痛剂。外用塔形纱布压迫,丁字带固定	5	
操作后处理（25分）	1. 术后进半流食 2~3 d,排便照常,保持大便通畅	5	
	2. 应用抗生素 5~7 d	5	
	3. 每便后熏洗坐浴后,肛内填以凡士林纱布	5	
	4. 术后 10 d 橡皮筋松弛时可紧线 1 次	5	
	5. 勒开瘘管后创面换红粉纱条或生肌散纱条至愈合	5	
总体评估（15分）	操作熟练,方法正确	5	
	自我介绍、衣着得体、态度端正	5	
	人文关怀、沟通能力强、仪容仪表	5	
合计		100	

考官签字：　　　　　　　　考核时间：

痔结扎技术操作评分标准

评分项目	评分要素	标准分	得分
操作评估 （10分）	1. 核对医嘱、治疗卡、床号、腕带	3	
	2. 患者评估：病情及发病部位，肛周皮肤情况，心理状态或对治疗疾病的信心，接受配合程度。查肛门指检，肛门镜检查，心电图，血常规，出血和凝血时间，肛门周围备皮，术前灌肠排便，禁食	5	
	3. 环境评估：环境安静、清洁、舒适，温度适宜必要时备屏风	2	
操作前准备（15分）	1. 预期目标：患者由痔引起的便血疼痛等症状得到解除	2	
	2. 核对患者实验室检查正常，排除手术禁忌证	2	
	3. 自身准备：医者手消毒，衣、帽、口罩、无菌手套穿戴整齐	4	
	4. 用物准备：手消毒剂、无菌手套、高锰酸钾溶液、5 mL注射器、5 号长针头、2%利多卡因、肛门镜、套扎器、套扎圈、组织钳、止血钳、组织剪、缝合针、缝合线、长棉签、无菌纱布、胶布、碘伏棉球、红油纱条	7	
操作过程 （50分）	1. 再次核对床头卡、治疗卡、腕带，与患者交流，做好解释	2	
	2. 协助患者取侧卧位，双膝屈曲，裤脱至膝部，臀移至床沿，上腿弯曲，下腿伸直稍弯曲，将治疗巾置于患者臀下，垫小枕于治疗巾下以抬高臀部，注意防寒并保护患者隐私	3	
	3. 戴无菌手套	5	
	4. 消毒方法、顺序正确：由外向内消毒 2~3 遍。消毒范围：以肛门为中心消毒 4~5 cm 的同心圆	10	
	5. 铺消毒巾后，进行局部或腰俞麻醉	10	
	6. 置入透明扩肛器，检查痔核位置及数目，选定套扎部位；使用长棉签清洁套扎部位，充分暴露痔核区，由助手固定肛门镜，术者左手持套扎器套住痔核，右手持组织钳，经套扎圈钳夹痔核根部，将痔核牵拉入套扎器内，按压套扎器柄，使套扎圈的外套向痔核根部移动。将胶圈推出扎到痔核根部；然后松开组织钳，与套扎器一并取出，最后退出肛门镜	15	
	7. 术后，直肠内放红油纱条。肛外以纱布包扎。术后第一次大便时不可过度用力，便后应及时清洗肛门，1:5 000 高锰酸钾温水坐浴。术后 1 周左右为痔核脱落期，易便血，如便后站起无出血即为正常	5	
操作后处理（10分）	1. 整理床单位，清洗双手，向患者交代相关注意事项，填写操作记录	6	
	2. 物品整理和医疗垃圾分类	4	
总体评估 （15分）	1. 自我介绍，衣着得体	4	
	2. 操作熟练，方法正确	6	
	3. 人文关怀，沟通能力，仪容仪表	5	
	合计	100	

考官签字： 考核时间：

药浴技术操作评分标准

评分项目	评分要素	标准分	得分
操作评估 （15分）	1. 患者评估：评估患者症状、生命体征、药物过敏史、有适应证、无禁忌证、患者体质及皮肤情况等	5	
	2. 设备评估：①消毒设备、中药加热设备的设置、分设男女药浴室、药浴盆，在各药浴室内分设更衣室；②药浴室内室温可调控，并配备淋浴器，每个浴室分别设置紧急呼叫器、吸氧器、防滑垫等	10	
操作前准备（15分）	1. 着装整洁，举止大方，语言文明，关爱患者	2	
	2. 戴帽子、口罩（头发、鼻孔不外露），洗手	3	
	3. 物品准备：药液、浴巾、毛巾、拖鞋、衣裤、水温计、坐架、治疗卡、笔、手消毒剂	5	
操作过程 （45分）	1. 核对患者基本信息（姓名、性别、床号、年龄）	5	
	2. 向患者解释药浴的目的、注意事项、配合要点等	5	
	3. 遵医嘱配置药液	5	
	4. 关闭门窗，将浴室室温调节至 20 ℃~22 ℃，铺一次塑料防护袋于消毒后的木桶中，把煎好的药液倒入木桶中，加适量温开水，药液与水比例为 3:10	10	
	5. 嘱患者脱去外衣，将药液温度调至 38 ℃~40 ℃，使患者躯体及四肢浸泡于药液中，一般 20~30 min	5	
	6. 随时巡视并询问患者有无不适感	5	
	7. 观察药液温度及室温变化	5	
	8. 药浴完毕，协助患者着衣	5	
操作后处理（15分）	1. 处理废弃药汁，清洁药浴桶；对物品进行分类处理；消毒浴室	7	
	2. 清洗双手，填写药浴操作记录（药浴日期、时间、患者的反应、疗效等）	8	
总体评估 （10分）	1. 洗手，向患者交代相关注意事项，填写记录	2	
	2. 操作熟练，方法正确	3	
	3. 人文关怀，沟通能力，仪容仪表	5	
合计		100	

考官签字：　　　　　　　　　　考核时间：

小夹板固定技术操作评分标准

评分项目	评分要素	标准分	得分
操作评估 （10分）	询问患者基本情况（姓名、年龄、性别等,除外紧张、饥饿、过饱等）	2	
	施术部位禁忌证:肿胀水泡、皮肤破损较重	4	
	判断患处重要神经、血管等损伤情况	4	
操作前准备（10分）	医者手消毒	2	
	合理体位（功能位或特殊要求体位）,暴露施术部位,注意保暖	3	
	选择合适的夹板（长短、宽窄）,准备绷带、压垫、药膏、剪刀等器具	3	
	向患者交代病情,适当沟通	2	
操作过程 （55分）	患处外敷药膏	5	
	放置压垫（位置准确:骨性突起及关节处）	15	
	夹板方向不能放反,内外不能放反,位置不能放错,顺序:先放前后,再放侧方	15	
	绷带捆扎固定,松紧合适: 1. 缠绕顺序:先中部,再远端,最后近端。 2. 修剪长度,调整扎带松紧度:以绷带能在夹板上下移动1 cm为标准,不能打死结	15	
	固定与悬吊患肢	5	
操作后处理(15分)	观察患肢末梢血供、感觉及运动有无异常	7	
	固定后告知患者及家属注意事项（固定期间关节屈伸锻炼）、禁忌及复诊随访计划	8	
总体评价 （10分）	操作规范,手法正确	5	
	自我介绍、衣着得体、态度端正	2	
	人文关怀,沟通能力,仪容仪表	3	
合计		100	

考官签字: 考核时间:

中药熏洗技术操作评分标准

评分项目	评分要素	标准分	得分
操作评估（10分）	评估患者一般情况、相关病情、既往病史、发病部位、伴随症状及局部皮肤情况	4	
	告知其操作的目的和配合要点以及使用药物的作用等,取得合作	3	
	病室的温度、环境是否适宜,是否需要遮挡	3	
操作前准备(10分)	着装整洁,举止大方,语言文明,关爱患者	2	
	戴帽子、口罩(头发、鼻孔不外露),洗手	2	
	嘱操作前排尿,体位舒适合理	3	
	准备用物(治疗盘内放药液、水温计、一次性中单、镊子、纱布、弯盘、大浴巾、支架、熏洗盆,必要时备毛毯、屏风)	3	
操作过程（55分）	备齐用物至床边,核对、解释	5	
	协助患者取舒适体位,充分暴露治疗部位,注意保暖,必要时遮挡	5	
	核对熏洗部位,根据需要垫好一次性中单	5	
	熏洗:将药液倒入熏洗盆内,加热水至所需容量。测量水温至所需温度(50℃~70℃)。先熏蒸患处。至水温降至适宜温度时（40℃左右),再用药液淋洗患处或浸泡患处,熏洗过程中注意水温不可过低,防止受凉	20	
	观察患者病情变化及局部皮肤情况,随时询问患者有无不适,及时检查药液的温度,温度过低时应给予加热	15	
	熏洗完毕,协助患者清洁并擦干皮肤	5	
操作后处理(15分)	妥善安置患者,协助着衣,安置舒适体位,整理床单位	4	
	进行必要的健康指导	3	
	整理用物,进行终末处理,洗手记录	5	
	患者卧位正确,感觉舒适	3	
总体评估（10分）	患者和家属能理解操作的目的、积极配合	4	
	关心患者,注意保暖,维护隐私	3	
	患者感觉舒适,局部无烫伤,被服、床单无潮湿	3	
合计		100	

考官签字：　　　　　　　　　　考核时间：

耳穴压贴技术操作评分标准

评分项目	评分要素	标准分	得分
操作评估 （8分）	核对患者信息,评估患者施治部位皮肤及身体状况,告知操作目的	8	
操作前准备(16分)	着装整洁,举止大方,语言文明,关爱患者	3	
	戴帽子、口罩(头发鼻孔不外露),洗手	3	
	准备用物:治疗盘、治疗卡、皮肤消毒液、棉签、镊子、探针、耳压板等	10	
操作过程 （60分）	携用物至床旁,核对床号、姓名,协助患者取舒适体位	5	
	定穴:(边定穴边口述) 术者一手持耳轮后上方,另一手持探棒由上而下在选区找敏感点或阳性反应点,正确选择穴位,至少4个穴位	15	
	消毒:全耳正面自上而下用酒精消毒2遍,待干	5	
	埋籽:正确持镊,取粘有胶布的土不留行籽,粘于所选穴位上,并用拇、食指腹按压片刻,按压方法正确	15	
	按压:按压时,力度适中,询问有无酸、胀、痛等"得气"感,接压强度以患者能接受为度。	5	
	健康教育:根据病情,做好相关健康指导,教会患者或家属正确的按压方法,根据季节留籽3~5 d	10	
	观察:留籽期间,经常观察局部皮肤有无红肿热痛及不适症状,胶布是否脱落	5	
操作后处理(10分)	整理患者衣着及床单位,取舒适体位,告知注意事项	4	
	按垃圾分类处理用物	4	
	洗手、记录	2	
总体评估 （6分）	操作正确,熟练,轻巧	3	
	人文关怀,沟通能力,仪容仪表	3	
合计		100	

考官签字：   考核时间：

湿渍技术操作评分标准

评分项目	评分要素	标准分	得分
操作评估 （10分）	核对患者信息,评估患者施治部位皮肤及身体状况,告知操作目的	10	
操作前准备（25分）	按照医嘱要求,对患者评估正确、全面	2	
	洗手,戴口罩	5	
	治疗盘、药液及容器,敷布,镊子,弯盘,橡胶单,中单	6	
	核对姓名,诊断,介绍并解释,患名理解与配合	6	
	体位舒适合理,暴露湿敷部位,注意保暖	6	
操作过程 （35分）	再次核对湿敷部位	5	
	药液温度适宜	5	
	敷料大小适合	3	
	湿敷时间、部位正确	5	
	未沾湿患者衣裤、床单	2	
	观察局部皮肤反应	5	
	敷布湿度适当	5	
	湿敷部位频频淋湿	5	
操作后处理（15分）	整理床单位,合理安排体位	4	
	清理物品,归还原处,洗手	4	
	湿敷部位准确,皮肤清洁情况,患者感受,目标达到程度	4	
	按要求记录及签名	3	
总体评估 （15分）	操作正确,熟练,轻巧	10	
	人文关怀,沟通能力,仪容仪表	5	
合计		100	

考官签字： 考核时间：

烫熨技术操作评分标准

评分项目	评分要素	标准分	得分
操作评估（10分）	核对患者信息；患者评估(适应证、禁忌证、生命体征)；告知操作目的，嘱操作前排尿	10	
操作前准备(10分)	着装整洁，举止大方，语言文明，关爱患者	2	
	戴帽子、口罩(头发鼻孔不外露)，洗手	3	
	准备用物(治疗盘，温度适宜的中药，毛巾，双层布袋，加热容器，凡士林或其他介质，必要时备屏风、热水袋或暖手宝等)符合要求	5	
操作过程（60分）	体位舒适合理，暴露热熨部位保暖	10	
	再次核对选择热熨部位及手法	10	
	热熨药物温度适宜	10	
	热熨先轻后重，先快后慢，操作 5~10 min 后停留在烫熨部位。如冬季热熨药物温度下降，中途可加热或用热水袋覆盖保持药物温度	20	
	及时调整，随时询问对手法反应，或停止操作	10	
操作后处理(15分)	操作结束后，告知患者相关注意事项，整理用物，洗手	10	
	按垃圾分类处理用物，记录	5	
总体评估（5分）	操作熟练、流畅，流程规范，无菌观念强，注意人文关怀	5	
合计		100	

考官签字：   考核时间：